Jungblut-Pohl

Neurozentriertes Training bei Rückenschmerzen

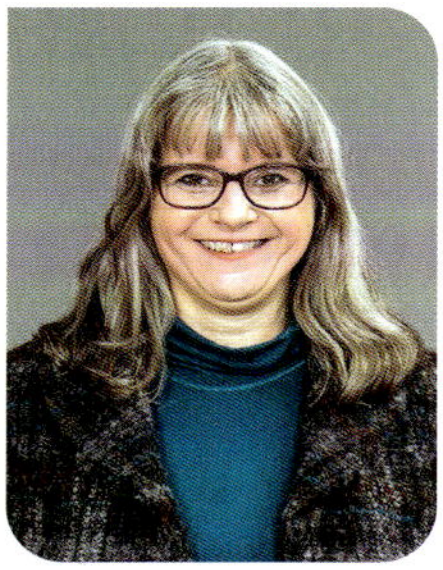

Corinna Jungblut-Pohl arbeitet seit über 30 Jahren als Physiotherapeutin und hat sich auf die Behandlung orthopädischer und neurologischer Patientinnen und Patienten spezialisiert. Seit Beginn ihrer Ausbildung brannte sie dafür, zu verstehen, wie der menschliche Körper funktioniert. Dafür hat sie Zusatzausbildungen zur Cyriax Weichteildiagnostik, PNF- und Bobath-Therapie absolviert. Weiterhin bezieht sie als ausgebildete Kinesiologin die Reaktionsmuster des Unterbewusstseins in die Behandlung mit ein. Für ihr zweites Standbein erwarb sie eine Trainerlizenz für Reiter und die Reittherapiequalifikation. Denn neben der Funktionsweise des Gehirns ist Reiten ihre zweite Leidenschaft. Als Hippotherapeutin und Ausbilderin im Gesundheitssport mit Pferden bietet sie vielseitige Kurse für Reiterinnen und Reiter mit und ohne Pferd an.
So kam sie über eine Ergänzungsqualifikation zur Neuroathletik und zur Neurofunktionellen Integration. Dieses spezifische Wissen des Neuroathletik-Trainings versetzt sie endlich in die Lage, im Detail zu verstehen, wie der menschliche Körper agiert. So kann sie gezielt dort ansetzen, wo ein Bewegungsproblem entsteht.

Corinna Jungblut-Pohl

Neurozentriertes Training bei Rückenschmerzen

Mit gezielten Übungen Schmerzen und Stress lindern

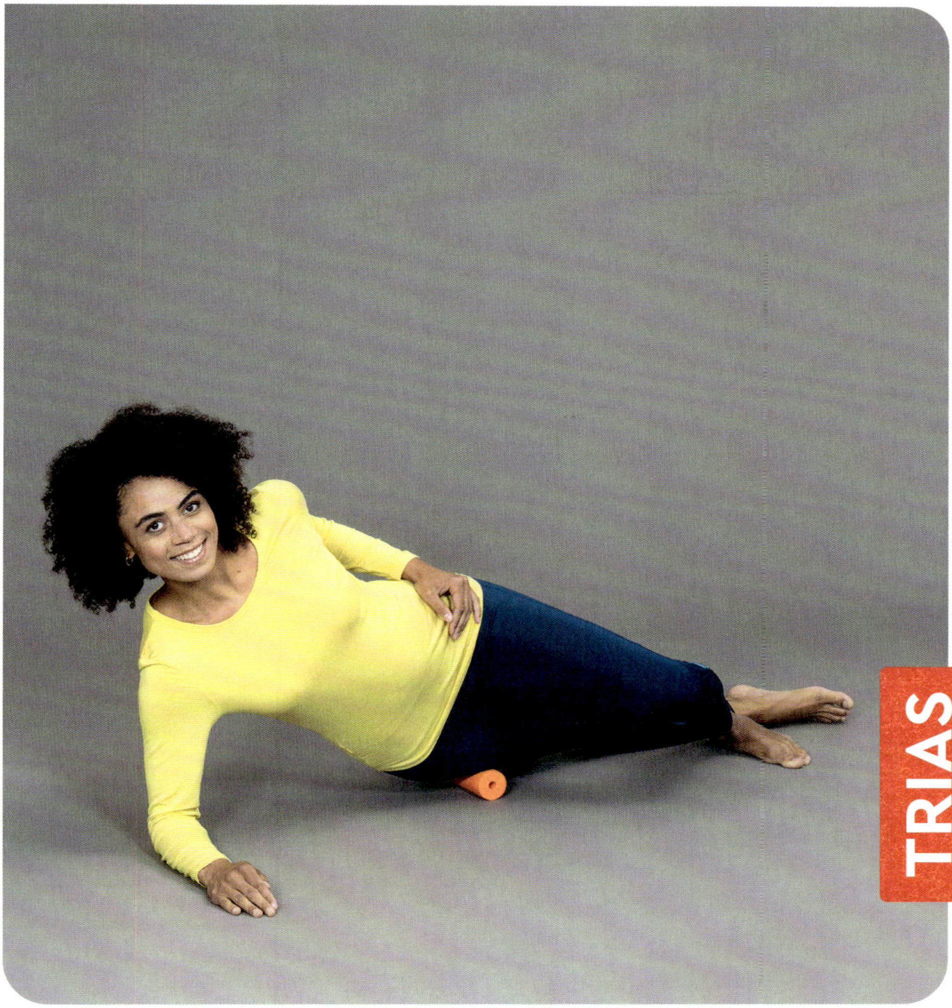

TRIAS

Exkurse

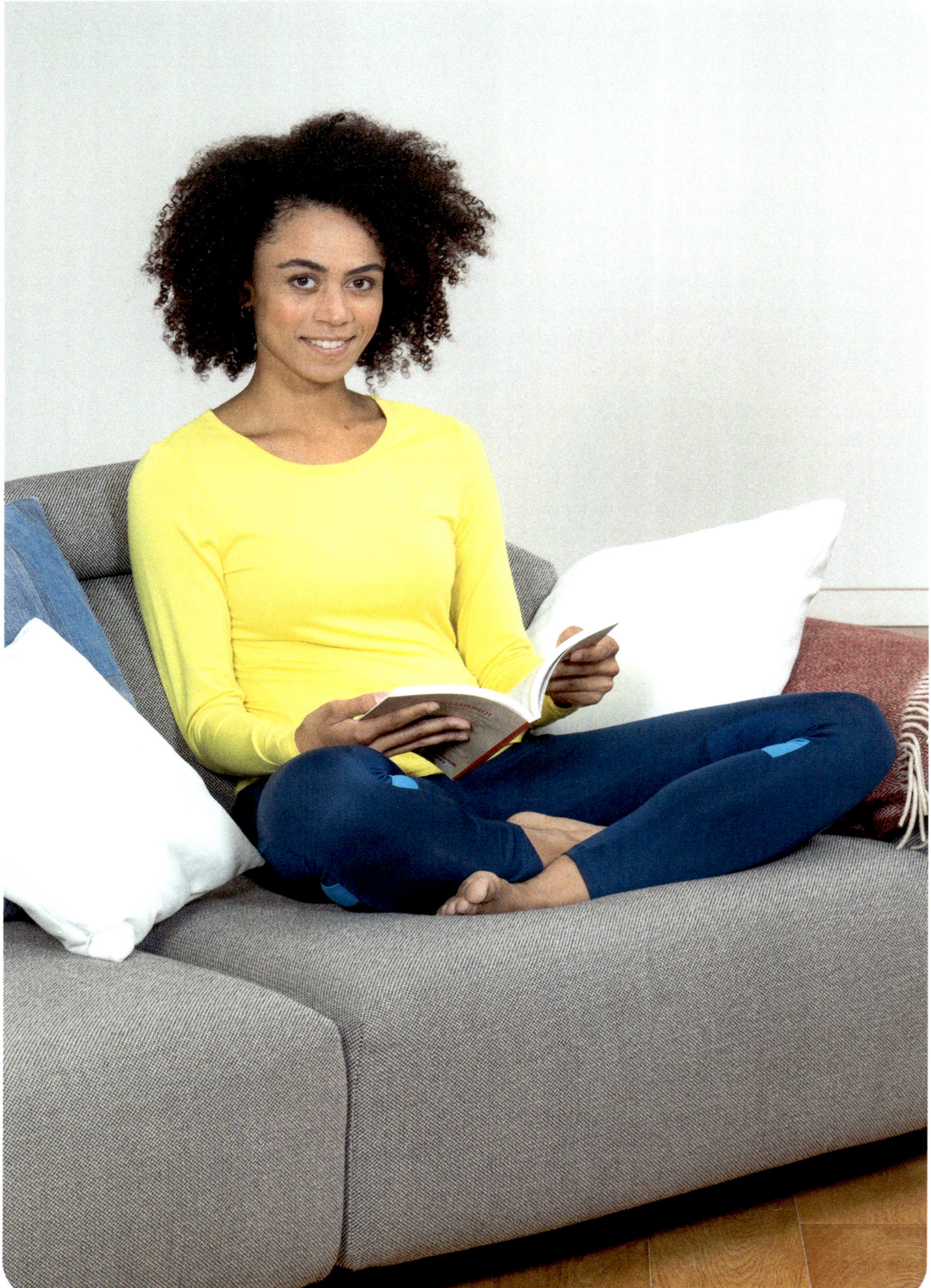

Schön, dass Sie dieses Buch in den Händen halten!

Seit Beginn meiner physiotherapeutischen Tätigkeit habe ich mich auf orthopädische und neurologische Themen fokussiert. Die wesentlichen Aspekte des menschlichen Körpers, insbesondere Fehlhaltungen und eine effektive Bewegungssteuerung, sind mir vertraut. Therapeuten können ihrer Aufgabe nur dann gerecht werden, wenn sie wissen, welche Strukturen für welche Funktion verantwortlich sind. Wenn sie dort ansetzen, entscheidet ihr Wissen über den Behandlungserfolg. Auch motivieren sie den Betroffenen zur Mitarbeit. Das wird immer weniger nötig, je deutlicher derjenige spürt, wie belastbar und schmerzfrei er wird.

Je mehr Sie verstehen, was in Ihrem Körper passiert, desto besser können Sie nachvollziehen, warum Ihr Rücken mit Schmerzen reagiert. Mit diesem Wissen entspannen Sie sich und haben weniger Angst vor einer bleibenden Einschränkung. Neugier und Interesse sind großartige Verbündete, schwierige Situationen zu meistern. Mit ihnen können Sie Ihrem Schmerz wirksam begegnen und Ihr Leben langfristig wieder locker genießen.

Albert Einstein sagte: »Die reinste Form des Wahnsinns ist es, alles beim Alten zu lassen und gleichzeitig zu hoffen, dass sich etwas ändert.« Das bedeutet für Sie, dass der Kauf dieses Buches Ihre zukünftige Richtung bestimmen kann. Alles, was Sie in der Vergangenheit getan haben, hat Sie in Ihren heutigen Zustand gebracht. Sobald Ihnen neuartige Trainingsansätze einen Weg zeigen, Ihren Rücken zu entspannen, können Sie aufatmen. Innerlich und äußerlich. Sie fühlen, wie Sie im Rahmen des vorgestellten Programms lockerer und kräftiger werden. So können Sie Schritt für Schritt Frieden mit Ihrem Rückenthema schließen. Das setzt voraus, dass Sie die vorgestellten Anregungen auch umsetzen. Nur Lesen allein ändert höchstwahrscheinlich nichts an Ihrem Zustand.

Viel Erfolg beim Schmerzfreiwerden wünscht Ihnen

Corinna Jungblut-Pohl

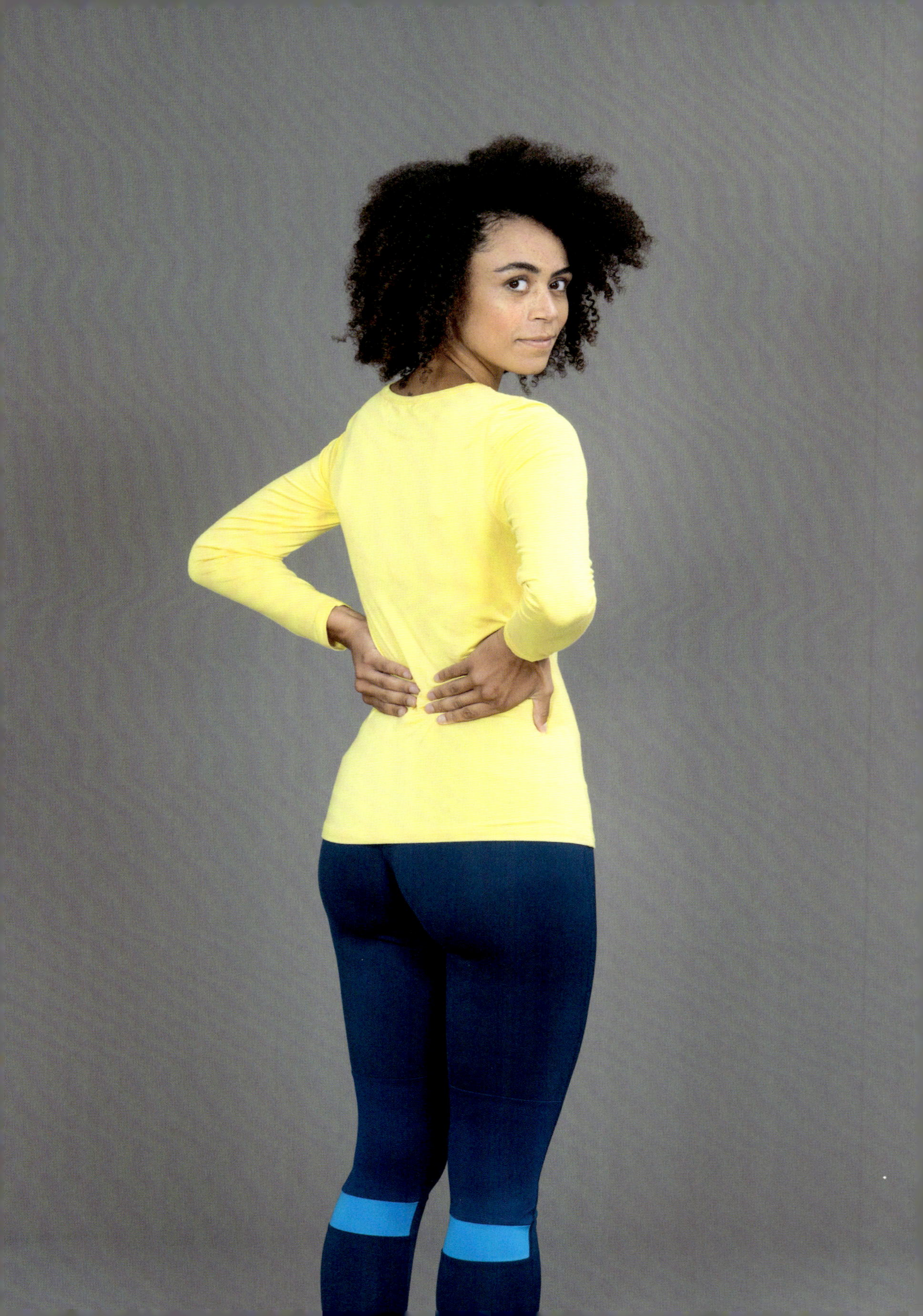

Wissen schützt vor Angst

Ein kurzer Überblick über die Wirkweise von Neurozentriertem Training, Spiraldynamik® und Dämpfung alltäglicher Stressreaktionen.

Warum ein neues Rückenbuch?

Bücher zum Thema Rückenschmerz, Muskelaufbau und körperliches Training gibt es viele. Sie alle haben ihre Daseinsberechtigung und setzen an einem oder mehreren Kernpunkten anerkannter Therapiemethoden an.

Doch dieses Buch gibt Ihnen darüber hinaus eine umfassende Basis. Durch mein zweites Standbein, die Reitlehrertätigkeit, bin ich vor einigen Jahren auf das spannende Thema »Neuroathletik« aufmerksam geworden. Je mehr ich mich damit beschäftigte, desto deutlicher verstand ich, dass Neurozentriertes Training der Ansatz ist, nach dem ich während meiner jahrzehntelangen Tätigkeit immer gesucht hatte. Die dort verwendeten Parameter lassen mich verstehen, warum die Techniken, die ich verwende, gut funktionieren.

Wir sind unser Gehirn!

Alles, was wir jemals in unserem Leben gedacht, gefühlt oder gemacht haben, hat unser Gehirn getan. Von diesem Standpunkt aus betrachtet, bedeutet jede Veränderung des eigenen Zustands eine Umgestaltung im Nervensystem.

Alles, was wir tun und sind, entsteht aus Gehirnaktivität. Dagegen verschwinden die dafür notwendigen Funktionen, wenn wir etwas unterlassen. »Use it or lose it« ist ein in diesem Zusammenhang häufig benutzter Begriff. Das gilt für die Muskulatur genauso wie für Organ- oder Hirnfunktionen.

Da unser Körper sehr ökonomisch agiert, wird alles, was er nicht braucht, nach kurzer Zeit abgebaut. Beispielsweise würde es zu viel Energie kosten, ungenutztes Muskelgewebe in einem kräftigen Zustand zu lassen. Nur wenn es aktiv ist, wird es erhalten. Das gilt auch für Fähigkeiten, die wir einmal konnten. Wenn Sie als Kind Blockflöte oder Klavier gespielt haben, sind die dafür notwendigen Steuerungsprogramme in Ihrem Gehirn vorhanden. Sobald Sie aufhören, das Instrument zu spielen, stauben die Nervenbahnen, die diese Programme zum Leben erwecken, sinnbildlich ein. Wenn Sie beginnen, wieder zu musizieren, entstauben Sie diese Fähigkeiten. Beispielsweise machen Fingerübungen den Weg zu diesen Verbindungen frei. Diese Bahnen wieder gangbar zu machen, geht schneller, als neue auszubilden. Trotzdem braucht es ein wenig Zeit, die einst automatischen Funktionen wieder zu aktivieren.

Das betrifft vor allem die Steuerung. Das Gehirn muss, wenn wir beim Beispiel des Klavierspielens bleiben, aufnehmen und verarbeiten, wie Sie vor dem Klavier sitzen und wie groß der Abstand zum Tastenfeld und den Pedalen ist. Denn bei allem, was Sie tun, müssen Sie im Gleichgewicht bleiben und sollten nicht vom Hocker fallen. Auch spielt eine wichtige Rolle, wo die Füße auf die Pedale treten und wie sich die Tasten anfühlen. Wie breit die Tasten sind und wie viel höher die schwarzen Tasten liegen, entscheidet darüber, wie Sie Ihre Finger bewegen.

Wann Sie welche Note spielen und ob Sie die Pedale benutzen, bestimmt das Notenblatt, sprich die Melodie, die Sie spielen wollen. Das Lesen der Noten erfordert eine koordinierte Bewegung der Augäpfel, um die Töne wahrzunehmen. Viele verschiedene Hirnfunktionen sind notwendig, um aus den schwarzen Punkten und Strichen, die die Netzhaut vom Notenblatt aufnimmt, die richtigen Töne und Tempi zu konstruieren.

Im Alltag merkt man oft nicht, wie viele Körperteile und Funktionen zusammenwirken, um eine Alltagsbewegung zu ermöglichen. Erst, wenn wir etwas neu erlernen, bekommen wir eine Vorstellung davon, wie viele aufeinander abgestimmte Teilbewegungen es erfordert, um einen komplexen Ablauf zu bewerkstelligen. Wieder etwas anderes ist es für das Gehirn, wenn diese Bewegung als Automatismus abgerufen wird. Das Sitzen am Klavier wird Ihnen schnell wieder vertraut vorkommen, wenn Sie früher ein versierter Pianist waren. Dann kommen Sie rasch wieder in Ihr Spiel hinein und bewegen die Tasten nach einer kurzen Anlaufzeit wie früher.

Egal, ob wir etwas neu erlernen oder schon können, das Gehirn muss Signale, die auf unseren Körper einwirken, über dafür eingerichtete Rezeptoren aufnehmen. Danach sortiert es diese Informationen an der richtigen Stelle ein und schaltet passende Antworten. Die Reaktionen auf die angekommenen Reize laufen mehr oder weniger automatisch ab. Wie das genau passiert, werde ich im weiteren Verlauf des Buchs erläutern. Es gibt Antworten, die unbewusst ablaufen und welche, die unsere Aufmerksamkeit erfordern und bewusst gesteuert werden.

Jeder Mensch kann alle Fähigkeiten lernen. Wie gut er das hinbekommt, ist vor allem eine Frage der Motivation. Alter spielt beim Lernen eine kleinere Rolle als man denkt. Gerald Hüther, ein in Deutschland sehr bekannter Hirnforscher, erzählt in seinen Vorträgen gerne, dass auch ein 80-jähriger Mann chinesisch lernen kann. Er wird es relativ schnell tun, wenn er in eine Chinesin verliebt ist, die ihn dazu bewegt. Hüther sagt, dass die Geschwindigkeit des Lernens von der Begeisterung abhängt, mit der diese Tätigkeit verbunden ist. Deshalb erfassen kleine Kinder schnell neue Dinge, wenn sie von ihnen fasziniert sind. Diese Fähigkeit werden wir uns im Laufe dieses Buches zunutze machen. Denn wenn Sie spüren, dass Ihr Rücken durch eine Übung schmerzfrei wird und Sie im Anschluss besser agieren können, wollen Sie, dass dieser Zustand länger anhält. Also werden Sie diese und andere Übungen wiederholen.

Wahrscheinlich werden Sie das vorgestellte Programm so lange nutzen, wie es Ihnen eine Erleichterung bringt.

Das Nervensystem steuert alles im Körper

Daher setzen wir mit den in diesem Buch vorgestellten Techniken auch am Nervensystem an. Wir beginnen mit der Verbesserung der Reizaufnahme, indem wir sensorische Reize und kontrollierte Bewegungen einsetzen. Das versetzt das Gehirn in die Lage, zu registrieren, in welcher Verfassung sich seine einzelnen Körperteile befinden und wichtige Informationen über den Bereich zu sammeln, den es aufgrund der Schmerzen weniger bewegt hat. Dann kann es passgenau auf aktuelle Anforderungen reagieren.

Ein bestehendes Schonprogramm unterhält Ihr Rückenthema möglicherweise. Um das zu beheben, müssen Sie alle beteiligten Strukturen wieder so benutzen, wie sie am besten funktionieren.

Das gelingt mit dem Ansatz eines Neurozentrierten Trainings. Wir aktivieren dabei die Systeme, die an der Reizverarbeitung ansetzen. Das verbessert im Anschluss die Reaktionsfähigkeit des Gehirns und die Steuerung des gesamten Körpers. Wenn wir auf dieser Ebene arbeiten, passiert eine echte Veränderung schnell – nämlich mit der Geschwindigkeit des Nervensystems.

Stellen Sie sich die Arbeitsweise des Gehirns anhand einer Landkarte vor: Wenn das Gehirn über genaue Informationen aus dem Körper und der Umgebung verfügt, kann es sich über alle aktuell laufenden Vorgänge ein klares Bild machen. Dann kann es als Zentrale schnell reagieren und effektive, leichte Bewegungen steuern. Bekommen Sie allerdings unklare Informationen aus Ihrem Körper oder sehen Ihre Augen nicht besonders scharf, kann das Gehirn nur auf eine diffuse Orientierung zurückgreifen. Das führt zu Kompensationsmechanismen und Dysfunktionen, die sich auch in Form von Schmerzen äußern können. Anders ausgedrückt agiert unsere Zentrale dann mit angezogener Handbremse.

Unser Gehirn ist ein flexibles Steuerungssystem: Es besitzt bis zu 120 Milliarden Neuronen. Jede dieser Nervenfasern verbindet sich mit 10 000 bis 80 000 anderen Neuronen und arbeitet mit ihnen zusammen. Multiplizieren Sie doch einmal 120 Milliarden mit 80 000. Das ergibt 9 600 000 000 000 000 000 000 000 000. Also stehen unserem Hirn 9,6 Billiarden potenzielle Verbindungen zur Verfügung. Die brauchen wir nicht alle, sondern eine Menge davon ist als ungenutzte Reserve angelegt. Doch können Sie anhand dieser Zahlen ungefähr ermessen, welche Fülle an Reaktionsmöglichkeiten daraus erwachsen. Zum Vergleich: Die Milchstraße hat etwa 200 Millionen Sterne.[1]

Weiterhin müssen Sie wissen, dass unser Gehirn in erster Linie auf Überleben bedacht ist. Es fragt IMMER, ob wir uns gerade in Sicherheit befinden. Sobald unsere Zentrale glaubt, dass unserem Körper Gefahr droht, schaltet sie ein Schutzprogramm. Dann werden Reflexmuster aktiv, die kein flexibles Handeln erlauben. Da diese Programme das Überleben sichern, können sie nicht verändert werden. Lockeres Agieren ist also nur möglich, wenn wir uns objektiv und subjektiv sicher fühlen. Nur dann sind alle unsere Systeme bereit, variabel zu reagieren. Sobald das Gehirn wegen unscharfer Karten auf der Bremse steht oder ein Schreck wirkt, werden Systeme aktiv, die den Körper schützen. Anders gesagt, können Sie nur im entspannten Modus flexibel auf Ihre Alltagsanforderungen reagieren. Dazu müssen Sie auf körperlicher und mentaler Ebene schmerzfrei und ausgeglichen sein.

Genau damit werden wir uns im Übungsteil (Seite 75) beschäftigen. Sobald wir an den richtigen Stellen ansetzen, erlauben wir dem Gehirn, uns elastisch zu bewegen.

Vagusnerv und Inselrinde

Wenn es um das Thema innere und äußere Entspannung geht, fallen in Fachkreisen oft die Begriffe »Vagusnerv« und »Inselrinde«. Beide sind Anteile unseres Nervensystems und werden in ihrer Bedeutung immer besser begriffen. Über die Funktion des Vagusnerv gibt es inzwischen ganze Bücher.

Kurz gesagt gibt es in unserem Körper neben dem schon erwähnten Steuerungssystem für Bewegung auch ein autonomes bzw. vegetatives Nervensystem. Sie kennen das vielleicht unter dem Namen Sympathikus und Parasympathikus. Sobald wir unter Stress stehen, steuert der »Angriffsnerv«, also der Sympathikus, alle Systeme, die für unser Überleben verantwortlich sind. Eine sympathische Regulation ist immer dann notwendig, wenn wir wach und irgendwie geschäftig sind. Sobald etwas erledigt ist oder wir eine stressige Situation gemeistert haben, sollte unser Aktivitätsniveau geringer werden. Dann kommen wir in einen Entspannungsmodus und der parasympathische Anteil des Vegetativums wird aktiv. Er leitet Prozesse ein, die die verbrauchte Energie wieder auffüllen und Körperzellen regenerieren. Das ist der Moment, in dem man wirklich innehalten sollte, wenn man etwas geschafft hat. Ein kurzes Sitzen, Abschalten oder ein bewusster, langsamer Atemrhythmus reichen oftmals schon, um sich danach wieder einsatzbereit zu fühlen. Grob ausgedrückt, kümmert sich der Parasympathikus um alles, was mit Verdauung, Versorgung und Erholung des Körpers zu tun hat. Wir werden in diesem Zustand müde oder schläfrig.

In der heutigen Zeit ist dieser natürliche Rhythmus nicht immer gegeben. Viele Menschen kommen schlecht zur Ruhe oder fühlen sich bewusst oder unbewusst gestresst. Dann kommt das parasympathische System nicht mehr ausreichend zum Zuge und alle nicht unmittelbar lebenswichtigen Organe wie Magen, Darm und Blase werden weniger versorgt. Stattdessen leitet das Stresssystem das Blut an Herz, Lunge und Muskeln, damit wir für den Ernstfall einsatzbereit und reaktionsschnell sind. Deshalb bekommt man Verdauungsstörungen, wenn man häufig unter Stress steht. Dieses Stressgefühl kann auch Herzrhythmusstörungen, Bluthochdruck, Angstgefühle oder Erschöpfungszustände nach sich ziehen. Sobald sich die Anspannung über einen längeren Zeitraum nicht legt oder man insgesamt zu wenig Pausen einlegt, leiden Regenerations- und Verdauungsmodus. Nur in einer Entspannungsphase kann sich der Körper für neue Aufgaben bereit machen.

Als moderner Mensch müssen Sie sich häufig schnell auf wechselnde Anforderungen einstellen. Wenn Sie es schaffen, dabei eine gewisse innere Ruhe zu behalten, bleiben Sie bei allem Auf und Ab im Gleichgewicht. So erhalten Sie sich Ihre dauerhafte Leistungsfähigkeit und vor allem Ihre Gesundheit. Ist man dagegen oft an der Belastungsgrenze, ist man angespannt. Wenn man dann auch noch schlecht schläft, kann der so wichtige Parasympathikus nicht mehr ausreichend arbeiten. In so einer Zeit meldet sich möglicherweise auch noch der Ischiasnerv.[2] Die dadurch ausgelösten Symptome können Sie zusätzlich belasten und die ohnehin schon anstrengenden Abläufe erschweren.

Meiner Ansicht nach holt einen der eigene Körper in so einem Moment in einen Regenerationsmodus zurück. Muskuläre Dauerspannung kann ein lang zurückliegendes Rückenproblem wieder an die Oberfläche bringen und weitere Schmerzen auslösen. Weil der Körper diese dauernde Belastung nicht mehr aushält, erzwingt er sich eine Ruhepause. Die so wichtige Entspannung können wir vor allem über gezielte Atemtechniken beeinflussen. Den Atemrhythmus können wir, anders als Herzschlag und Durchblutung, willkürlich lenken. Darüber regen wir die Aktivität des Parasympathikus und des Vagusnervs an. Weil die Forschung auf diesem Gebiet weiter geht und die eigene Entspannungsfähigkeit immer wichtiger wird, ist dieser Nerv gerade so »in«. Wie wir ihn am besten aktivieren, erfahren Sie im Kapitel »Raus aus dem Stress – Entspannung durch Vagusnervstimulation« (Seite 64) und bei den Übungen zur »Vagusnervstimulation« (Seite 198).

»Rücken« ist Deutschlands Volkskrankheit Nummer Eins

Das belegen einige Statistiken.[3] Wenn sie sich bewusst hinterfragen, gestehen sich viele meiner Rückenpatienten ein, dass sich ihr Kreuz meistens dann meldet, wenn sie Stress haben oder hatten. Sicherlich tritt ein Schmerz auch nach einer unbedachten Bewegung auf oder wenn man eine volle Getränkekiste ins Auto gehoben hat.

An dieser Stelle sollten wir uns deutlich machen, dass Schmerzen im Gehirn entstehen. Anders als lange Zeit angenommen, besitzen wir keine Schmerzrezeptoren. Schadensmelder springen an, wenn äußere Reize möglicherweise einen Schaden am Körper verursachen könnten. Wie das Gehirn auf diese Nachricht reagiert, ist immer von vielen weiteren Faktoren abhängig. In einer Stressreaktion wird es die eingehende Schadensmeldung möglicherweise ignorieren. Ein potenzielles Weglaufen aus der Gefahrenzone hat für das Überleben absoluten Vorrang. Oder unsere Steuerungszentrale nutzt das Signal, um mittels einer Schmerzprojektion den Körper in ruhigeres Fahrwasser zu lenken. Ein Schonmodus verschafft wichtige Regenerationszeit. Wie wir manches empfinden und wie das Gehirn eingehende Reize interpretiert, das erläutere ich im Kapitel »Die Rolle von Schmerzen« (Seite 56).

Jeder Mensch macht immer wieder unüberlegte Bewegungen. Meist bemerkt er sie gar nicht, weil sie in diesem Moment keine negativen Auswirkungen hervorrufen. Doch manchmal sorgen sie für einen Aufruhr im System und man nimmt im Anschluss Schmerzen wahr. Häufig hat eine arglose Bewegung Folgen, wenn unser Gehirn ein Schutzmuster geschaltet hat. Dann sind wir insgesamt in einem angespannten Zustand, der ein flexibles Reagieren unmöglich macht. Es ist wichtig, dieses Muster bewusst zu unterbrechen, um wieder lockerer durchs Leben zu gehen. Das werden wir im praktischen Übungsteil (Seite 75) erarbeiten. Mithilfe dieser wirksamen Techniken werden Sie sich eine qualitativ wertvolle Lendenwirbelsäulenfunktion erarbeiten.

Ein Mensch ist von seiner Veranlagung her dazu gemacht, kilometerweit zu laufen.[4] Naturvölker tun das auch heute noch: Sie gehen weite Strecken zum nächsten Brunnen oder ins Dorf, um Lebensmittel zu bekommen. Hand aufs Herz: Wann sind Sie das letzte Mal mehr als eine Stunde am Stück gelaufen? Vielleicht weil ein Bahnstreik war oder Sie mit der ganzen Familie an einem Feiertag spazieren gehen. Wer Gehen und Joggen für die eigene Entspannung entdeckt hat, tut das meist regelmäßig. Derjenige ist meist auch von der Muskulatur her in guter Verfassung. Wenn man dagegen vor allem sitzt oder der eigene Tagesablauf nur noch wenig Bewegung hergibt, ist das anders.

Falls man außer dem regelmäßigen Einkauf hinaus keine Lasten mehr trägt, ist die körpereigene Stützmuskulatur in einem suboptimalen Zustand. Manche Muskeln werden schwach, andere verkürzen oder verspannen sich. Das tun sie auch, wenn man dauerhaft unter Stress steht und diese stete Einsatzbereitschaft nicht bewusst durch Entspannungstechniken herunterfährt. Wir brauchen reaktionsfreudige Muskeln, um unsere Gelenke vor Fehlbelastungen zu schützen. Nur dann können sie plötzlich einwirkende Kräfte durch schnelles Anspannen neutralisieren.

Das Gehirn ist vor allem für Fortbewegung konstruiert

Viele unserer Steuerungsprogramme und die dazugehörigen Muskeln sind darauf ausgerichtet, weite Strecken zu bewältigen. Tun wir das nicht oder bewegen wir uns zu wenig abwechslungsreich, leidet die gesamte Flexibilität.

Um Ihren Rücken besser einsetzen zu können und weniger als Belastung zu empfinden, habe ich dieses Buch geschrieben. Es zeigt Ihnen, wie Sie eine starke Rumpfmuskulatur aufbauen können. Auch enthält es hilfreiche Anregungen, wie Sie durch neurozentriertes Training schmerzfrei werden und wieder Spaß an Ihrem Alltag bekommen. Haben Sie sich eine ungünstige Haltung angewöhnt, kann diese Ihr Schmerzmuster unterhalten. Ausgewählte Übungen helfen Ihnen, Ihre körpereigene Aufrichtung zu verbessern und Einschränkungen zu mindern. Dieses Programm zeigt Ihnen, wie Sie wichtige Muskeln und andere Strukturen aktivieren und mobilisieren, sodass Sie wieder fit und reaktionsschnell werden. Gerade, wenn Ihr Gehirn auf Alltagsaktivitäten mit Schmerzbotschaften reagiert, wird es Zeit, ihm Sicherheit zu signalisieren. Dann kann es Entwarnung funken und lässt Sie insgesamt flexibler werden. Weiterhin werden wir uns mit dem schon erwähnten Überlebensmodus beschäftigen und wie wir ihn wieder lösen können. Lassen Sie sich mitnehmen auf eine spannende Reise durch Ihren Körper und dem faszinierenden Zusammenspiel unserer menschlichen Funktionen!

Menschen neigen zu verschiedenen Vorgehensweisen: Wenn Sie schnell loslegen möchten, können Sie sofort mit dem praktischen Teil (Seite 75) beginnen. Dann eignen Sie sich die Erklärungen des Anfangsteils einfach später an. Oder Sie starten mit den theoretischen Voraussetzungen, um zu verstehen, worauf es ankommt. Mit diesem Basiswissen im Kopf gelingt es häufig besser, sich in den Körper hineinzufühlen und zu wissen, worauf man achten sollte. Wählen Sie aus, welche Variante sich für Sie gut anfühlt. Am Ende werden Sie entspannter durchs Leben gehen, egal für welchen Weg Sie sich entscheiden. Auch werden Sie lernen, Ihrem Rücken wieder zu vertrauen.

Zum besseren Verständnis etwas Anatomie

Als ehemalige Lehrkraft für Physiotherapie ist es für mich fundamental bedeutsam, anspruchsvolle Zusammenhänge einfach zu vermitteln. So können Sie wesentliche Funktionen Ihres Körpers leicht nachvollziehen.

Mithilfe meines funktionellen Wissens kann ich Ihnen anschauliche Tipps geben, wie Sie mit Ihrem aktuellen Zustand besser zurechtkommen. Um diese auch nachvollziehen zu können, finden Sie die dafür notwendigen Erklärungen in diesem theoretischen Teil.

Selten liegt die Ursache für ein Bewegungsproblem dort, wo Sie den Schmerz fühlen. Gerade bei Rückenproblemen gibt es häufig ausstrahlende Schmerzen, die durch eine Veränderung an der Wirbelsäule ausgelöst werden. Sie sind statt am Rücken im Verlauf der dort austretenden Spinalnerven im Arm oder Bein zu spüren. Nimmt man anatomische Tatsachen zur Hilfe, kann man verstehen, warum ein Kribbeln im Zeh oder eine Schwäche der Fußmuskulatur auf ein Bandscheibenproblem zurückgeht. Für die Alltagsfunktion spielt die Beckenstellung eine wichtige Rolle. Die Position des Beckens bestimmt, ob jemand im Hohlkreuz steht oder gebeugt geht und beeinflusst die Belastungsachse der Beine. Um Ihnen zu zeigen, wie Sie wieder entspannt durchs Leben spazieren, bekommen Sie im Übungsteil eine Anleitung, Ihr Becken optimal auszurichten. So entlasten Sie Ihre Lendenwirbelsäule und geben den gestressten Strukturen durch gezielte Muskelanspannung wieder mehr Raum. Das versetzt Sie in die erbauliche Lage, Ihren Alltag wieder mit Spaß zu erleben.

Wer stabilisiert die Lendenwirbelsäule?

Wo die Lendenwirbelsäule (im Folgenden oft LWS abgekürzt) liegt, ist Ihnen wahrscheinlich bekannt, wenn Sie öfter Rückenschmerzen haben. Sie setzt sich auf Ihrer Rückseite auf Höhe der Rippen in die darüber liegende Brustwirbelsäule fort. Unten ist sie über das Kreuzbein mit dem Becken verbunden. Visualisieren und Spüren bedeutet für mich eine gute Möglichkeit, einen Zugang zum eigenen Körper zu bekommen. Später wollen Sie mit diesen Körperteilen arbeiten, um belastbarer zu werden. Dafür ist es hilfreich zu wissen, wen oder was Sie ansteuern wollen.

Die Bauchmuskeln sind die wichtigsten Stabilisatoren der Lendenwirbelsäule. Durch ihre Anordnung gleichen sie die aus unterschiedlichen Richtungen einwirkenden Kräfte aus. Das können sie nur, wenn sie einen stabilen Ansatzpunkt haben. Den bildet das Becken. Um wirklich unter Belastung stabil zu bleiben, muss es flexibel angesteuert werden können. Nur dann gibt es den ansetzenden Muskeln Halt, sodass sie Zugkraft entwickeln können. Genau das ist der Punkt, an dem es häufig schief geht. Kann man das Becken bei Bewegungen nicht ausreichend stabilisieren, können weder die Rumpfmuskeln gut arbeiten, noch bekommen die Hüften und Knie eine genügende Standfestigkeit. Viele ihrer Halt gebenden Muskeln setzen am Becken an.

Stabilität im unteren Rumpf ist auch eine Frage der Koordination. Denn beim Gehen wirken immer wieder andere Kräfte auf den Körper ein. Besonders wenn wir Lasten tragen, die uns in die eine oder andere Richtung ziehen, oder Treppe steigen. Deshalb erarbeiten wir später im praktischen Teil eine koordinierte Muskelanspannung, die genau diese Stabilität im Becken-Lenden-Bereich herstellt. Je mehr Sie über funktionelle Zusammenhänge wissen, desto besser werden Sie all diese spüren und nachvollziehen können. Fühlen ist, meiner Ansicht nach, eine wesentliche Voraussetzung dafür, die richtigen Muskeln ansteuern zu können. Das ist die Basis für eine lockere und zugleich stabile LWS, die den Aufgaben des Alltags gewachsen ist.

Anhand der Abbildung (Seite 18) können Sie sich einen Überblick verschaffen, wo die einzelnen Strukturen in Ihrem Körper liegen.

Relevante Strukturen abtasten

Suchen Sie dort, wo man die Hände in die Seiten stemmt, wenn man wütend ist, eine dicke knöcherne Struktur. Dann haben Sie den breitesten Rand des Beckenkamms, die obere Kante des Darmbeins oder auch Os ilium, gefunden. Diese Stelle brauchen wir später im praktischen Teil für die Beckenbeweglichkeit und Bauchmuskelaktivität.

Wandern Sie nun mit Ihren Händen vom Beckenkamm etwas nach unten außen auf die breiteste Stelle Ihres Beckenbereiches. Dort befindet sich eine dicke knöcherne Struktur. Viele Menschen denken, dass hier ihre Hüfte liegt. Das ist aber eine seitliche Ausziehung des Oberschenkelknochens, der Trochanter major, an dem viele wichtige Hüft-/Beckenmuskeln ansetzen.

Wenn Sie auf dem hinteren Beckenkamm mit Ihren Händen nach innen gehen, zieht sich die breite Knochenkante etwas nach unten. Sie endet in einer knubbligen, festen Struktur. Die kennen Sie wahrscheinlich: Das ist das häufig mit Rückenproblemen in Verbindung gebrachte Iliosakralgelenk (= ISG). Tatsächlich verursacht es manchmal Schmerzen, doch das ISG hat, anders als beispielsweise ein Kniegelenk, keine große Bewegungsfähigkeit. Eher finden dort kleine Ruckelbewegungen beider Gelenkpartner gegeneinander statt.

Im Bereich der beiden Iliosakralgelenke ist das Kreuzbein (Sacrum) in den knöchernen Beckenring eingehängt. Das kippt in seiner Aufhängung nach vorne und hinten, um die Bewegungen des Beckens auf die Lendenwirbelsäule zu übertragen. Von dort setzt sie sich weiter nach oben in Richtung Brust- und Halswirbelsäule fort.

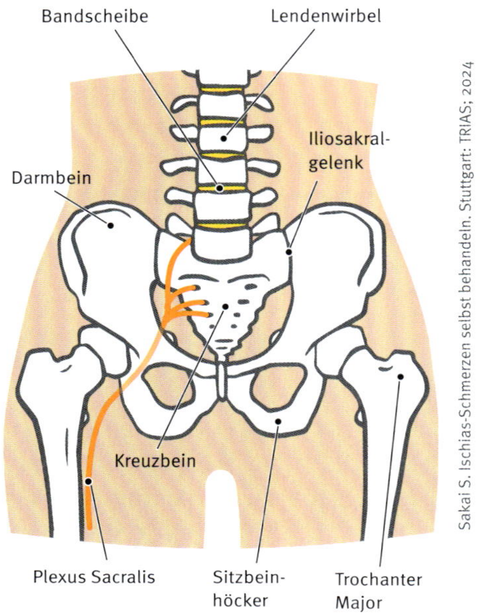

Die relevanten Strukturen für eine gute Rückenfunktion

Ein ISG macht häufig dann Probleme, wenn es zu wenig stabilisiert wird. Wenn die Becken-Bein-Kette einwirkende Kräfte mangelhaft ausgleicht, muss es mehr bewegen, als es eigentlich kann. Diese Überbewegungen signalisieren dem Gehirn eine mögliche Schädigung und es antwortet darauf mit einer Schmerzreaktion. Sobald Sie die gesamte Funktionskette stärken, ändert sich die Situation zum Positiven. Da das Becken vor allem Halt gibt, beruhen Probleme dort häufig auf einer ungünstigen Stabilisation oder einer eingeschränkten Beweglichkeit der Hüftgelenke. Die fordert dann eine ausgleichende Bewegung an anderer Stelle. Meist ist es die Lendenwirbelsäule, die dann kompensieren muss.

Vom Kreuzbein aus können Sie genau in der Mitte Ihres Rückens weiter nach oben gehen, dann fühlen Sie auf Höhe der hinteren Beckenkämme eine hervorstehende feste Struktur: Das ist der Dornfortsatz des 4. Lendenwirbels. Der 5. Lendenwirbel liegt deutlich tiefer und ist selten zu spüren. Wenn Sie nun Wirbel für Wirbel weiter nach oben tasten, fühlen Sie im oberen Bereich der LWS die von der Seite kommenden Rippen.

Das Gebiet zwischen Brustkorb und Becken ist auf der Rückseite häufig zu fest. Es wird bretthart, sobald man Rückenschmerzen hat. Merken Sie sich die Struktur, die in der Tiefe unter Ihren Händen liegt, wenn Sie Ihre Hände von der Lendenwirbelsäule aus etwas nach außen schieben. Das ist der Musculus quadratus lumborum (Abbildung, Seite 39). Er begrenzt die hintere Bauchwand. Beim Gehen ermöglicht er während der Belastung des Standbeins die dafür richtige Beckenstellung. Dazu muss er sich verlängern und nachgeben können. Ist er beispielsweise durch Rückenprobleme verspannt, kann er diese Aufgabe nicht erfüllen. Dieser verspannte Zustand bewirkt eine Fehlbelastung von Hüfte und LWS, die diesen Kreislauf durch weitere Schmerzen unterhält und sogar verstärkt.

Gehen Sie nun wieder auf die Vorderseite und suchen Sie Ihr Hüftgelenk. Es liegt weiter innen, als man es häufig vermutet und beeinflusst die Funktionsweise der Lendenwirbelsäule maßgeblich, denn beide Bereiche sind über den großen Psoas-Muskel (Abbildung, Seite 39) miteinander verbunden. Hat einer der beiden Funktionsbereiche Probleme, wirkt sich das direkt auf den Partner aus, der an der anderen Seite des Muskels hängt.

Halbieren Sie die Strecke vom seitlichen Beckenknochen, an dem Sie sich eventuell manchmal stoßen, und der Mitte Ihrer Bikinizone. Auf der Hälfte dieser Strecke können Sie Ihr Hüftgelenk tasten. Da es sehr tief in das Becken eingebaut ist, können Sie es nicht direkt fühlen, sondern müssen etwas in die Tiefe gehen. Für eine gute Funktionsweise der Lendenwirbelsäule beschäftigen wir uns auch mit der Bewegungsfähigkeit der Hüftgelenke. Daher sollten Sie wissen, wo sie liegen, um sie gut ansteuern zu können.

Setzen Sie das Bein, auf dessen Leiste Ihre Hand liegt, einen kleinen Schritt nach vorne. Drücken Sie vorsichtig in die Mitte Ihrer Leiste und drehen Sie Ihr gesamtes Bein mit geradem Knie auf der Ferse etwas nach innen und außen. Dann spüren Sie, wie sich in der Leiste unter Ihrer Hand etwas hin- und herdreht. Das ist das Hüftgelenk, das sich tief in der Leiste bewegt.

Einer für den Alltag wichtigen Struktur sollten wir uns noch widmen, und zwar den Gesäßknochen. Die heißen so, weil man als Mensch am besten auf ihnen sitzen sollte. Sobald man das tut, befindet sich die Wirbelsäule in einer locker aufgerichteten Position. Die Gesäßknochen sitzen tief in der Gesäßbacke. Wenn Sie Ihre Handballen auf die breiteste Stelle Ihres Gesäßes legen und die Finger nach unten innen in Richtung Gesäßspalte zeigen lassen, spüren Sie dort in der Tiefe eine breite knöcherne Kufe (Abbildung [Seite 20], unten die Ecke des hellblau ge-

Hüfte tasten in Innendrehung

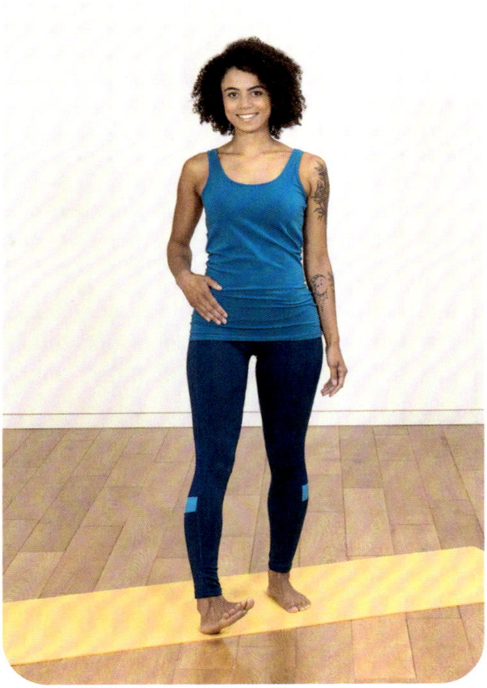

Hüfte tasten in Außendrehung

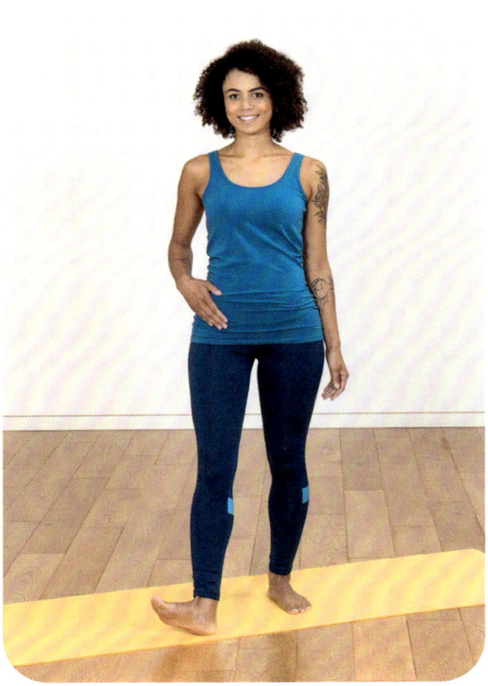

zeichneten Sitzbeins, Os ischii). Das sind die Gesäßknochen. Im praktischen Teil des Buches werden Sie sie in der Übung »Lockerung durch Mobilisation der Lendenwirbelsäule« (Seite 144) noch in einer anderen Variante erspüren und für Bewegung nutzen.

Wissenswertes für unsere Rumpfstabilität

Die Funktionsweise der LWS sollten Sie im Zusammenhang mit der des Beckens und der Hüftgelenke betrachten. Denn diese drei Körperteile arbeiten immer auf verschiedene Art und Weise zusammen.

Becken

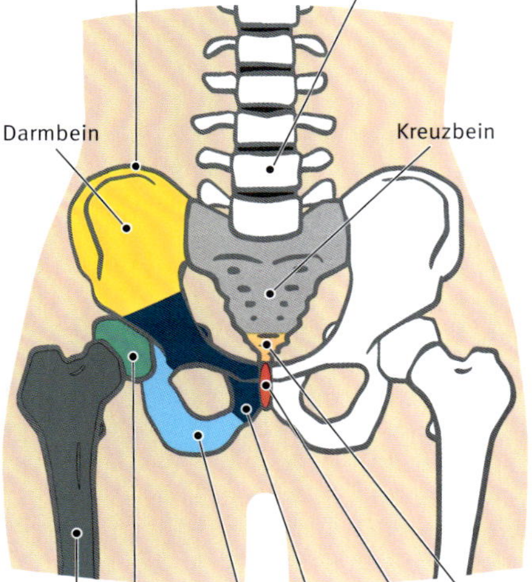

Sakai S. Ischias-Schmerzen selbst behandeln. Stuttgart: TRIAS; 2024

Das Becken – solide Basis eines funktionell stabilen Rückens

Das Becken, auch Pelvis genannt, besteht während der körperlichen Entwicklung aus einzelnen Knochenkernen. Während der Entwicklung wachsen sie zu einem durchgehenden Knochen zusammen. In der Abbildung (unten) können Sie die Anteile Darmbein (Os ilium), Schambein (Os pubis) und Sitzbein (Os ischii) unterscheiden.

Das große Thema des Beckens heißt Stabilität. In dieser Funktion bietet es vielen wichtigen Rumpf- und Beinmuskeln eine Ansatzfläche. Weiterhin bedeutet es für die darin liegenden Organe wie Blase, Enddarm, Eierstöcke und Gebärmutter einen wichtigen Schutz. Eine Ausnahme ist es, wenn eine Frau ein Kind zur Welt bringt. Dann werden die Knorpel- und Bandstrukturen des Beckens weicher. Dafür sorgen Hormone, die im letzten Drittel der Schwangerschaft ausgeschüttet werden. Das soll sicherstellen, dass das Baby am Ende der Schwangerschaft durch den Beckenausgang passt. Manchmal bleiben diese Verbindungen nach einer Geburt zu locker, was eine Instabilität im Beckenring hervorruft. Kleine Bewegungen im Bereich der Symphyse, die dort normalerweise nicht stattfinden, lösen dann Schmerzen und Muskelverspannungen aus. Die Symphyse, eine Knorpelverbindung im vorderen Bereich des Beckens, sehen Sie als rote senkrechte Scheibe (Abbildung links). Sie liegt zwischen dem rechten und dem linken Schambeinast (Os pubis).

Eben haben Sie ertastet, dass das Becken über das Kreuzbein (Os sacrum) mit der Lendenwirbelsäule verbunden ist. Deshalb arbeiten beide Strukturen auch eng zusammen. Bewegen können Sie das Becken nur von dort oder über die Hüftgelenke. Wie bereits erwähnt, ist es als ein zusammenhängender Knochen in sich stabil. Haben seine bewegenden Strukturen Probleme oder sind sie verspannt, wird ein lockeres Agieren im Alltag schwierig. Denn der Mensch als Zweibeiner holt sich die dafür notwendige Stabilität vor allem aus dem unteren Rumpf. Nur dann bleibt er im Gleichgewicht. Diese Beständigkeit darf aber nicht starr sein, wie das bei einer Verspannung der Fall ist. Je nach Alltagsfunktion brauchen wir eine variable Stellung von Becken und Wirbelsäule zueinander, die über die Muskelaktivität an die jeweilige Situation angepasst wird. Um beispielsweise die Hände einsetzen zu können, brauchen Schultergürtel und Arme eine stabile Basis. Anders gesagt: Leiden Sie häufig unter Verspannungen im Schulter-Nacken-Bereich, verbessern sich diese meist deutlich, sobald Sie beginnen, Ihre Bauchmuskeln zu aktivieren. Ebenso hilft es dem Oberkörper für seine Funktion, wenn Sie Beweglichkeit und Stabilität im Becken-Hüft-Bereich verbessern.

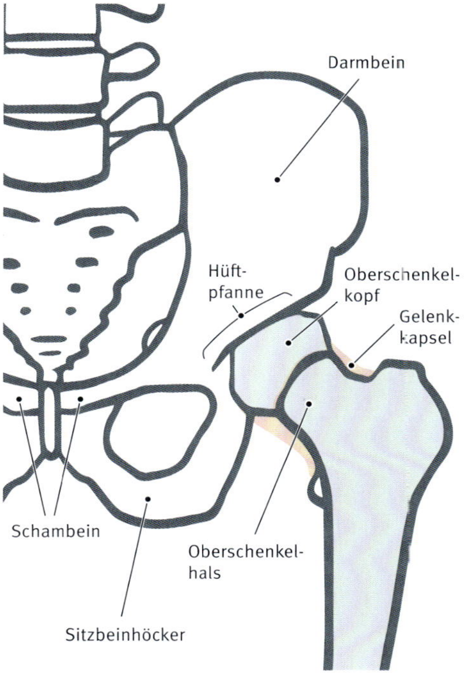

Alle Strukturen des Hüftgelenks

Bewegungswunder Hüftgelenk

Das Hüftgelenk finden Sie am oberen Ende des Femurs oder Oberschenkelknochens (Abbildung, Seite 20). Sie haben es eben in der Leiste ertastet. Seine Pfanne (Acetabulum) sitzt dort, wo Sitzbein, Schambein und Darmbein im Becken zusammenkommen. Weil die Hüfte ziemlich fest in den Beckenring eingebaut ist, ist sie als Gelenk sehr stabil. Notwendig wird das, weil bei der Übertragung der Bewegungen von den Beinen auf den Rumpf große Kräfte wirken. Wegen ihrer Form und Funktion nennt man die Hüfte auch Nussgelenk.

Fällt Ihnen in der Abbildung oben die knöcherne Aufwölbung außen am Oberschenkelknochen auf? Auch diese haben Sie eben erfühlt. Sie entsteht während des Wachstums durch die Arbeit der dort ansetzenden Muskeln. Je aktiver sich die Muskeln während der körperlichen Entwicklung bewegen, desto stärker wird diese Ausziehung. Dieser »Buckel« heißt Trochanter major.

Um die einwirkenden Kräfte über die Beine auf den Oberkörper zu übertragen, braucht das Hüftgelenk eine große Drehfähigkeit. Der Oberschenkelkopf (Caput femoris) hat deshalb eine dicke Knorpelschicht, mit der er das Drehen in der Hüftpfanne ermöglichen kann. Diese Drehfähigkeit ist notwendig, weil in unserem aufrechten Gang hohe Kräfte auf die Gelenkflächen wirken. Nur wenn jede dieser Bewegungen mit einer Rotationskomponente abläuft, können die Gelenkanteile ihre Mechanik voll ausnutzen. Deshalb braucht die starke Hüftmuskulatur einen Rotationsanteil, um die einwirkenden Kräfte ausgleichen zu können.

Schaut man sich einen menschlichen Körper an, sieht man, dass er in großen Muskelschlingen verspannt ist. Beim Gehen können Sie feststellen, dass sich die Arme und Beine gegenläufig bewegen. Das heißt, dass sie sich gegen den Rumpf drehen. Diese koordinierte Rotationsbewegung sorgt dafür, dass die Gelenkflächen stabil bleiben, wenn hohe Kräfte einwirken. Das ist besonders beim Tragen von Gewicht wichtig. Weiterhin ermöglicht diese Drehkomponente eine belastbare Stabilität im Rumpf, die der Mensch für seine Armfunktion braucht. Die Beweglichkeit der Arme und vor allem der Schultern erlaubt es, in einem großen Radius zu hantieren. Dazu ist eine feine Abstimmung aller beteiligten Gelenke, Bänder und Muskeln im Sinne von maximaler Stabilität und Mobilität notwendig.

Diese teilweise gegensätzlichen Anforderungen werden von einem schnell agierenden Nervensystem gesteuert. Sie können sich vorstellen, dass das zentrale Nervensystem (Gehirn und Rückenmark) wie ein Radiosender arbeitet. Es plant sein Programm und bringt es über das periphere Nervensystem an die jeweiligen Empfänger. Das sind Muskeln und Gelenke, aber auch Drüsen, Faszien und andere Strukturen. Damit das gut funktioniert, braucht die Radiostation topaktuelle Informationen aus dem körpereigenen Verkehrsfunk und dem der Umgebung. Ansonsten hat es schlechte Karten und seine Aktionen können, bildlich gesprochen, nur mit angezogener Handbremse ausgeführt werden. Auch ist die Situation, in der wir uns befinden, entscheidend, welches Programm das Gehirn auswählt. Wenn wir Hunger haben oder in Gefahr sind, wird es anders reagieren, als wenn wir satt sind und uns in Sicherheit befinden. Um diese komplexen Abstimmungsvorgänge nachvollziehen zu können, finden Sie im theoretischen Teil immer wieder Erklärungen zur Bewegungssteuerung (Überlebensmodus, Seite 46).

Erinnern Sie sich an Ihren letzten Umzug? Erstaunlich, was Sie dabei an Gegenständen treppauf oder treppab bewegt haben, oder? Das gelingt, wenn die dafür arbeitende Muskulatur einen guten Hebel und ausreichend Kraft hat. Sie brauchen beim Tragen von Gewicht eine Drehkomponente in der Bewegungssteuerung. Ohne sie ermüdet die beteiligte Muskulatur schnell. Auch bringen Bewegungen ohne eine gegenläufige Verschraubung innerhalb der Extremität die Stabilität der Beinachse in Gefahr. So kann sich der Knorpel an den Gelenkflächen punktuell abnutzen. Passiert das häufiger, kann Verschleiß im Sinne einer Arthrose entstehen. Das passiert auch, wenn Sie in Ihrem Alltag nicht so viel Gewicht tragen. Dieser Abnutzungsprozess kann nicht nur an den Extremitäten sondern auch an den kleinen Gelenken der Wirbelsäule entstehen. Die sogenannten Facettengelenke oder kleinen Wirbelgelenke sind im fortgeschrittenen Alter oft abgenutzt, was mit Schmerzen einhergeht. Deshalb ist ein erklärtes Ziel dieses Buchs, diese Gelenke zu entlasten und von dort ausgehende Verspannungen und Schmerzsymptome zu lindern.

Ich habe mittlerweile öfter eine für die jeweilige Anforderung optimale Beckenstellung erwähnt. Um die einzustellen, brauchen Sie eine gute Bewegungsfähigkeit in den Hüftgelenken. Vor allem ist es die Drehfähigkeit, die eine flexible Beckenstellung ermöglicht. Sobald eine Hüfte in ihrer Mobilität eingeschränkt ist, gelangt die gleichseitige Beckenseite nicht mehr gut in die funktionell so wichtige Mittelstellung. Das hat zur Folge, dass die dort ansetzende Muskulatur schlechter arbeiten kann. Auch muss dann die Lendenwirbelsäule Bewegungen ausgleichen. Das erklärt, warum eine eingeschränkte Hüftbeweglichkeit tatsächlich irgendwann LWS-Probleme nach sich zieht. Wie und warum das so ist, erkläre ich später im Abschnitt über den Psoas-Muskel (Abbildung, Seite 39).

Die erforderliche Beweglichkeit kommt durch das individuelle Gelenkspiel und Aktivität zustande. Wir brauchen Muskeln, die die Bewegung einleiten und andere, die sie zulassen. Beides steuert das Gehirn in Abhängigkeit von der jeweils vorliegenden Situation. Da unsere Hüftmuskeln häufig arbeiten und Gewicht tragen, neigen sie dazu, sich zu verkürzen. Besonders der große Hüftbeuger, der Psoas-Muskel, ist häufig verspannt. Er sorgt in diesem Zustand nicht nur für Einschränkungen im Hüftgelenk, sondern auch für Spannungszustände in der LWS. Umgekehrt können Funktionsstörungen in der Lendenwirbelsäule auch Bewegungseinschränkungen im Hüftgelenk nach sich ziehen.

Zusammenspiel der Wirbelsäule

Die menschliche Wirbelsäule weist eine gestreckt geschwungene Form auf. Ihre Aufgabe ist es, zum einen Stabilität und zum anderen Mobilität im Oberkörper zu gewährleisten. Außerdem ist sie für eine gewisse Stoßdämpfung verantwortlich. Sobald die Ferse beim Gehen den Boden berührt, zieht sich die Wirbelsäule durch das Zusammenspiel von Beuge- und Streckbewegung wie eine Ziehharmonika zusammen. Das dämpft den Aufprall, der durch den Schwung und die Gewichtsübertragung entsteht. Danach zieht sie sich wieder auseinander. Dieser Vorgang wird durch die Pufferfunktion der zwischen den Wirbelkörpern liegenden Bandscheiben unterstützt.

Menschen mit einem recht flachen Rücken haben abends häufig Kopfschmerzen, weil diese Stoßdämpfungsfunktion wegen der geringeren Ausprägung der S-Form weniger stattfinden kann (Abbildung, Seite 49).

Jeder Wirbelsäulenabschnitt ist für seine spezifische Aufgabe gut gerüstet. Wir unterscheiden die Halswirbelsäule (HWS; Vertebrae cervicales) mit sieben Halswirbeln, die Brustwirbelsäule mit 12 Brustwirbeln (BWS; Vertebrae thoracicae) und die Lendenwirbelsäule mit fünf Lendenwirbeln (LWS; Vertebrae lumbales). Unten an der LWS schließt sich das Kreuzbein (Os sacrum) an, das, wie im Abschnitt über das Becken erwähnt, in den knöchernen Beckenring eingehängt ist.

Wirbelkörper und Wirbelbögen mit ihren Dorn- und Querfortsätzen bilden den Spinalkanal. Dort verläuft im oberen und mittleren Anteil der Wirbelsäule das Rückenmark, das zum zentralen Nervensystem gehört. Es leitet die Impulse vom Gehirn in Richtung Körper und umgekehrt. Im Bereich der Lendenwirbelsäule liegt die Cauda equina, der sogenannte Pferdeschweif, der aus Spinalnervenwurzeln des unteren Rückenmarks besteht. Sie verlaufen, wie ein Pferdeschweif, vom unteren Ende des Rückenmarks zu den Zwischenwirbelräumen, wo sie aus der Wirbelsäule austreten.

Fortsetzung auf Seite 27

Wie gut ist Ihre Hüftbeweglichkeit?

Wie Sie bei der Lokalisation der Hüfte gemerkt haben, müssen Sie ein Gelenk etwas bewegen, um es gut spüren zu können. Schwieriger ist das beim Hüftgelenk, weil es so tief liegt. Erinnern Sie sich?

Da ich den großen Hüftbeuger schon öfter erwähnt habe, wollen Sie wahrscheinlich wissen, wo er sich befindet: Legen Sie eine Hand wie beim Ertasten der Hüfte auf die Leiste und heben Sie das gleichseitige Bein etwas nach oben an.

Merken Sie, wie in der Mitte der Leiste etwas fest wird und Ihnen entgegen kommt? Das ist der Hüftbeuger, der Psoas-Muskel (Abbildung, Seite 39). Der liegt so über Hüftkopf und Schenkelhals, dass Sie das Gelenk nicht ertasten können. Es befindet sich direkt unter dem Muskel, den Sie gerade gespürt haben. Wenn Sie Rückenprobleme haben, ist es hilfreich, zu wissen, wo der Psoas-Muskel liegt und wann er aktiv ist. Er hat einen wesentlichen Anteil an den häufigsten Verspannungen im Hüft-Becken-Lenden-Bereich und löst dort auch Schmerzen aus. Je besser Sie ihn also entspannen können, desto größer wird Ihre Beweglichkeit im Hüft-Lendenwirbelsäulen-Bereich. Damit können Sie sich, wie ich Ihnen später im praktischen Teil zeigen werde, eine der Hauptvoraussetzungen für ein lockeres Bewegen im Alltag selbst schaffen.

Wir gehen jetzt noch einen Schritt weiter und wollen wissen, wie es um Ihre Hüftbeweglichkeit steht: Stellen Sie sich irgendwo hin, wo Sie sich sicherheitshalber festhalten können. Tun Sie das mit einer Hand und heben Sie das gleichseitige Bein in einem 90-Grad-Winkel an. Ihr Knie sollte sich auf Höhe Ihrer Hüfte befinden und der Fuß direkt unter dem Knie hängen. Nur dann findet die geforderte Bewegung tatsächlich im Hüftgelenk statt. Achten Sie darauf, dass Sie sicher stehen. ❶

Bewegen Sie den Unterschenkel des angehobenen Beins wie einen Scheibenwischer in der Luft nach innen und außen. Fühlen Sie, wie weit sich der Unterschenkel dabei nach innen und außen bewegt. ❷ ❸ Diese Pendelbewegung bedeutet eine Drehung im Hüftgelenk und schlägt meistens nach innen weiter aus. Für die Hüfte bedeutet diese Bewegung eine Außenrotation. Wenn der Unterschenkel nach außen pendelt, macht der Hüftkopf gegenüber seiner Hüftpfanne eine Innenrotation. Dass die Bewegung nach außen nicht so weit geht, liegt häufig an einem verspannten Psoas-Muskel. In diesem Zustand verharrt er in seiner Funktion von Hüftbeugung und Au-

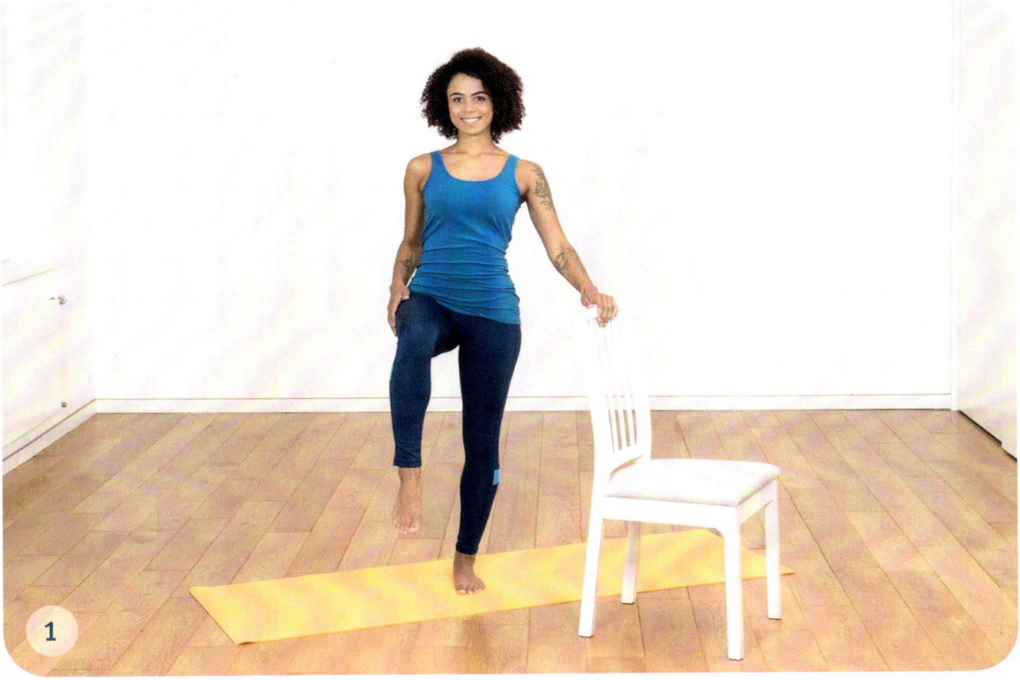
1

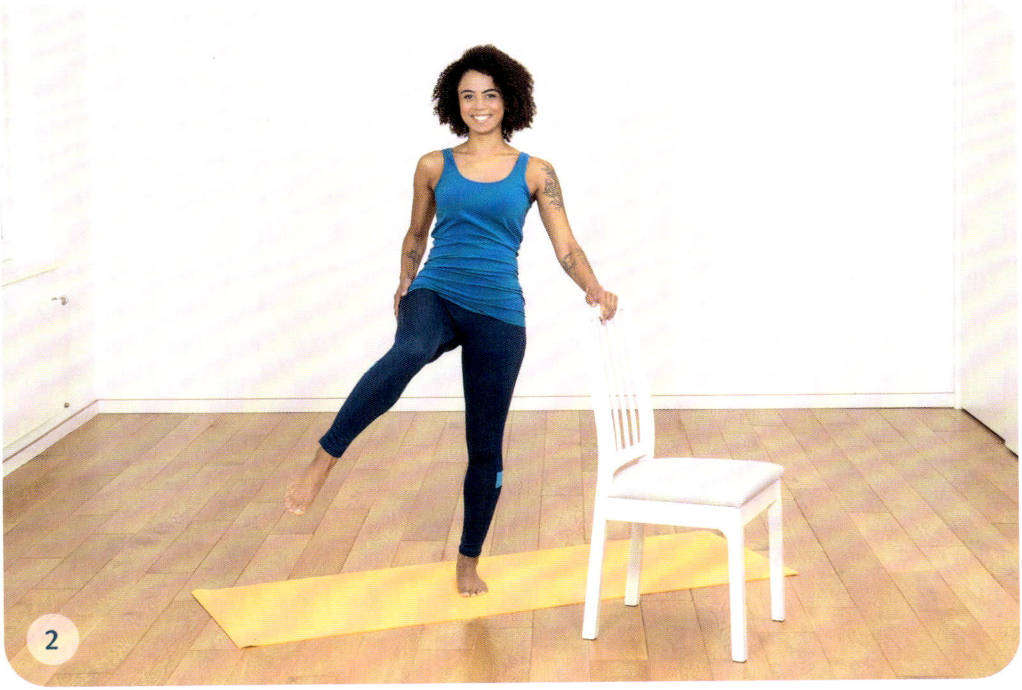
2

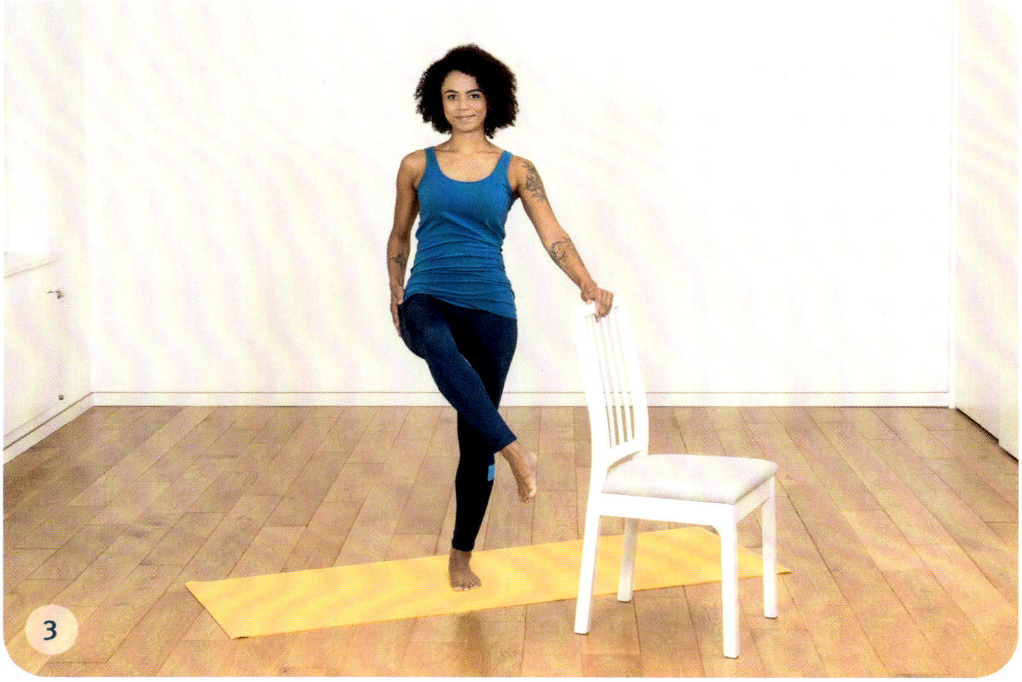

ßenrotation und lässt die Gegenrichtung Hüftstreckung und Innenrotation kaum zu. Im Ergebnis sehen oder fühlen Sie, dass Sie Ihr Bein weiter in Richtung Außenrotation bewegen können als in die Innenrotation.

Diesen Zustand verändern Sie später mit den Übungen im praktischen Teil. Testen Sie anhand dieses Hüftpendels nach einer Übung, ob der Psoas-Muskel entspannter ist. Ist er das, wird Ihre Hüftbeweglichkeit besser. Im Anschluss ist die Lendenwirbelsäule wahrscheinlich schmerzfreier, weil sie weniger durch diesen Muskel festgehalten wird.

Überprüfen Sie danach auch die andere Seite, um herauszufinden, welche Rotation dort besser auszuführen ist. Da wir entweder Rechts- oder Linkshänder sind, haben wir typischerweise ein Stand- und ein Schwungbein. Deshalb werden Sie eine Hüfte wahrscheinlich besser bewegen können als die andere. Das ist normal.

Für eine entspannte Alltagsfunktion ist das komplexe Zusammenspiel der gesamten Muskulatur im Hüft-Becken-Lendenbereich notwendig. Eine ideale Beckenstellung sollte zum einen eine gute Hüftbeweglichkeit ermöglichen und zum anderen den arbeitenden Muskeln Stabilität bieten. Nur wenn sie stabil ist, kann der Oberkörper koordiniert und aufgerichtet arbeiten. So ist er in einer für Ihr Tun passenden Spannung und Sie können locker handeln. Neben der guten Beweglichkeit brauchen Sie dafür auch eine dosierte Krafteinteilung. Die erreichen Sie durch die Koordinationsfähigkeit.

Wie Sie das alles am besten trainieren, werde ich Ihnen im zweiten Teil dieses Buches (ab Seite 75) zeigen.

Ich habe bereits über die Facettengelenke gesprochen. Diese kleinen Wirbelgelenke verbinden die Querfortsätze an der Seite miteinander. Zwischen dem Wirbelkörper und der Verbindung dieser Querfortsätze gibt es freie Räume, aus denen die Spinalnerven austreten. Das sind die eben erwähnten Zwischenwirbelräume.

Wenn Sie sich die Größe der einzelnen Wirbelkörper in der Abbildung (rechts) anschauen, können Sie erkennen, dass es unten in der Lendenwirbelsäule vor allem um Stabilität geht. Je weiter Sie die Wirbelsäule nach oben verfolgen, desto kleiner werden die Wirbelkörper. In der Halswirbelsäule geht es überwiegend um Mobilität. Deshalb sind diese oberen Wirbelkörper im Verhältnis zu den unteren recht klein, aber die Querfortsätze verhältnismäßig groß. Hier setzen viele Muskeln an, die eine Beweglichkeit in alle Richtungen ermöglichen. Das ist notwendig, um mögliche Gefahrenquellen rechtzeitig zu erkennen. Sobald wir beispielsweise über die Ohren ein potenziell gefährliches Geräusch wahrnehmen, wird der Kopf schnell in diese Richtung gedreht, um zu orten, wo der Laut hergekommen ist. Dann überprüfen die Augen, um welches Geräusch es sich handelt. Sollte zum Beispiel auf der Straße ein Reinigungsfahrzeug von hinten um die Ecke kommen, haben Sie wahrscheinlich Zeit, zu überlegen, ob Sie abwarten oder noch vor dem großen Gefährt die Straße überqueren können. Anders dagegen, wenn ein Auto mit 100 Sachen um die Ecke rauscht. Dann überlegen Sie nicht, sondern springen zur Seite, um sich aus der Gefahrenzone zu bringen.

Augen, Ohren und Nase sind Sinnesorgane, die permanent wahrnehmen, ob Gefahr für unseren Körper droht. Wird eine mögliche

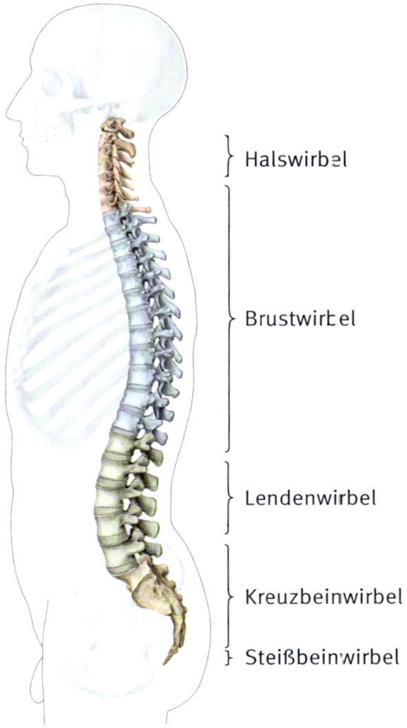

Schünke M, Schulte E, Schumacher U. PROMETHEUS LernAtlas, Grafiken: Voll M, Wesker K; Thieme; 2018

Wirbelsäule

Gefährdung geortet, bringen uns unbewusste Reaktionen oder automatische Programme in Sicherheit. Diese setzt das Mittelhirn in Gang, weil es als erster Hirnanteil die Meldungen aus Ohren und Augen verarbeitet und im Ernstfall darauf reagiert (Überlebensmodus, Seite 46). Stellt sich der aufgenommene Reiz als harmlos heraus, gibt es das Signal aus Ohren und Augen weiter ans Großhirn und Sie können ganz normal mit dem weitermachen, was Sie gerade tun. An dieser Stelle kommt die Halswirbelsäule ins Spiel: Sie bringt den Kopf in eine für die Reizaufnahme optimale Stellung. Wenn Augen und Ohren eingeschränkt arbeiten, muss sie das durch häufiges Nachjustieren des Kopfs kompensieren. In so einem Fall ist oft der Schulter-Nacken-Bereich verspannt. Sollten Sie dort zu Problemen neigen, lohnt es sich, die Funktion von Augen und Ohren zu überprüfen oder vielleicht mit einer neuen Brille Abhilfe zu schaffen.

Was Mobilität und Stabilität angeht, besitzt die Brustwirbelsäule (= BWS) eine Mittelstellung. Zum einen schützt sie mit den an ihr festgemachten Rippen, die den Brustkorb bilden, Herz und Lunge. Zum anderen ermöglicht sie die Aufrichtung und Drehfähigkeit des Oberkörpers. Beides brauchen wir, um den Schultergürtel so zu positionieren, dass wir die Hände benutzen können. Ebenso gibt uns der Unterbau eine ausreichende Stabilität. Das tun Becken und Wirbelsäule mit all ihren ansetzenden Muskeln, Bändern und Faszien.

Ischiasnerv

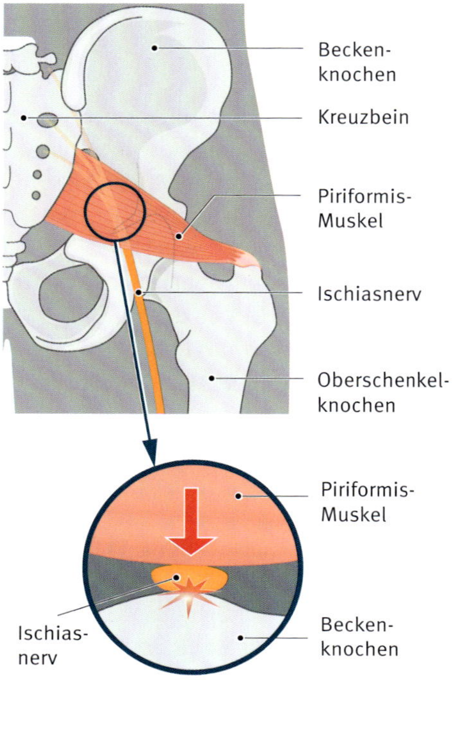

Gupta H. Schmerzfrei durch Yoga. Stuttgart: TRIAS; 2022.

Für die Oberkörperaufrichtung benötigt man in der Brustwirbelsäule eine gute dreidimensionale Beweglichkeit, die sicherstellt, dass sich Ober- und Unterkörper gegeneinander bewegen können. Interessanterweise gehen Defizite dort mit einer eingeschränkten Drehfähigkeit in den Hüftgelenken einher. Beides wirkt ungünstig auf die Funktion der Lendenwirbelsäule.

Das Nervengewebe – Strukturen hinter dem Schmerz

Diese schon angesprochenen Spinalnerven heißen so, weil sie aus dem Spinalkanal kommen, der innerhalb der Wirbelsäule verläuft. Dort liegt das Rückenmark gut geschützt in einer Hülle aus Häuten, Faszien und Fettgewebe. Wie im Abschnitt über die Wirbelsäule beschrieben, treten Nerven aus den Zwischenwirbelräumen aus. Diese Räume können im Laufe eines Alterungsprozesses kleiner werden. Gerade wenn es Schwierigkeiten in der Mechanik der Zwischenwirbelgelenke gibt, neigen sie zu Veränderungen, weil sie sich abnutzen. Dann verengt sich der Raum für den Austritt der Spinalnerven. Beispielsweise passiert das, wenn nach einem Bandscheibenvorfall die Höhe zwischen den einzelnen Wirbeln abgenommen hat. Das kann eine Irritation dieser kleinen Wirbelgelenke auslösen, die auch Facettengelenksarthrose genannt wird. Die Übungen dieses Buchs zielen darauf ab, diese Gelenke durch eine aufrechte Haltung zu entlasten und den austretenden Spinalnerven wieder mehr Raum zu geben. Dadurch lindern Sie entstandene Symptome und Schmerzzustände.

In der Abbildung (Seite 29) sehen Sie, dass sich im unteren Bereich der Wirbelsäule mehrere Spinalnerven zusammenschließen. Sie bilden den Ihnen wahrscheinlich gut bekannten Ischiasnerv. Der Nervus ischiadicus kommt aus dem Plexus sacralis und besteht aus den Spinalnerven der unteren Lendenwirbelsäule und des oberen Kreuzbeins. Er ist der dickste Nerv im menschlichen Körper und versorgt vor allem das hintere Bein. Im weiteren Verlauf teilt er sich in zwei Zweige auf und ist auch für den Unterschenkel zuständig. Wenn er nun beispielsweise durch einen verspannten Piriformismuskel (Abbildung, Seite 43) am Becken komprimiert wird, kommt es in seinem Verlauf zu Funktionsstörungen. Dieser Vorgang ist in der Abbildung (Seite 28) angedeutet.

Für den späteren Praxisteil wäre wichtig, dass Sie sich anhand des Verlaufs klarmachen, dass man ihn unter Zug bekommt, wenn man ihn in eine Hüftbeugung mit gestrecktem Knie bewegt.

In der Abbildung (rechts) sehen Sie, dass die Spinalnerven ein bestimmtes Gebiet im Körper versorgen. Manche ziehen alleine von der Wirbelsäule in Richtung Körper und manche schließen sich mit anderen zusammen. Diese bilden dann als Plexus brachialis die Nervenversorgung für die Arme bzw. als Plexus lumbalis und Plexus sacralis die für die Beine. Im Brustwirbelsäulenbereich verlaufen die Spinalnerven zwischen den Rippen entlang und versorgen das jeweilige Hautareal vorne, hinten und an der Seite und die Zwischenrippenmuskeln. Möglicherweise im Verlauf auftretende Schmerzen zeigen genau an, welcher Spinalnerv irritiert ist.

Wenn Sie beispielsweise einen Unfall oder einen länger zurückliegenden Bandscheibenschaden hinter sich haben, wird die verletzte Struktur irgendwann verheilt sein. Die dabei entstandene Entzündungsreaktion betraf aber möglicherweise auch das dazugehörige Nervengewebe. Das kann bedeuten, dass Knochen und Gelenke nach der Heilung wieder gut funktionieren, trotzdem aber Schmerzen oder Funktionseinschränkungen bestehen bleiben. Mehr dazu im Kapitel »Die Rolle von Schmerzen« (Seite 56). Wahrscheinlich leitet dann der betroffene Nerv nicht mehr so gut oder der Kontakt zu einer anderen Nervenstruktur ist instabil. Das passiert, wenn sein Gewebe in Mitleidenschaft gezogen wurde oder die Nervenverbindungen untereinander nicht (mehr) synchronisiert sind.

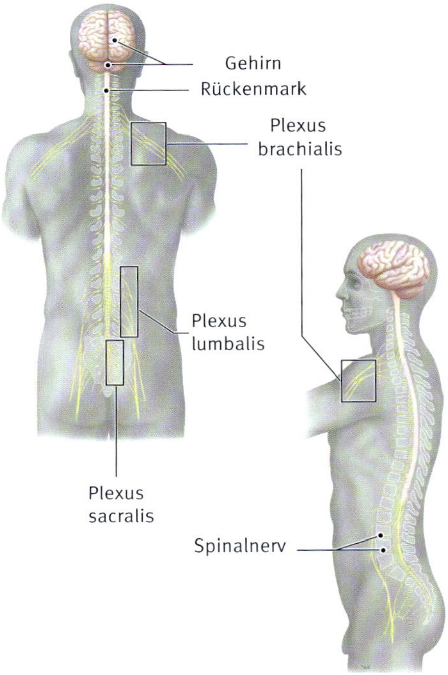

Spinalnerven

Auf dem langen Weg von der Peripherie, also vom Muskel zum Gehirn und auch in die andere Richtung, gibt es mehrere Umschaltstellen. Im Gehirn selbst findet ein reger Datenaustausch durch Verschaltungen statt. So können Aktionen und Reaktionen aufeinander abgestimmt werden. Ein Unfall oder eine Entzündungsreaktion kann eine Art Wackelkontakt innerhalb dieser Leitungsbahnen auslösen. Vergleichen Sie das mit einem Drucker, der auf einmal nicht mehr druckt. Auch wenn man einen Fehler im System vermutet, hilft es manchmal schon, einfach nur zu prüfen, ob der Drucker richtig eingesteckt ist oder ihn einmal aus- und wieder einzuschalten. Ohne dass Sie am Drucker oder Computerprogramm etwas verändert haben, können Sie wieder drucken. Abhilfe bei solchen wiederkehrenden Problemen, die mit dem eigentlich ursächlichen Ereignis nichts zu tun haben, schaffen Ärzte oder Therapeuten, die etwas von Neurofunktioneller Integration verstehen (mehr Informationen am Ende des Buchs, Seite 216). Sie suchen und beseitigen, salopp gesagt, den Wackelkontakt im Nervensystem oder synchronisieren den Takt der Übertragungsimpulse.

Um auftretende Nervenschmerzen zu beruhigen, nutzen wir später (Seite 186) die Technik der Nervengleitmobilisation. David S. Butler, ein australischer Manualtherapeut, entwickelte in den 1990er-Jahren ein innovatives Untersuchungs- und Behandlungskonzept. Ganz neu war damals die Idee, dass bestimmte Symptome, die bis dahin vor allem orthopädischen Problemen zugeordnet wurden, von Nerven und ihrem Bindegewebe ausgelöst werden. In diesem Zusammenhang hört man oft vom »Ischias« oder auch »Hexenschuss«. Wenn man den verspürt, ist das weniger lustig als es sich anhört. Ich werde das Schmerzsyndrom im Abschnitt »Abduktoren und Außenrotatoren der Hüfte« (Seite 43) ansprechen. Dabei nimmt man ein deutliches Ziehen im Bein wahr, und zwar im Verlauf des Ischiasnervs an der Rückseite von Gesäß und/oder Bein. Die Ursache liegt oft ganz woanders in einer Funktionsstörung an der Wirbelsäule oder einer Verspannung der in der Hüfte nach außen drehenden Muskeln (Piriformissyndrom).

Butlers Konzept basiert auf einer genauen Diagnostik, in der man die Problemstelle mithilfe passiver Spannungstests lokalisiert. Hat man die Verklebung gefunden, erfolgen aktive, dynamische Nervengleitmobilisationen. Die lösen das umgebende Bindegewebe von Verfestigungen, die durch Schonhaltungen oder Entzündungen entstanden sein können. Weil der jeweilige Nerv danach besser durch sein umgebendes Gewebe gleiten kann, verschaffen wir ihm mehr Bewegungsfähigkeit und verfeinern die muskuläre Ansteuerung. Denn nur ein locker liegender Nerv kann ungestört leiten und kommunizieren.

Nervensystem und Nervenzellen – Anatomie: Hier eine schöne und einfache Erklärung: »Stromkabel, Telefonleitungen und Internetverbindungen tragen dazu bei, dass der Organismus ›Gesellschaft‹ kommunizieren und funktionieren kann. Im Körper eines Menschen übernimmt das unser Nervensystem: Nervenzellen oder Neurone sind die Kommunikationsbahnen, über die Signale ausgetauscht werden. So können Sinnesreize wahrgenommen, Körperreaktionen wie Muskelkontraktionen gesteuert und Denkprozesse in Gang gesetzt werden.«[5]

In der Abbildung unten können Sie sehen, dass einzelne Nervenfasern zu einer zusammenhängenden Kabelstruktur zusammengefasst sind. So betrachtet, versteht man, wie mögliche Funktionseinschränkungen im Nervengewebe entstehen. Die einzelne Nervenfaser (= Axon) zieht aus der Peripherie zum Rückenmark/Gehirn oder umgekehrt von der Zentrale in den Körper. Diese Fasern verlaufen zusammen in einem Nervenstrang und sind gegeneinander meist mit einer sogenannten Myelinschicht isoliert. Für die Polsterung sorgt spezielles Bindegewebe (hellgelb dargestellt) und für die Versorgung befinden sich Blutgefäße im Nervenkabel.

Jede einzelne Nervenstruktur ist von Bindegewebe umgeben. Dieses Gewebe fasst mehrere Nervenfasern zu einzelnen Bündeln und mehrere Nervenbündel zu einem Nerv zusammen. Wie ein Stromkabel haben die einzelnen Bestandteile eine scharf abgegrenzte Struktur und sind in sich ziemlich beweglich. Außerdem sind sie durch das umgebende Gewebe gut gepolstert. Sie legen von ihrer Austrittsstelle aus dem Gehirn oder Rückenmark mitunter recht weite Wege zum kleinen Zeh oder Daumen zurück. Damit sie nicht überdehnt werden, laufen sie immer an der Innenseite der Gelenke entlang.

Wenn Nervenbindegewebe durch eine Entzündung irritiert oder eine Verletzung geschädigt wird, reagiert es mit Entzündung, Vernarbung oder Verklebung. In der Folge sind die einzelnen Verschiebeschichten schlecht gegeneinander zu bewegen, was die Nervenfunktion einschränkt. Im Abschnitt »Arten von Schmerzen« (Seite 56) werde ich besprechen, dass ein peripherer Nerv sowohl Irritationen nach oben in Richtung Zentrale funkt als auch Funktionsstörungen in der Peripherie signalisieren kann. Sie kennen es vielleicht, dass ausstrahlende Schmerzen auf der Rückseite Ihres Beins oder eine schwache Muskelfunktion Ihre Rückenprobleme begleiten. Das zeigt an, dass ein Nerv irritiert ist.

Bei den Übungen zu Nervengleitmobilisationen (Seite 186) arbeiten wir mit diesem Bindegewebe. Wichtig ist, dass Sie verstehen, dass wir nicht die Nervenstruktur selbst, sondern das darum liegende Gewebe, also die einzelnen Verschiebeschichten, mobilisieren. Das kann im ersten Moment zu verstärkten Irritationen führen. Zur Reparatur einer Struktur gehört, dass Bewegungen in Bereichen, die lange geschont wurden, möglicherweise eine Heilentzündung her-

Peripherer Nerv

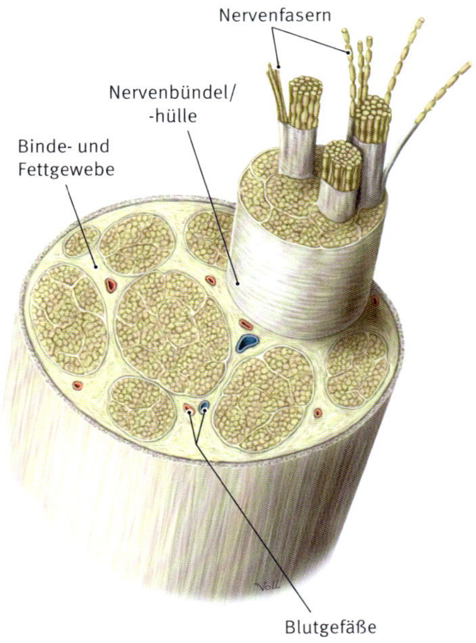

vorrufen. Sollten wider Erwarten Schmerzen auftreten, wissen Sie nun, dass nicht Ihr Nervengewebe Alarm funkt, sondern dass das Bindegewebe auf die Mobilisation reagiert. Lassen Sie sich also durch das Ziehen nicht verunsichern. Eher soll es Ihnen das gute Gefühl geben, Ihrem Nervensystem die Beweglichkeit zurückzubringen, die es für eine optimale Funktion braucht. Und behalten Sie immer im Kopf, dass Nervengewebe nachtragend ist und langsam heilt. Dann betrachten Sie möglicherweise auftretende Schmerzen mit Nachsicht.

Dass wir mit sehr sensiblen Strukturen arbeiten, kann eine Herausforderung bedeuten. Übertreiben Sie es in der Durchführung nicht, sondern gehen Sie überlegt vor. Zu viel Zug hilft hier nicht viel, sondern kann im Gegenteil später deutliche Probleme auslösen. Achten Sie deshalb genau darauf, bei den Bewegungen maximal ein leichtes Ziehen auszulösen. Eine Verschlimmerung Ihrer Beschwerden wird wenn, dann wahrscheinlich durch zu viel Zug ausgelöst. Warten Sie ab, bis der Schmerz vollständig abgeklungen ist und machen Sie Ihre Bewegungsamplitude bei der nächsten Durchführung deutlich kleiner. Diese Technik wirkt, wenn Sie sie regelmäßig anwenden. Sie werden mit ihr in den nächsten Tagen und Wochen eine deutlich verbesserte Beweglichkeit erreichen, die Ihrem Rücken mehr Handlungsfreiheit verschaffen wird.

Nutzen Sie die am Anfang des Übungsteils erklärte Wahrnehmungstechnik (Seite 82), um herauszufinden, was diese spezielle Art der Mobilisation für Ihren Körper bedeutet. Sollten Sie im Anschluss an die Durchführung mehr Schmerzen oder Probleme bekommen, haben Sie zu starke Zugreize ausgelöst! Achten Sie deshalb akribisch darauf, dass Sie sich nach der Mobilisation besser bewegen können und sich freier fühlen. Dann haben Sie die Gewissheit, alles richtig gemacht zu haben und signalisieren diese Sicherheit auch Ihrem Gehirn. Es wird nur mehr Beweglichkeit freigeben, wenn es die beteiligten Strukturen als sicher einstufen kann. Dafür darf das Gewebe keine verstärkte Irritation funken.

Rumpf ist Trumpf

Wie ich schon angesprochen habe, brauchen wir für unseren Alltag eine koordinierte Zusammenarbeit der Rumpfmuskeln. Nur dann ist unsere Basis so stabil, dass wir alle Funktionen leicht ausführen können. Um diese Muskeln später im praktischen Teil gut aktivieren zu können, erkläre ich Ihnen im Folgenden die dafür notwendigen Zusammenhänge. Sollte Ihnen das zu stark in die Tiefe gehen, überfliegen Sie diesen Buchteil einfach. Er soll Ihnen erleichtern, den Aufbau der praktischen Übungen zu verstehen.

Schauen wir uns als Erstes unsere Rückseite an.

Rückenmuskeln sorgen für eine gute Leitungsfunktion

Haben Sie beim Fleischer schon einmal ein Kotelett gekauft? Das ist die autochthone oder tiefe Rückenmuskulatur des Tieres, von der das Kotelett stammt. Der Name kommt von dem alt-griechischen Wort »autochthon«, das »einheimisch, eingeboren, hier entstanden« bedeutet. Die Bezeichnung erklärt, dass diese Muskeln die ursprüngliche Rückenmuskulatur sind, im Gegensatz zur oberflächlichen Rückenmuskulatur (Abbildung, Seite 29), die »eingewandert« ist.

Die Knochen eines Koteletts bestehen aus einem Querfortsatz und meist einem Teil des Dornfortsatzes eines Wirbels. Das so gut wie fettfreie Fleisch besteht aus kleinen Muskelfasern, die die Wirbelsäule des Schweins oder Lamms stabilisiert haben. Genau so ist das auch bei uns Menschen: Die tiefe Rückenmuskulatur sitzt direkt an der Wirbelsäule und zieht von den Dornfortsätzen zu den Dorn- oder Querfortsätzen des benachbarten Wirbels. Manche gehen von Wirbeletage zu Wirbeletage und andere laufen über ein paar Stockwerke weiter nach oben oder nach unten. Alle zusammen stabilisieren die einzelnen Wirbel genau übereinander und richten die Wirbelsäule auf. Diese Fasern nennt man zusammengefasst Musculus erector spinae.

Einige dieser Muskeln drehen die Wirbelkörper auch gegeneinander. Wenn sie gut zusammen arbeiten, stehen die Wirbel exakt übereinander. Dann haben das Rückenmark und die aus den Zwischenwirbelräumen austretenden Spinalnerven genügend Raum, fein leiten zu können.

Ist einer der Wirbel etwas gegen den anderen verschoben (das ist der Fall, wenn man von einem ausgerenkten Wirbel spricht), werden die aus der Wirbelsäule austretenden Spinalnerven komprimiert. Das führt zu Schmerzen, die in die Arme oder Beine ausstrahlen können. Das kann auch passieren, wenn eine Bandscheibe im Laufe der Zeit an Festigkeit und Höhe verliert und sich dadurch die benachbarten Wirbel etwas gegeneinander verschieben. Infolge der Höhenminderung der Bandscheiben werden die kleinen Wirbelgelenke (= Facettengelenke) auseinandergezogen oder verlagern sich etwas. Das bedeutet eine Belastung, für die sie nicht gemacht sind, und sie nutzen sich ab. So engen sie irgendwann den Austritt der Spinalnerven aus der Wirbelsäule ein, was ich schon im Kapitel über die Spinalnerven angesprochen habe.

So richtig ausrenken kann sich ein Wirbel übrigens nicht. Ein ganzes System von Muskelfasern, kleinen Gelenken, bindegewebigen Faszien, Sehnen und Bändern hält die einzelnen Wirbelkörper an Ort und Stelle.

Unsere Wirbelsäule beinhaltet neben Blutgefäßen, Nerven, polsterndem Fettgewebe und stabilisierendem Bindegewebe auch das Rückenmark. Als Teil des zentralen Nervensystems ist es für die Kommunikation zwischen Körper und Gehirn verantwortlich. Das Rückenmark verschaltet die eingehenden Reize aus dem Körper in die richtige Nervenbahn nach oben zum Gehirn. Andersherum bringt es die Signale für die geplanten Aktivitäten des Gehirns nach unten zu den ausführenden Körperteilen. Wenn wir beim Beispiel Radioprogramm bleiben, ist das Rückenmark der Sender zwischen Radiostation und Empfangsgeräten. Weiterhin aktiviert es wichtige Schutzreflexe, wie zum Beispiel, dass die Hand blitzschnell von einer heißen Herdplatte gezogen wird. Das heißt, dass hier schon die erste Stufe der Auswertung von aus der Peripherie einlaufenden Signalen stattfindet. Aus diesem Grund ist es überlebenswichtig, dass die Stabilität der Wirbelsäule erhalten bleibt. Eine sehr starke Gewalteinwirkung, die sowohl Wirbelsäule als auch Rückenmark schädigt, würde in der Folge zu einer Querschnittslähmung führen. Ein aktives Bewegen ist dann unterhalb der Schädigungsstelle nur noch teilweise bis gar nicht möglich.

Fortsetzung auf Seite 36

Der Turbo für Ihren Rücken: Faszienpflege

Die Methode der Faszienmobilisation wird in den letzten Jahren immer beliebter. Viele Menschen schwören auf die feste »Faszienrolle« vor und nach dem Training.

Den gängigen Begriff »Faszienmobilisation« dafür finde ich allerdings missverständlich. Er steht zwar für eine sehr effektive Technik, lässt aber den Schluss zu, dass Faszien zu wenig bewegt werden. Diese Häute aus Bindegewebe sind überall im Körper zu finden und wirken als Kraftüberträger von Muskeln und Sehnen. Deshalb sind sie an jeder Aktivität beteiligt, sodass man sie kaum zu wenig bewegen kann. Sie sind nicht isoliert zu betrachten, da sie Anteil an allen Strukturen des Körpers haben. Unbeweglich oder fest von der Struktur her werden sie, wenn man sich zu wenig abwechslungsreich bewegt oder häufig unter Stress steht. Daher finde ich, dass wir besser von »Faszienpflege« reden sollten.

In unseren Körperfaszien befinden sich sehr viele Propriorezeptoren. Deshalb senden sie höchstwahrscheinlich »Kauderwelsch« ans Gehirn, sobald sie durch Schmerzen verspannt oder lang anhaltende Schonhaltungen verkürzt sind. Bei Entzündungsreaktionen verkleben sie und sind in der Folge schlechter zu bewegen. Das ist sehr ungünstig, weil sie wichtige Verschiebeschichten für das Gewebe sind.

Faszien sind überall im Körper zu finden. Daher findet man keinen Anfang und kein Ende, denn diese Häute gehen nahtlos ineinander über. So kann eine Entzündung am Fuß Auswirkungen auf eine ganz andere Stelle im Körper haben. Wenn Faszien unbeweglich sind, hat das weitreichende Folgen. Die Verklebung schränkt ihre Funktion ein, was Auswirkungen auf den Flüssigkeitsaustausch und die Gewebeverschieblichkeit hat. Auch Verspannungen und wenig vielseitige Bewegungen führen zu einem Stau der Gewebeflüssigkeiten, der die Verklebung der einzelnen Schichten gegeneinander begünstigt.

Die Anzahl von Bewegungsrezeptoren und Schadensmeldern in Faszien lässt vermuten, dass Schmerzsyndrome und Bewegungsstörungen hier entstehen. Eigentlich ordnet man solche Symptome eher Gelenken zu. Für eine volle Flexibilität und Schmerzfreiheit müssen wir diese Verschiebeschichten also freibekommen. Sobald Faszien weniger Alarm funken, muss das Gehirn ihre Botschaften nicht mehr in Schmerzmeldungen übersetzen. So legt diese Art des Trainings den Grundstein für eine lockere Beweglichkeit im ganzen Körper.

Bei Sehnen und Nerven heißt dieses Bindegewebe »Scheide«. Es ist dasselbe Gewebe, was ich im Kapitel über Bauchmuskeln (Seite 37) als Rektusscheide beschreibe und das Ihren Eightpack formt. Später im Übungsteil mobilisieren wir das Gewebe in Form von Nervengleitmobilisationen (ab Seite 186) mit einem ähnlichen Effekt, der bei der Faszienpflege erzielt wird.

Beschäftigt man sich mit Faszien, fällt immer wieder ein Name: Dr. Robert Schleip hat viel zu diesem Thema geforscht.[6] Der sogenannte »Faszienpapst« fand heraus, dass sich Faszienzüge auch verhärten oder verfilzen, wenn man dauerhaft unter Stress steht. Verkleben Faszien, verhärten sie sich. Dann wird das gut dehnbare Elastin, das ihrer Struktur die notwendige Elastizität gibt, abgebaut und durch zähes, kaum dehnbares Kollagen ersetzt. In der Folge wird man unbeweglicher und die Grundspannung des Körpers erhöht sich. Diese verminderte Gleitfähigkeit bewirkt eine Einschränkung der Muskel- und Gelenkfunktion.[7]

Ein dauerhafter Stressmodus geht also zu Lasten der natürlichen Aufrichtung. Ein häufig gestresster Mensch läuft gebeugt und bewegt sich irgendwie härter. Auch steigt die Verletzungsgefahr durch die nachlassende Flexibilität. Faszien stehen mit unserem autonomen bzw. vegetativen Nervensystem in Verbindung. So beeinflussen sie lebenswichtige Körperfunktionen wie Herzschlag, Atmung, Verdauung und die Steuerung der inneren Augenmuskeln. Umgekehrt funktioniert das

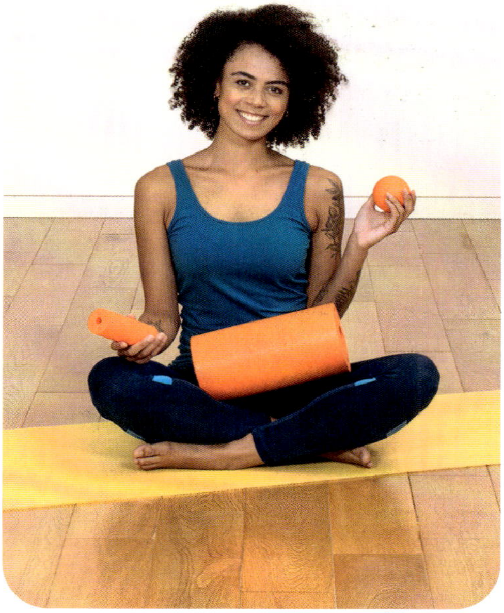

auch: Wenn Sie beispielsweise starke Bauchschmerzen haben, verspannen Sie sich und krümmen sich zusammen.

Kleiner Tipp: Machen Sie zu Beginn und am Ende einer Faszienmobilisation, wie sie im Übungsteil zur Faszienpflege (ab Seite 194) beschrieben wird, immer einen Bewegungstest. Dann können Sie und Ihr Gehirn schnell erfassen, was eine Faszienpflegeeinheit bewirkt. Machen Sie dazu eine Rumpfbeuge (Seite 84) und merken Sie sich, wie gut sie geht und wo Sie welche Spannung verspüren.

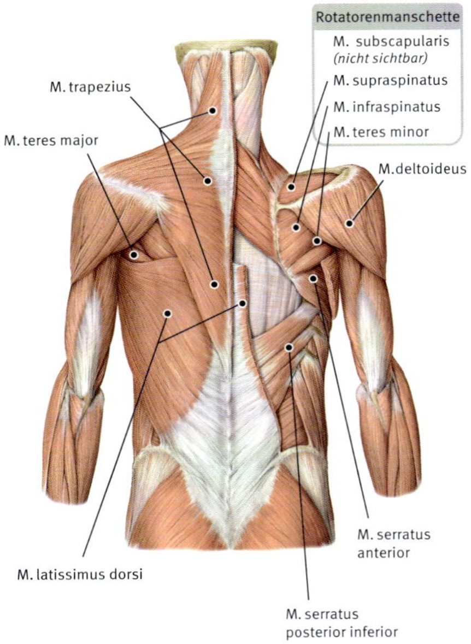

Oberflächliche Rückenmuskeln

In der Abbildung (oben) sehen Sie die oberflächliche Rückenmuskulatur. Sie hat weniger mit der Funktion des Rückens zu tun als man denkt. Ihre großen Muskelpakete sind »eingewandert«, als sich der vierbeinige Vorläufer des Menschen zum Zweibeiner entwickelt hat. Ihre Ausprägung und Lage entstand also mit der Funktion der freien Hände. So bewegen diese Muskeln vor allem die Schultergelenke und Arme und weniger den Rücken.

Nehmen wir den großen Rückenmuskel, den Musculus latissimus dorsi, den größten Muskel unseres Körpers. Ganz unten entspringt er am hinteren Kamm des Darmbeins, das Sie schon ertastet haben (Seite 17). Auch kommt er vom Kreuzbein, dem Os sacrum, allen Dornfortsätzen der Lendenwirbelsäule und denen der Brustwirbel 7–12. Damit hat er eine große Ansatzfläche, die ihm erlaubt, viel Zugkraft zu entwickeln.

Wissen Sie, wie Sie diesen Muskel am besten trainieren? Indem Sie etwas Schweres von vorne oben nach hinten unten an den Körper heranziehen. Dann sprechen Sie seine Funktion an: Da er an der Innenseite des Oberarmknochens ansetzt, zieht er diesen an den Körper heran und nach hinten vorbei. Bei Reck- und Ringturnern ist er aufgrund ihrer Betätigung besonders gut ausgeprägt.

Auf der rechten Seite der Abbildung (links) sind die oberen Anteile des M. latissimus dorsi weggelassen worden. Denn unter ihm liegen die Muskeln, die man zur Rotatorenmanschette der Schulter zählt: der kleine und große Rundmuskel (Musculus teres minor und major) sowie der Musculus infraspinatus. Auf der Abbildung sehen Sie im Schulterblattbereich unten den Musculus teres major. Sein Funktionsbruder Musculus teres minor verschwindet außen unter dem großen Deltamuskel (M. deltoideus). Sie kommen von der Rückseite des Schulterblatts und setzen oben am Oberarmknochen an. So drehen sie ihn im Schultergelenk nach außen und spreizen den Arm etwas zur Seite ab. Sie sind, wie die Rotatoren der Hüfte, wichtig für die Stabilisation des Gelenks unter Belastung. Natürlich sind sie nicht so stark wie die der Hüfte, da wir über die Arme weniger Gewicht tragen. Die Hauptlast der Stabilisation übernehmen der Musculus latissimus dorsi und der Musculus pectoralis major auf der Vorderseite.

Genauso wichtig für unsere Alltagsaktivität ist die Serratus-Muskulatur, die unter dem oberflächlichen Trapezmuskel (M. trapezius) liegt. Sie besteht aus zwei Muskeln, nämlich dem vorderen und hinteren Sägezahnmuskel (Musculus serratus anterior und posterior). Ihr zackiger Verlauf von den Dornfortsätzen der Wirbelkörper zum Schulterblatt und zur 2.–12. Rippe erinnert an eine Sägezahnform, weshalb sie diesen Namen trägt. Diese Verzahnung trifft an der Seite des Brustkorbs auf die Ansätze des Musculus obliquus externus. Daher sind beide Muskeln ein wichtiger Bestandteil einer den Körper verspannenden Muskelschlinge. Die Serratus-Muskeln bewegen das Schulterblatt auf dem Brustkorb und stabilisieren es so, dass die am Schulterblatt ansetzenden Muskeln Zugkraft entwickeln können. Der Brustkorb spielt also für die Schulterfunktion eine ähnlich wichtige Rolle wie das Becken für die Lendenwirbelsäule und Hüften. Weiterhin helfen die Serratus-Muskeln dabei, den Körper nach hinten zu strecken. Arbeiten sie nur auf einer Seite, drehen sie den Körper nach hinten.

Der eben schon angesprochene Trapezmuskel (= Musculus trapezius) fällt am ehesten auf, wenn man die Schulter-Nacken-Partie betrachtet. Er bildet ein gut sichtbares Relief und besteht aus mehreren Anteilen. Er verläuft auf beiden Seiten von der Unterkante unseres Hinterkopfs nach unten bis zur unteren Brustwirbelsäule und seitlich bis zum Schulterblatt. Weil er ein bisschen wie die Kapuze einer Mönchskutte aussieht, heißt er auch Kapuzenmuskel. Dieser Muskel ist bei vielen häufig verspannt.

Der mittlere und der untere Anteil des Trapezmuskels drehen das Schulterblatt zur Seite und nach oben. Das ist wichtig, um den Arm über die Horizontale heben zu können, denn die Bewegungen von Schulterblatt und Arm sind immer miteinander gekoppelt. Der mittlere Teil zieht das Schulterblatt an die Wirbelsäule heran und der obere Anteil bewegt es nach oben. Alle drei Anteile zusammen drehen Kopf und Halswirbelsäule zur Gegenseite, wenn sie auf einer Seite aktiv sind. Werden sie auf beiden Seiten aktiviert, strecken sie die Halswirbelsäule. Das Zusammenspiel von Schulterblatt und Schultergürtel bildet die Basis dafür, dass Sie Ihre Hände frei bewegen können. Deshalb leiden die Schultergelenke sofort, wenn für ihre Funktion wichtige Muskeln verspannt sind. Sie können sich merken, dass die Funktion der Bauchmuskeln über die Serratus-Muskulatur auch für eine reibungslose Schulterfunktion sorgt.

Bauchmuskulatur – best buddies der Lendenwirbelsäule

Jetzt schauen wir uns die Vorderseite unseres Körpers an: Nach neuerem Wissensstand ist es vor allem die normalerweise wenig beachtete transversale (tiefe) Bauchmuskulatur, die die Wirbelsäule entlastet. Deshalb möchte ich Ihnen erklären, wie unsere vordere Bauchwand aufgebaut ist.

Alle Bauchmuskeln begrenzen den vorderen Bauch- und Beckenraum in mehreren Schichten und verbinden Brustkorb und Becken miteinander. Dabei wirken sie in unterschiedlichen Richtungen, um die verschiedenen Kräfte, die auf den Oberkörper einwirken, ausgleichen zu können. Sie neigen und drehen den Rumpf und sind der beste Freund Ihrer Lendenwirbelsäule. Ganz allgemein gilt: Je besser die Bauchmuskulatur arbeitet, desto weniger Probleme hat der untere Rücken. Weil die Bauchmuskulatur mit ihrer Aktivität die Beckenstellung beeinflusst, sorgt sie auch für die Stabilität der Beinachse. Knieprobleme treten häufig dann auf, wenn eine Hohlkreuzhaltung muskulär nicht ausgeglichen wird. Die Bauchmuskeln haben Anteil an allen wichtigen Oberkörperfunktionen und sind sehr flexibel in ihrer Arbeitsweise. Beispielsweise passen sie sich während einer Schwangerschaft an das wachsende Bauchvolumen an.

Wenn Sie alle Bauchmuskeln gleichzeitig anspannen, erhöhen Sie den Druck im Bauchraum. Das hilft Ihnen bei der Ausscheidung. Diese Bauchpresse können Sie aber auch für die Ausatmungsfunktion nutzen. Bei Atemwegsproblemen bewirkt dies eine Kompensationsmöglichkeit, aber manchmal ist die Anspannung auch nur eine schlechte Angewohnheit. Wie Sie das überprüfen und verändern können, zeige ich Ihnen im Übungsteil zur Ausatmung (Seite 92). Eine Bauchpresse beeinträchtigt über die Zwerchfellaktivität die Herz- und Lungenfunktion. Den dadurch erhöhten Druck im Bauchraum können wir weder beim Bauchmuskeltraining noch im Alltag gebrauchen: Beachten Sie bei Ihrem Trainingsprogramm, dass Sie sich bei jeder Übung auf die Ausatmung konzentrieren und unbedingt im Rhythmus weiter atmen!

Bauchmuskeln

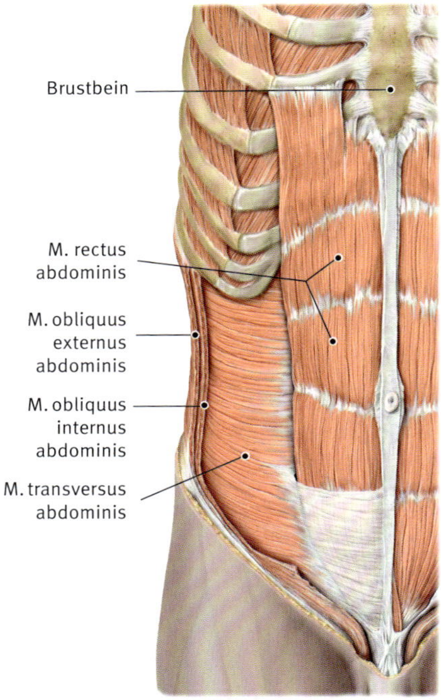

Schünke M, Schulte E, Schumacher U. PROMETHEUS LernAtlas, Grafiken: Voll M, und Wesker K; Thieme; 2022

In der Abbildung (links) sehen Sie den Musculus rectus abdominis, den geraden Bauchmuskel. Er bildet das viel zitierte Sixpack. Wenn Sie genau hinschauen, sehen Sie eher ein Eightpack. Doch seine unteren beiden Pakete werden am Bauch durch Weichteile verdeckt. Deshalb kann man bei gut trainierten Menschen nur ein Sixpack sehen. Es ist für Viele der erstrebenswerte Inbegriff eines gut trainierten Körpers.

Allerdings muss ich an dieser Stelle einen häufig geglaubten Trainingsansatz korrigieren. Sehen Sie bei diesem Muskel die weißen Querlinien? Diese Struktur nennt man Rectusscheide, sie besteht aus straffem (= weißem) Bindegewebe und wird von anderen Muskeln gebildet. Diese Sehnenplatte wirkt als Kraftüberträger für die schrägen Bauchmuskeln.

Die oberste Schicht, die von den Rippen kommt und nach schräg unten zieht, heißen Musculus obliquus externus abdominis (äußerer schräger Bauchmuskel). Direkt darunter liegt der Musculus obliquus internus abdominis (innerer schräger Bauchmuskel). Beide Sehnenplatten verzahnen sich ineinander und bilden die erwähnte Rektusscheide. Sie sollten also am besten Ihre schräge Bauchmuskulatur trainieren, um die Führung für den Eightpack so straff wie möglich zu bekommen.

Die für dieses Ergebnis gerne angeführten Sit-ups sind ein hervorragendes Hüftbeugertraining und aktivieren in erster Linie den bereits erwähnten Psoas-Muskel. Je mehr Spannung dieser aufweist, desto mehr zieht er an den Hüften oder an der LWS. Beides führt eher zu einem Hohlkreuz und Problemen in der Gesamtbeweglichkeit als zu einer guten Haltung. Stattdessen sollten Sie die tiefe Schicht der Bauchmuskulatur, den Musculus transversus abdominis, nutzen, um Ihre Lendenwirbelsäule effektiv zu entlasten. Das tun Sie, indem Sie Ihren Unterbauch anspannen, um das Hohlkreuz auszugleichen. Über die Aufrichtung des Beckens ziehen Sie Ihre LWS etwas in die Länge. Dann wird sie wieder fit für Bewegung. Wie Sie in der Abbildung (Seite 38) sehen können, verläuft dieses Muskelpaket quer. Es bildet die tiefste Lage der oberflächlichen Bauchmuskeln.

Die Ursprungsfasern des Musculus transversus abdominis liegen ganz in der Nähe von denen des Rippenanteils des Zwerchfells. Deshalb hat die Aktivität der tiefen Bauchmuskulatur auch immer etwas mit der Qualität der Atmung zu tun. Auch der Musculus transversus abdominis hat mit seiner Sehnenplatte Anteil an der Rektusscheide.

Hinten begrenzt der Musculus quadratus lumborum (quadratischer Lendenmuskel) die Bauchwand. Sie haben diesen für die Funktion des gesamten LWS- und Beckenbereichs wichtigen Muskel schon ertastet (Seite 17). Er ist zwar ein langer, aber relativ dünner Muskel und verspannt deshalb schnell. In diesem Zustand kann er die variable Beckenposition, die für das Gehen notwendig ist, behindern.

Der M. quadratus lumborum kommt von der letzten Rippe und den Querfortsätzen der

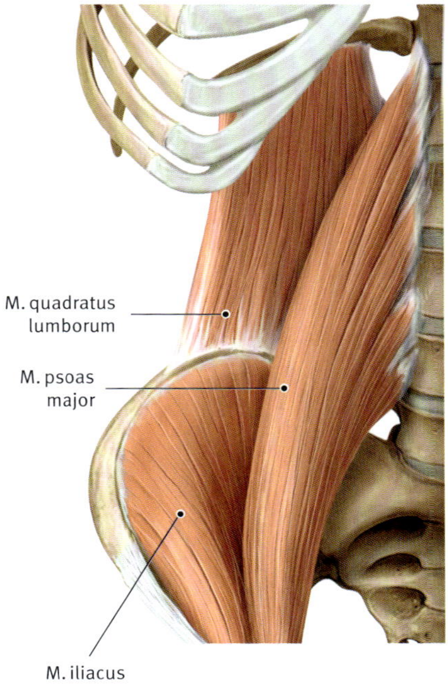

Schünke M, Schulte E, Schumacher U. PROMETHEUS LernAtlas, Grafiken: Voll M, und Wesker K; Thieme; 2022

Quadratus lumborum und Psoas-Muskel

oberen vier Lendenwirbel. Durch seine Ansatzpunkte hilft er bei der Einatmung und neigt bei einseitiger Anspannung die Lendenwirbelsäule oder besser gesagt den Oberkörper zur Seite. Den größeren Anteil an dieser Funktion haben allerdings die tiefen Rückenstrecker. Hat man beispielsweise Rücken- oder Nierenschmerzen, hält er Becken oder Lendenwirbelsäule in einer verspannten Position fest.

Beachten Sie die räumliche Nähe zu dem schon mehrfach angesprochenen Psoas-Muskel: Er liegt direkt hinter ihm. Insofern arbeiten beide Muskeln zusammen oder gegeneinander.

Fortsetzung auf Seite 41

Funktionsweise des Gehirns: Feinmotorik & Kokontraktion

Sie sehen, dass die Aktivität von Rumpf-, Arm- und Beinmuskeln eng miteinander verknüpft ist. Deshalb sind bei Alltagstätigkeiten meist alle gleichzeitig aktiv, nur nicht permanent gleich stark.

Sobald es um die Stabilität im Körper geht, müssen diese Muskeln zusammenarbeiten, um einwirkende Kräfte ausgleichen zu können. Dabei arbeitet die Seite, aus der die Hauptkraft kommt, mehr als die gegenüberliegende. Also muss das Gehirn diese Muskelgruppe mehr aktivieren als die der Gegenseite. Medizinisch nennt man diesen Mechanismus Kokontraktion. Das besagt, dass Muskelgruppen zweier Bewegungsrichtungen zwar gleichzeitig, aber unterschiedlich kräftig arbeiten.

Diese Steuerung ist anspruchsvoll. Denn das Gehirn muss wissen, welcher Körperteil gerade wie arbeitet und auch, von wo welcher Einfluss kommt. Nur dann kann es eine darauf abgestimmte Muskelreaktion schalten. Diese genauen Informationen liefert die Wahrnehmung, auf die ich später (ab Seite 82) näher eingehen werde.

Wenn wir etwas Feinmotorisches tun, zum Beispiel schreiben, stricken oder ein Türschloss öffnen, agiert unser Körper anders. Es wird nur eine bestimmte Muskelgruppe für diese Aktivität benutzt. Dagegen ist die auf der Gegenseite locker gestellt, um die Bewegung zu ermöglichen. Eine Richtung muss gehemmt und eine andere aktiviert werden. Das erfordert eine detaillierte Verschaltung in Gehirn und Nervensystem. Anhand der Details, die aus dem Körper gemeldet werden, kann unsere Zentrale die entsprechenden Muskeln ansteuern und andere lösen. Selektive Muskelaktivität heißt der Fachausdruck dafür.

Jede Aktion ist nur erfolgreich, wenn wir uns insgesamt im Gleichgewicht befinden. Das Gehirn muss wissen, in welcher Situation wir gerade sind, um dafür die Stabilität in unserem Unterkörper zu veranlassen. Dafür muss es auf genaue Mitteilungen zurückgreifen können, was gerade wo passiert.

Das waren genug Informationen über die wichtigsten Rumpfmuskeln, denke ich. Natürlich gibt es dort noch viele andere beachtenswerte Strukturen und Funktionen. Aber all diese aufzuzählen, würde den Theorieteil des Buches sprengen. Wenn Sie mehr wissen wollen, schauen Sie sich im Internet oder in einer medizinischen Fachbuchhandlung um.

Bedeutsame Hüftmuskulatur

Der für die Lendenwirbelsäule wichtige M. psoas major (Abbildung, Seite 39) stellt die direkte Verbindung zwischen Wirbelsäule und Beinen her. Sie können ihn beim Fleischer als Filetstück finden. Damit er als stärkster Hüftbeuger eine gute Zugkraft entwickeln kann, besteht er aus schierem Fleisch ohne nennenswerte Sehnen oder Fetteinlagerungen. Er bringt beispielsweise unseren Oberkörper in die Senkrechte, wenn wir aufstehen wollen.

Zusammen mit seinem Funktionsbruder Musculus iliacus (Abbildung rechts), der von der inneren Beckenschaufel kommt, setzt er am Oberschenkelknochen an. Beide Muskeln ziehen beim Laufen das Bein nach vorne. Außerdem kippen sie das Becken vorwärts oder neigen die Wirbelsäule zur Seite. Beim Test auf die Hüftdrehfähigkeit (Seite 21) haben Sie schon erfahren, dass beide beim Beugen eine Außendrehung in der Hüfte machen.

Der zweitwichtigste Hüftbeuger ist auch ein Kniestrecker

Er heißt Musculus quadriceps femoris, vierteiliger Oberschenkelmuskel, und liegt auf der Vorderseite des Oberschenkels. Alle Anteile zusammen strecken das Knie. Ihre gemeinsame Sehne setzt oben an der Kniescheibe an, zieht teilweise um die Kniescheibe herum und endet als Ligamentum patellae an der Vorderseite des oberen Unterschenkels.

Der Musculus rectus femoris heißt auch gerader Oberschenkelmuskel. Er kommt von der Vorderseite des Darmbeins und zieht zum vorderen Unterschenkel. So läuft er über zwei Gelenke und ist sowohl ein wichtiger Strecker im Knie als auch ein Beuger im Hüftgelenk.

Auf der Innenseite des Oberschenkels finden Sie auch die Adduktoren (aus dem Lateinischen: adducere = heranziehen). Als Beinheranzieher bringen sie das Bein zur Körpermitte.

Oberschenkelmuskulatur

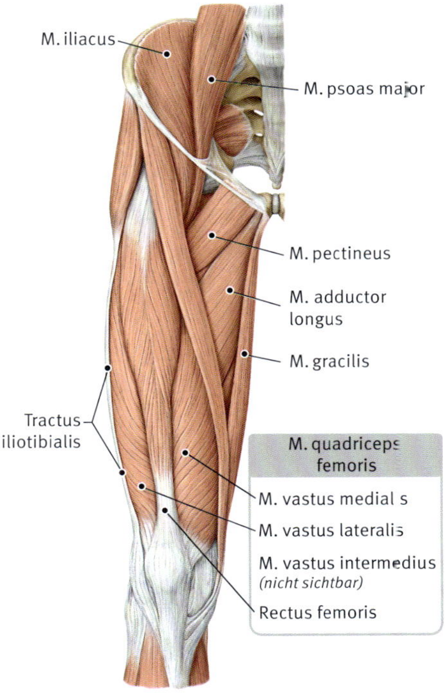

Schünke M, Schulte E, Schumacher U. PROMETHEUS LernAtlas, Grafiken: Voll M. und Wesker K; Thieme; 2022

In der Abbildung (Seite 41) können Sie auf der Innenseite rechts nur drei verschiedene Adduktorenmuskeln sehen: Der Musculus pectineus, der Musculus gracilis und der Musculus adductor longus liegen recht oberflächlich. Die anderen liegen tiefer, sodass sie sich unter den Gezeichneten befinden. Ihre Anspannung können Sie tasten, wenn Sie beide Knie zusammendrücken. Dann wird der innere Oberschenkel über seine gesamte Fläche fest. Der Vollständigkeit halber sei erwähnt, dass die Adduktorengruppe aus sechs Muskeln besteht, die hier nicht alle abgebildet sind.

Sie müssen die Namen dieser Muskeln nicht alle wissen. Mir ist wichtig, dass Sie sich merken, dass die Adduktoren, genauso wie der große Hüftbeuger und die Wadenmuskulatur, im bereits angesprochenen Überlebensprogramm aktiv sind. Sobald wir uns erschrecken oder unter Stress stehen, springen sie an. Es ist also sinnvoll, die Gegenspieler der Beinheranzieher, die Abduktoren und Außenrotatoren (Abbildung, Seite 43), zu trainieren. Dann stellt das Gehirn die Adduktoren mithilfe der selektiven Aktivität locker und man kann in der Folge entspannter agieren. Das Training der Abduktoren ist zudem wichtig, weil sie bei Belastung eine wichtige Rolle in der Stabilisation von Hüfte und Becken spielen.

Hüftstrecker

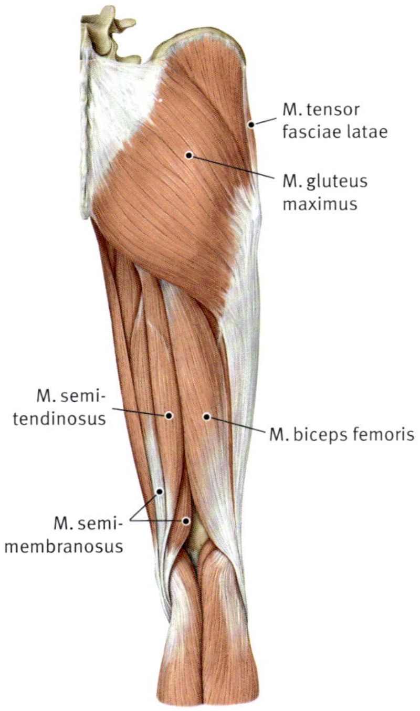

Schünke M, Schulte E, Schumacher U. PROMETHEUS LernAtlas, Grafiken: Voll M, und Wesker K; Thieme; 2022

Hüftstreckermuskeln sind auch Kniebeuger

Schauen wir uns jetzt die Muskeln unserer Beinrückseite an. An der Außenseite des Beckenkamms, den Sie schon ertastet haben (Seite 17), entspringt die kräftige Hüftstreckmuskulatur. Der große Musculus gluteus maximus bildet die Kontur unseres Gesäßes. Er ist deshalb so stark ausgeprägt, weil wir als Zweibeiner mit aufrechtem Oberkörper gehen. Er trägt unser Gewicht die Treppen hoch und stabilisiert das Becken nach hinten. In dieser Funktion arbeitet er eng mit der Bauchmuskulatur zusammen. Weil das Gehirn keine einzelnen Muskelfunktionen, sondern nur Bewegungen kennt, ist es wichtig, dass Sie lernen, diesen Gesäßmuskel locker zu lassen, wenn wir später im praktischen Teil (Seite 75) die Bauchmuskeln aktivieren wollen.

Der M. gluteus maximus strahlt in eine in der Abbildung (links) grau gezeichnete Struktur ein, die eine Verstärkung der Oberschenkelfaszie ist. Faszien spielen für unseren Körper eine entscheidende Rolle und wurden bereits angesprochen (Seite 34).

Gerade diese bindegewebige Muskelhülle ist bei Rückenproblemen häufig verspannt. Sie wirkt über den Spannermuskel des Tractus iliotibialis auch aufs Kniegelenk. Sind beispielsweise die Kniestrecker (Abbildung, Seite 41) zu schwach, um das Knie zu stabilisieren, springen beide Muskeln (M. tensor fasciae latae und M. gluteus maximus) als Reservestrecker ein. Dann werden sie bei jedem Schritt aktiviert und können irgendwann aus Überlastung schmerzen. So haben Knieprobleme später oft Rückenbeschwerden zur Folge.

Die Form des hinteren Oberschenkels bildet die ischiocrurale Muskulatur: Sie kommt vom Gesäßknochen, dem Tuber ischiadicum, den Sie schon am Becken erfühlt haben, und zieht zum Unterschenkel. Innen am hinteren Oberschenkel liegen die beiden Zwillingsmuskel Musculus semitendinosus (Halbsehnenmuskel) und Musculus semimembranosus (Plattsehnenmuskel), die in der Hüfte strecken und das Knie beugen. Dabei drehen sie den Unterschenkel nach innen. Auf der Außenseite liegt der Musculus biceps femoris (zweiköpfiger Oberschenkelmuskel). Er setzt an der Außenseite des Unterschenkels an und dreht ihn während der Beugebewegung nach hinten. Das bedeutet eine Außendrehung für das Knie.

Andere Kniemuskeln kommen vom unteren Oberschenkel und ziehen bis zur Ferse. Deswegen wirken sie auf das Sprunggelenk und strecken dort. Diese Streckung verursacht die vorhin schon angesprochene Wadenmuskulatur, die ein Weglaufen sicherstellt. Ist sie aktiv, tragen wir das Körpergewicht eher auf der Fußspitze als auf dem ganzen Fuß und kommen schneller aus dem Gleichgewicht.

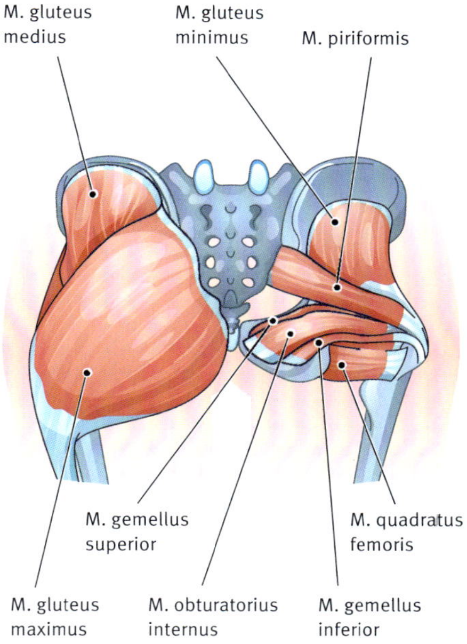

Gesäßmuskeln (Abduktoren und Außenrotatoren)

Abduktoren und Außenrotatoren der Hüfte

Unter dem großen Gluteus-Muskel liegen der Musculus gluteus medius und der gluteus minimus. Sie spreizen das Bein nach außen ab, weshalb sie Abduktoren (lateinisch abducere = abspreizen) genannt werden. Wie schon erwähnt, stabilisieren sie das Becken in Stand und Gang und verhindern, dass es aus der Horizontalposition nach unten sinkt. Das ist notwendig, um allen tragenden Muskeln eine stabile Ansatzfläche zu bieten. Nur so können sie die für ihre Funktion ausreichende Zugkraft entwickeln.

Wie schon erwähnt, bewegen Schultern den Arm gegen die Schwerkraft, um ein Hantieren zu ermöglichen. Beim Hüftgelenk geht es eher um Stabilität gegenüber der Schwerkraft. Nur wenn seine Muskeln ausreichend kräftig sind, kann das Hüftgelenk ohne einen erhöhten Druck im Gelenk arbeiten. Auch soll das Knie beim Gehen nicht in eine X-Bein-Stellung gelangen, sondern geradeaus zeigen. Dann kann es adäquat belastet werden. Diese Kniestellung regeln die Außenrotatoren über die Oberschenkelposition. Sie sind für eine ökonomische Beinfunktion unabdingbar und entlasten in ihrer Aktivität auch die Lendenwirbelsäule. Trotzdem hat man diese Muskeln tendenziell eher selten auf dem Schirm, was wir im praktischen Teil des Buches ändern werden.

Die Außenrotatoren liegen wie ein ausgeklappter Fächer direkt unter den Gesäßmuskeln. Ihr Verlauf bewirkt bei ihrer Aktivität eine Außenrotation in der Hüfte. Ich stelle an dieser Stelle den Musculus piriformis, stellvertretend für alle Außendreher, vor. Die anderen vier liegen unter ihm und ziehen so vom Becken zum Oberschenkelknochen, dass sie auch in Richtung Außendrehung wirken.

Der Musculus piriformis ist häufig an der Entstehung von Rückenbeschwerden beteiligt. Zum einen kann der Muskel durch einwirkenden Druck verspannen, wenn man beispielsweise sein Handy in der Gesäßtasche trägt. Zum anderen tritt der Nervus ischiadicus (Ischiasnerv) durch ihn hindurch. Ist der Muskel verspannt oder verkürzt, wird der Nerv zwischen Muskel und Beckenknochen eingequetscht (Abbildung, Seite 28). Das löst typische Ischiasschmerzen oder Funktionseinschränkungen im weiteren Verlauf aus.

Der Piriformis-Muskel muss sich verkürzen und auch wieder verlängern können, um den Nerv bei seinem Durchtritt genügend Raum zu geben. Genau das werden wir später (ab Seite 98) üben, nämlich die konzentrische (= Verkürzungsaktivität) und die exzentrische (= Verlängerungsaktivität) Funktion. Letztere bedeutet, dass der Muskel Kraft entwickelt und dabei länger wird. Die Kombination beider Funktionen gibt dem Muskel seine Flexibilität zurück. Im Kapitel »Nervengleitmobilisation« (ab Seite 186) gehen wir darauf ein, wie Sie entstandene Irritationen wieder lindern können.

Jeder dieser Außendreher-Muskeln ist relativ klein, doch stabilisieren sie in ihrer Gesamtheit die Beinachse und bewegen die Hüfte dreidimensional. Arbeiten sie zu wenig, steht das Hüftgelenk in einer Innenrotationsstellung. Die schon angesprochene X-Bein-Position behindert eine reibungslose Funktion von Hüfte und Knie und kann zu Arthrose führen.

Für ein effektives Training einer lockeren Rückenfunktion sollten Sie diesen kleinen Muskeln große Aufmerksamkeit schenken. Je aktiver Ihre seitlichen Gesäßmuskeln sind, desto besser stabilisieren sie das Bein achsengerecht. Für einen lockeren Rücken heißt das, dass Sie nur mit ihnen eine gute Belastungsfähigkeit erreichen können. Steuern Sie diese Muskelgruppe gezielt an, kann Ihr Becken der entscheidenden Funktion eines fixen Ansatzpunktes gerecht werden. Dann ist Ihr Unterbau so stabil, dass Sie sich im Lendenwirbelsäulenbereich lang machen können. Nur so erfahren die belasteten Strukturen die für sie so wichtige Entlastung. Die dazu passenden Übungen finden Sie im Kapitel »Kräftigung der Hüftaußenrotatoren« (Seite 138) ❶ und »Das Krokodil« (Seite 140) ❷.

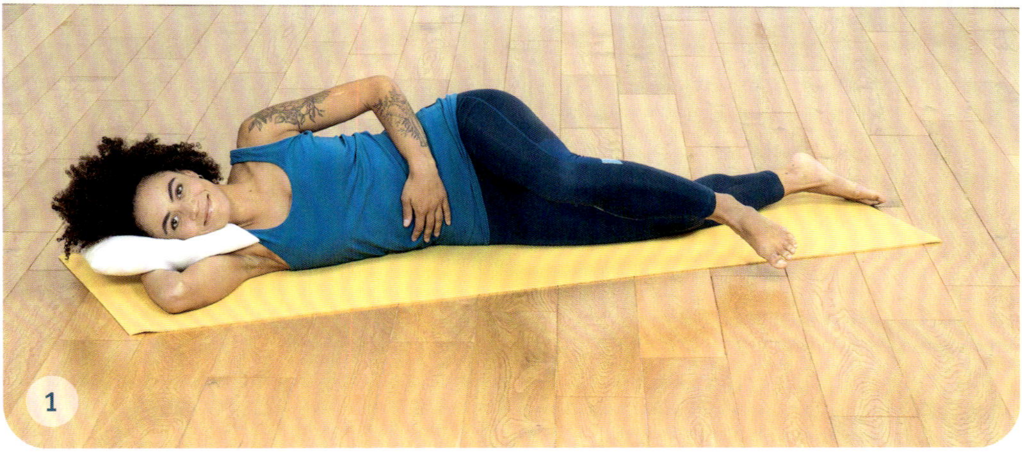

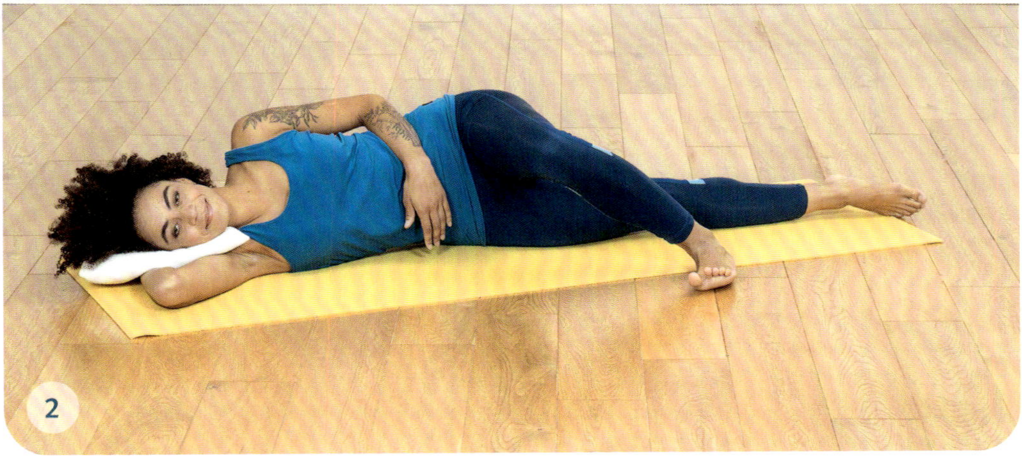

Funktionsweise des Gehirns: Überlebensmodus

Wie alle Wirbeltiere haben auch Menschen automatisierte Bewegungsprogramme, die uns im Falle eines Falles schützen. Sie laufen blitzschnell ab und sind bewusst nicht zu verändern.

In der Wahrnehmung der Umwelt spielen Augen und Ohren eine herausragende Rolle. Das Stammhirn, ein sehr alter Gehirnanteil, beurteilt, wie viel Gefahr von einem Reiz ausgeht, den Sie über die Augen und/oder Ohren wahrnehmen. Es beurteilt beispielsweise, ob bei einem Spaziergang im Wald ein einzelnes Blatt nach unten rieselt oder ob ein ganzer Ast herunterzufallen droht. Beim Trudeln eines Blatts können Sie ruhig zusehen. Das Abstürzen eines Astes sollten Sie lieber nicht in der Nähe des Baums abwarten.

Die Einschätzung der Situation trifft die Amygdala, der sogenannte Mandelkern im limbischen System. Sie ist mit den Bewegungs- und Erfahrungszentren vernetzt und reagiert auf alles Neue. Sie schätzt wie eine Alarmanlage ein, ob eingehende Signale eine Bedrohung bedeuten. Sie bringt sie mit unseren gespeicherten Emotionen in Zusammenhang und prüft, ob wir so etwas schon einmal erlebt haben. Aktuelle Meldungen kann sie sowohl positiv als auch negativ bewerten. Wittert sie Gefahr, setzt sie augenblicklich Bewegungsreflexe in Gang, die man nicht unterbrechen kann. Zu diesem angeborenen Überlebensprogramm gehören die Kampf-oder-Flucht- oder die Totstellreaktion. Im Kampf-oder-Flucht-Modus springen alle Systeme an, die uns schnell vor der Gefahr davon laufen lassen. Bei der Totstellreaktion werden Muskeln reflexartig entspannt. Das ist ein Zustand, der nach einem Schock in einer Ohnmacht enden kann.

Der Name »Überlebensmodus« stellt die herausragende Stellung dieser Muster heraus. Mit ihnen ist der Mensch gut von der Steinzeit in die Neuzeit gekommen. Sämtliche Wirbeltiere haben diese unbewussten Schutzmuster, die ihr Überleben sichern und die immer von der Amygdala in Gang gesetzt werden. Nur ist es heutzutage so, dass unser Gehirn keine Säbelzahntiger mehr kennt. Zumindest in Europa gibt es selten Tiere oder Situationen, die unser Überleben gefährden könnten. Eine Ausnahme stellt natürlich ein Kriegsgeschehen oder eine Naturkatastrophe dar. Stattdessen lösen heute unsere moderne Lebensweise und empfundener Stress diese uralten Programme aus. Sobald wir uns unter Druck fühlen, weil wir Ärger mit dem Chef oder Partner haben oder kurz vor einem wichtigen Termin im Stau stehen, laufen sich diese Überlebensprogramme warm. Es sind dieselben, die die Höhlenmenschen hatten, als sie sich gegen Mammuts behaupteten.

Hüftbeuger, Beinheranzieher und Wadenmuskeln ermöglichen ein schnelles Wegrennen. Diese Muskulatur bringt auch unseren Rücken gehörig unter Zug. So bringt sie die Lendenwirbelsäule in ein Hohlkreuz und dreht die Oberschenkel tendenziell nach innen. Die Anspannung der Wadenmuskulatur bringt den Oberkörper nach vorne, was schwer auszubalancieren ist. Weil die Rückenmuskeln nun verhindern, dass wir nach vorne umfallen, sind reaktive Verspannungen eine häufige Folge dieses Reflexmodus. Daher bekommen Menschen im Dauerstress häufig Rückenschmerzen oder Achillessehnenprobleme. Da sie innerlich nicht mehr zur Ruhe kommen und ihr Überlebensprogramm dauerhaft aktiv ist, kann der Körper kaum noch entspannen. In der Folge entstehen Schlafstörungen und auch eine Menge anderer körperlicher Symptome. Beeinflussen kann man das, wenn man dafür sorgt, dass das Gehirn nicht jeden einlaufenden Reiz als gefährlich interpretiert. Dann lässt es die ankommenden Signale ins Bewusstsein durch und man kann statt der Fluchtmuster harmonische Bewegungen ausführen.

Bewegungen sehen schön aus, wenn sie koordiniert und mit so wenig Aufwand wie möglich ablaufen. Dann sind die einzelnen Schritte sauber aufeinander abgestimmt. Dafür brauchen alle beteiligten Areale des Gehirns aktuelle Informationen. Nur dann kann eine geplante Aktion nach dem Start automatisch weiterlaufen. Sie wird außerdem permanent korrigiert, da Feedback-Meldungen aus dem Körper eingehen und die Bewegung beeinflussen.

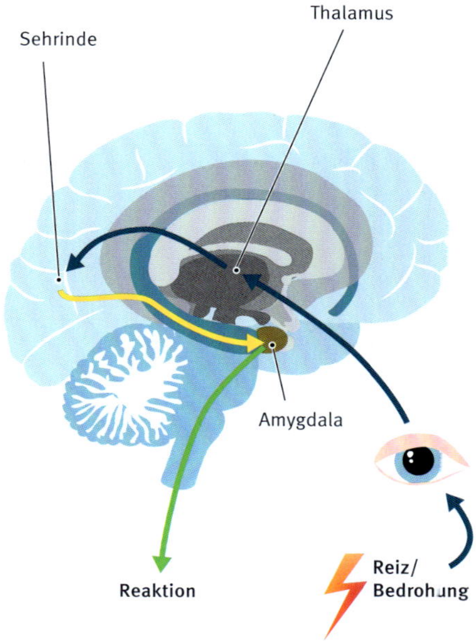

Amygdala

Klappt das gut, bewegen wir uns harmonisch und rund. Funkt das Gehirn Alarm, rutschen wir in eine eher grob gesteuerte Aktivität. Wie wenn es um die Sicherheit des Körpers geht, kommen dann unbewusste Reflexmuster zum Einsatz, die man nicht verändern kann. Die Entscheidung darüber, welches Programm geschaltet wird und wie auf einen Reiz reagiert wird, fällt in Sekundenbruchteilen. Auch wenn wir eine akute Verletzung oder einen Unfall erlitten haben, aktiviert das Gehirn ein Schutzmuster. Zum einen möchte es verhindern, dass der verletzte Körperteil weiterhin belastet wird. Zum anderen schützt es die Blut- und Lymphgefäße im Verletzungsgebiet vor einer weiteren Überdehnung, weil es weiß, dass unser Überleben an einer ausreichenden Blutversorgung hängt.

Die Beckenposition ist fundamental

Ich habe sie als wichtiges Element für eine gute Körperstatik herausgestellt. Deshalb ist sie eine genauere Betrachtung wert.

Werfen Sie einen Blick auf die Abbildung (Seite 49) und schauen Sie, wie die Beckenstellung die tragenden Elemente des Körpers nach oben und unten beeinflusst.

Ich bin bereits auf die durch einen verspannten Psoas-Muskel ausgelöste Hohlkreuzposition eingegangen. In der Abbildung sehen Sie ganz links eine annähernd ideale Körperhaltung. Das Becken steht aufgerichtet in einer Mittelstellung, die die natürliche Krümmung der Wirbelsäule entfalten lässt. Die bedeutet für die Lendenwirbelsäule genauso wie für die Halswirbelsäule eine leichte Lordose. Diese eher konkave Wölbung nach vorne ist die physiologische Position beider Wirbelsäulenabschnitte. Die Brustwirbelsäule steht in einer leicht konvexen Rundung, also in einer Beugestellung. Eingezeichnet sehen Sie ein Lot, das von der Seite betrachtet vom Ohrläppchen über die Schultern und Hüften zum Sprunggelenk verläuft. Agiert man in dieser Achse, können alle Gelenke ihre Aufgaben unter Belastung gut erfüllen.

Um als Stütze des Rumpfes erfolgreich zu sein, braucht die Wirbelsäule eine gute Aufhängung. Für diesen Zweck stehen ihr eine Menge passiver Strukturen wie Knochen, Bänder, Gelenkkapseln und Faszien zur Verfügung. Aktive Elemente wie die Muskulatur stabilisieren alle diese Anteile zu einem Gesamtkonstrukt für eine optimale Funktion. Das darf weder zu starr noch zu flexibel sein. Stellen Sie sich ein Segelboot auf hoher See vor: Seine Segel und Seilkonstruktionen müssen immer genau an die aktuellen Wetterverhältnisse angepasst werden können. Nur dann kommt das Boot vorwärts. Hält die sogenannte Takelage der Belastung durch den Wind nicht stand, gerät das Boot möglicherweise in Schwierigkeiten. Genau so muss unser Gehirn die Spannung der beteiligten Strukturen über den Aktivitätszustand der Muskulatur an die geplante Aktion und damit verbundene Krafteinwirkung anpassen.

Wenn Sie die Wirbelsäule wie eine Perlenkette sehen, hat eine Verdrehung einer Perle

Auswirkungen auf das gesamte Gefüge. Diese Drehung setzt sich über die benachbarten Perlen nach rechts und links fort. Wie weit das geschieht, hängt von der Stärke der Verlagerung ab.

Bei der Wirbelsäule finden diese Drehbewegungen wegen der Verbindungen zwischen den Wirbeln nicht isoliert statt, sondern sie sind mit einer leichten Seitneigungskomponente immer Begleiter der Hauptbewegung Beugung und Streckung. Beides stellt die eindimensionale Abbildung (unten) nicht dar. Eine Bewegung des Beckens setzt sich immer nach oben in die LWS und über die BWS weiterlaufend in die HWS fort. Andersrum zieht eine Bewegung in der Brustwirbelsäule eine Veränderung der Haltung von Hals- und Lendenwirbelsäule nach sich. Nach unten beeinflusst die Beckenstellung Position und Belastungsachse der Hüften und Knie.

Kippt man das Becken etwas nach vorne, vergrößert sich die Wölbung der LWS: sie bewegt sich in eine Streckstellung. Wie Sie auf dem zweiten Bild von links sehen, hat das als Ausgleich die Vergrößerung der Krümmung von Brust- und Halswirbelsäule zur Folge. Unten gelangen die Knie aus ihrer Mittelstellung heraus, sie stehen eher in Streckstellung. So werden sie außerhalb der dafür geschaffenen Druckzonen belastet.

Im dritten Bild von links sehen Sie einen hohlrunden Rücken. Sämtliche Wölbungen der Wirbelsäule sind verstärkt, der Kopf ist aus dem Lot geraten: Das gesamte Körpergewicht gerät relativ gesehen nach vorne,

Haltungsformen

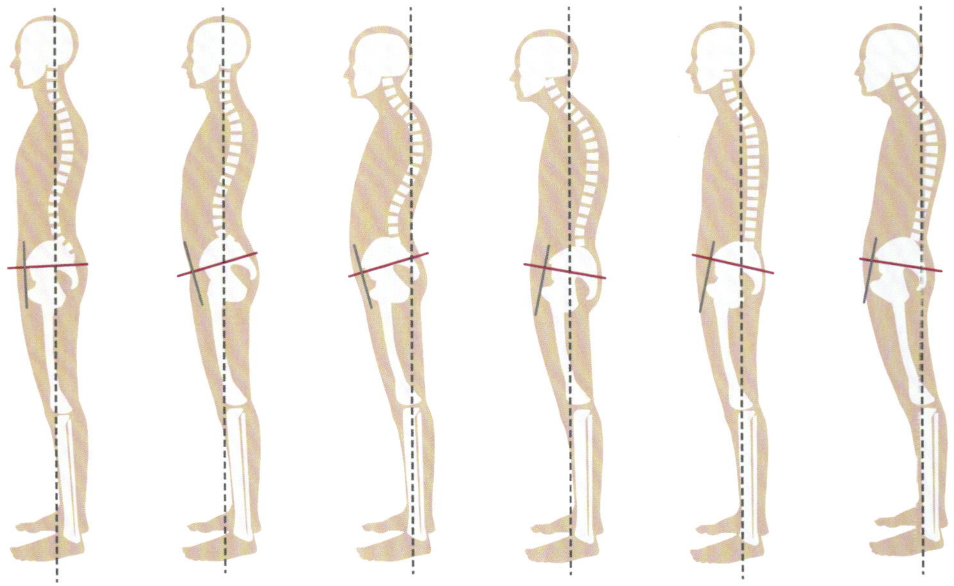

was den Vorfuß mehr belastet. Rücken- und Wadenmuskeln verspannen, weil sie verhindern müssen, dass der Oberkörper nach vorne umfällt.

Kippt man das Becken dagegen etwas nach hinten (wie auf der dritten Zeichnung von rechts), könnte das für eine geplagte Lendenwirbelsäule eine Erleichterung bedeuten. Denn die Hohlstellung hebt sich durch die Beckenposition auf. Wie Sie das mithilfe der Bauchmuskulatur als echte Entlastung nutzen, werden Sie im praktischen Teil (Seite 75) üben. Doch so ausgeprägt wie oben gezeichnet, wirkt sich die Beckenstellung ungünstig aus: Die Brustwirbelsäule gerät in eine deutliche Beugeposition, um die gerade Stellung der LWS auszugleichen. Diese Bewegung muss die HWS durch eine starke Hohlstellung ausgleichen. Das Lot verläuft nach oben hinter dem Ohr, was einer verstärkten Schulter-Nacken-Belastung gleichkommt.

Im zweiten Bild von rechts sehen Sie einen Flachrücken, der bei vielen jungen Menschen zu finden ist: Weder Hohlposition noch Rundung sind deutlich ausgeprägt. Das Becken ist etwas nach hinten gekippt, um für die Beine ein tragbares Lot herzustellen. Menschen mit Flachrücken haben häufig Kopfschmerzen, da diese Haltung eine Belastung für die obere Halswirbelsäule und die Kopfgelenke darstellt. Weiterhin fehlt eine Stoßdämpfung durch die schon erwähnte Ziehharmonikabewegung der Wirbelsäule in der Fortbewegung. Auch die Bandscheiben sind so konstruiert, dass sie die Stoßbelastung in Längsrichtung durch eine Art eingelagertes Gelkissen abfangen. Passiert das nicht mehr oder nur eingeschränkt, kommen die Stöße ungebremst oben im Kopf an. Und zwar bei jedem Schritt.

Hat man einen angeborenen oder erworbenen Rundrücken, wie es zum Beispiel beim Morbus Bechterew (entzündliche Erkrankung der Wirbelgelenke, die zu einer Versteifung der Brustwirbelsäule führt) der Fall ist, sieht das aus wie in der Zeichnung ganz rechts. Das Becken ist nach hinten gekippt und der Kopf nach vorne aus dem Lot geraten. Das führt zu einer Fehlbelastung von Knien und Sprunggelenken. Außerdem wird die Halswirbelsäule kompensatorisch überstreckt und belastet. Sicherlich sind hier die Schulter- und Nackenmuskeln reaktiv verspannt, um die Position gegen die Schwerkraft zu halten.

Rein von der physikalischen Betrachtung her ist die ganz linke Position die Günstigste. Die natürliche Wirbelsäulenstellung ermöglicht eine funktionelle Stoßdämpfung und die Becken- und Schultergürtelposition eine stabile Ansatzfläche für alle beteiligten Muskeln.

Ohne Gleichgewicht geht gar nichts

Wenn wir über Becken und Wirbelsäulenposition sprechen, landen wir über die Verlagerung des Körperschwerpunkts beim Thema Gleichgewicht. In der Tat spielt das Zusammenspiel von Becken und Rumpfmuskulatur eine wichtige Rolle für die körpereigene Balance. Dabei nutzen Sie die in jedem Gehirn angelegte zentrale Fähigkeit, sich ausbalancieren zu können.

Weil die Gleichverteilung von Gewicht entscheidend dafür ist, im Alltag entspannt agieren zu können, werden wir später auch die Überprüfung der Gleichgewichtsfunktion als Test heranziehen. So können wir bewerten, was die im praktischen Teil vorgestellten Anregungen bewirken.

Im Übungsteil (Seite 120) arbeiten wir mit der Wahrnehmung, um herauszufinden, was genau eine Veränderung des Schwerpunkts in Ihrem Körper bewirkt. Denken Sie daran, wie es ist, wenn ein Auto oder Zug abrupt bremst und sie nicht darauf vorbereitet sind: Ihr Gehirn reagiert möglicherweise verunsichert, wenn es aus dem Bereich, den es schonen möchte, auf einmal viele schnell aufeinanderfolgende Reaktionen auf das Bremsen gesendet bekommt. Auf solch eine Aktion wollen wir es vorbereiten.

Je mehr Sie Ihr Gewicht in eine Richtung verlagern, desto stärker wird der Oberkörper in die Gegenrichtung arbeiten wollen. Das ist für eine erfolgreiche Gleichgewichtsreaktion (so heißt das in der Fachsprache) notwendig, um alle Gewichte des Körpers so anzuordnen, dass sie sich in Summe ausgleichen.

Wenn Sie durch die angeführte Bremsbewegung in eine Richtung geschubst werden, wird das Gleichgewichtsorgan im Innenohr aktiviert. Das meldet die Lageveränderung des Kopfes in Bezug auf den Körper. Daraufhin sind die Bewegungszentren des Gehirns bestrebt, Augen und Ohren so schnell wie möglich wieder in die horizontale Position zu bekommen. Nur dann kann sich unsere Zentrale mit ihrer Hilfe weiter orientieren. Ob Ihnen der Weg in die Mittelstellung gelingt, hängt von der Stärke der Kraft ab, die Sie aus dem Gleichgewicht bringt, und der Geschwindigkeit, in der alle Systeme auf die Verlagerung reagieren können. Dieses schnelle Antworten auf einen Reiz kann man trainieren.

Deshalb aktivieren wir später (ab Seite 170) als Erstes die angesprochene Kopfstellreaktion. Im Nacken befinden sich am Übergang zum Kopf in den verschiedenen Gewebeschichten unzählige Rezeptoren, die vor allem eine Veränderung der Länge von Haut, Muskeln, Sehnen und Faszien melden. Diese tiefensensorische Information sagt dem Gehirn, dass sich der Kopf im Verhältnis zum Oberkörper verlagert. Es wird daraufhin eine sogenannte Stellreaktion auslösen, die den Kopf wieder in die Mitte über dem Rumpf zurückbringt. Dann stehen Augen und Ohren horizontal über dem Schultergürtel und können verwertbare Informationen über die Umwelt aufnehmen. Da dieser Umstand überlebenswichtig ist, wird diese Reaktion immer als Erstes geschaltet. Um diese aufeinander aufbauenden Abläufe, die natürlich Auswirkungen auf den gesamten Körper haben, so gut wie möglich ablaufen zu lassen, werden wir das üben.

Um all das zu bewerkstelligen, braucht das Gehirn neben den Informationen aus der Umwelt vor allem auch Informationen aus dem eigenen Körper.

Lage des Innenlebens: Propriorezeption verbessern

Für die Bewegungssteuerung sind Informationen aus Muskeln, Sehnen, Bändern, Knochen und Gelenkflächen relevant. So kann die Spannung von Muskeln, Bändern und Sehnen an die jeweilige Situation angepasst werden. Kleine Rezeptoren nehmen diese Details auf, was »Tiefensensibilität« oder »Propriorezeption« genannt wird.

Da Hüften und Lendenwirbelsäule sich gegenseitig beeinflussen, müssen wir für eine bessere Alltagsfunktion beide Funktionsbereiche in die Vorbereitung mit einbeziehen.

Im Alltag steuert man sein Becken selten isoliert an. Man bewegt es eher über seine Verbindung zu Hüften und Lendenwirbelsäule. Wenn wir die Tiefenwahrnehmung verbessern wollen, arbeiten wir später im Übungsteil über die Verbindung von Becken und Hüften (Seite 112) und über die von Wirbelsäule und Becken (Seite 120).

Sie können diese feinen Mobilisationen auch jederzeit als Vorbereitung auf eine geplante körperliche Tätigkeit nutzen. Da sie auf jeden Fall Ihre Beweglichkeit verändern, sollten Sie die Überprüfung vom Beginn des praktischen Teils (Rumpfbeuge [Seite 84], Hüftdreh-Test [Seite 24] und Gleichgewicht [Seite 86]), nutzen, um das Resultat zu objektivieren. Dann wird Ihre Zentrale das dazu gewonnene Bewegungsausmaß tatsächlich auch einsetzen. Es ist wichtig, dass Sie sich bewusst machen, was durch Ihre Aktivität geschieht. Nur dann können Sie sich von Ihren Schonmustern lösen und Ihr Hirn kann lockere Bewegungen schalten. Das tut es in dem Maße, wie es über detaillierte Informationen aus den Gelenken verfügt und anhand derer es sich sicherer fühlt.

In meinen Augen sehr effektiv im Sinne einer funktionellen Rumpfstabilisation ist das Konzept der Spiraldynamik®: Es wurde von Dr. Christian Larsen und der Physiotherapeutin Yolande Deswarte entwickelt und stellt die aufgerichtete Beckenposition in den Vordergrund. Im praktischen Übungsteil werden wir immer wieder Übungen machen, die an dieses Konzept angelehnt sind, um Ihren Rücken zuerst schmerzfrei und später dann vollständig belastbar zu bekommen.

Spiraldynamik® beruht auf dem Prinzip der Bipolarität

Wenn Sie sich in der Abbildung (Seite 49) die knöcherne Form des Kopfs anschauen, können Sie erahnen, dass er die Wirbelsäule mit dem Becken auseinanderziehen möchte: Der Kopf verfügt auf der Gesichtsseite über mehr Gewicht, sodass er nach vorne kippen würde, wenn man ihn der Schwerkraft folgen ließe. Das Becken dagegen würde nach hinten fallen, wie es die dritte Zeichnung von rechts zeigt. Lässt man diese Bewegung von Kopf und Becken zu oder baut sie mit einer aktiven Muskelspannung nach, ziehen sie den ganzen Rücken über die Hals- und Lendenwirbelsäule in eine verlängerte Position. Diese aktive Elongation (Aufrichtung) entlastet die Bandscheiben, Spinalnerven und kleinen Wirbelgelenke, weil sie so etwas voneinander entfernt werden. Um das therapeutisch zu nutzen, setzt man diese Verlängerung aktiv und bewusst in der Spiraldynamik® ein.

Die Formulierung »Länge in die Lendenwirbelsäule bringen« sollten Sie im Kopf behalten. Wenn Sie das beim Üben tun, werden Sie Ihren Schmerzbereich wirkungsvoll entlasten. Sobald Ihre verspannten Rückenmuskeln nachgeben, bringen Sie »Länge in die Lendenwirbelsäule«. Diese Bewegung kann nur zustande kommen, wenn Sie sie loslassen.

Das bekommen Sie gut hin, wenn Sie die selektive Muskelaktivität (Feinmotorik und Kokontraktion, Seite 40) dafür zu Hilfe nehmen. Wenn Sie die tiefen (= queren) Bauchmuskeln benutzen, um Ihr Becken aufzurichten, werden die tiefen Rückenmuskeln vom Gehirn her entspannt. Wir nutzen also wie bei einer feinmotorischen Bewegung die isolierte Muskelaktivität einer Muskelgruppe, damit die andere loslässt.

Weiterhin brauchen wir für eine »lange Lendenwirbelsäule« eine vollständige Beweglichkeit der Hüftgelenke. Dazu entspannen wir später im praktischen Teil die Hüftbeugemuskulatur, damit sich die Rückenmuskulatur auch wirklich aktiv verlängern kann.

Außerdem kann man beobachten, dass viele Strukturen im Körper eine dreidimensionale Verschraubung aufweisen. Diese Form sorgt für eine maximale Stabilität auf Druck und Zug. Diese Organisationsstruktur findet man auch in der Doppelhelix der DNA, den Windungen des Gehörganges und in der Anordnung der funktionell arbeitenden Muskulatur. Die spiralische Verdrehung wirkt vor allem bei Belastung. Dabei werden die Gelenkanteile so zueinander bewegt, dass die Gelenkflächen stabil stehen. Diese Bewegung muss durch die richtigen Muskeln eingeleitet und koordiniert werden, was wir später im praktischen Teil üben werden. Dieser Vorgang findet bei jeder Bewegung statt: Der Oberkörper dreht sich gegen das Becken, was wir daran merken, dass sich beim Gehen Bein und gegenüberliegender Arm in dieselbe Richtung bewegen. Das geht nur, wenn sich Schultergürtel und Becken relativ gesehen gegeneinander verdrehen. Deshalb ist eine gute Bewegungsfähigkeit des Brustkorbs vonnöten, die diese koordinierte Verschraubung zulässt.

Sobald Sie spiraldynamisch arbeiten, bedeutet das, dass Sie mehr Qualität in Ihre Bewegungen bringen. Dazu müssen Sie zuerst wissen, wie es geht. Dann brauchen Sie Ihre Wahrnehmungsfunktion, um zu spüren, was wo in Ihrem Körper passiert. Im dritten Schritt setzen Sie die erlernte Technik koordiniert um. Deshalb werden wir die Fähigkeit des Erfassens im Übungsteil zuallererst angehen. Zu guter Letzt zeige ich Ihnen, wie Sie die entlastende Spannung der Rumpfmuskulatur auch im Alltag umsetzen.

Damit Sie die vorgestellten Übungen gut anwenden können, auf den folgenden Seiten etwas Wichtiges für Ihr Verständnis.

Funktionsweise des Gehirns: Wahrnehmung & Reaktion

Egal was gerade in und um unseren Körper herum passiert, das Gehirn erhält eine Meldung darüber, um passgenau reagieren zu können. Nur dann kann es eine Vorhersage treffen, was in nächster Zeit wahrscheinlich passieren wird und wie es am besten darauf reagiert.

Ihr Gehirn wird die aktuelle Situation nur als »sicher« bewerten, wenn es ein mutmaßliches Geschehen einschätzen kann. Ansonsten schaltet es in einen bereits beschriebenen Schutzmodus.

Für all diese Wahrnehmungen haben wir in unserem ganzen Körper unzählige Rezeptoren. Die sind auf das spezialisiert, was sie senden sollen. Beispielsweise gibt es Sinneszellen für Wärme und Kälte, Druck und Zug oder Veränderung von Spannung und Dehnung. Auch in den Blutgefäßen, im Verdauungssystem und den Drüsen, also dem gesamten Innenleben, gibt es Rezeptoren, die meist chemische Konzentrationen messen. Beispielsweise, ob wir ausreichend Glukose im Blut haben, um das Gehirn zu versorgen oder welche Nahrung gerade im Magen ankommt. Daraufhin setzen Drüsen gezielt entsprechende Enzyme für die Verdauung frei. Weiterhin wird gemessen, ob genügend Sauerstoff für die körperliche Leistungsfähigkeit zur Verfügung steht.

Alle diese Werte werden über eigens dafür ausgerüstete Rezeptoren aufgenommen und in elektrische Signale umgewandelt. Sie werden über entsprechende Nervenbahnen ans Gehirn übermittelt. Der menschliche Körper verfügt über ein Wunderwerk an Funktionen, die in jeder Minute unseres Lebens im Gehirn verarbeitet, ausgewertet und von den daran beteiligten Zentren in Gang gesetzt werden. So kommunizieren alle Teile des Gehirns ununterbrochen miteinander. Das Feedback, was sie auf die Aktion aus dem Körper erhalten, wird dazu genutzt, die laufende Handlung zu variieren oder anzupassen.

Dabei spielt es keine Rolle, ob es sich um einen Umzug in den vierten Stock, Fahrradfahren im Grünen oder die Verdauung einer Mahlzeit handelt. Irgendeiner dieser Prozesse ist immer in Gang und alles, was den Körper betrifft, wird über Rezeptoren aufgenommen. Diese unvorstellbare Menge an Signalen wird permanent im Gehirn verarbeitet. Aber wir nehmen nur einen Bruchteil dieser Datenflut bewusst wahr. Alles andere organisiert das Unterbewusstsein, sonst wären wir komplett überlastet. Die Entscheidung darüber, was uns bewusst wird, trifft der Thalamus. Deshalb wird er »das Tor zum Bewusstsein« genannt.

Das bedeutet, dass wir viel weniger beabsichtigt handeln als wir glauben. Wir führen tatsächlich nur den geringsten Anteil unserer alltäglichen Handlungen bewusst durch. Den Großteil setzen Hirnanteile in Gang, die uns am Leben halten. Diese Systeme agieren vollkommen selbständig oder autonom, so auch das vegetative Nervensystem. Es regelt zum Beispiel Anspannungs- und Entspannungsphasen, Leistungsbereitschaft und Regenerationsmodus. Trotzdem ist es bei all unseren Taten immer beteiligt, um beispielsweise für eine geplante körperliche Tätigkeit ausreichend Energie bereitzustellen. Bei vielen Fähigkeiten, über die wir als Mensch verfügen, wird uns erst bewusst, was alles im Hintergrund abläuft, wenn es nicht mehr funktioniert. Wenn wir im Krankheitsfall kaum aus dem Bett kommen oder Treppen nur mit Pausen steigen können, merken wir, dass wir schlapp sind. Diesen Zustand regelt das autonome Nervensystem, um Heilung und Regeneration in Gang setzen zu können.

Sobald Reize im Gehirn ankommen, müssen sie für eine erfolgreiche Verarbeitung an der richtigen Stelle einsortiert werden. Das passiert anfangs unwillkürlich. Beispielsweise wird der Überlebensmodus (Seite 46) im Mittelhirn geschaltet, wenn etwas gefährlich erscheint. Nur, wenn die Signale zum Thalamus, dem Tor zum Bewusstsein, gelangen, nehmen wir sie bewusst wahr. Die entscheidende Frage lautet immer, ob die aktuelle Situation für den Körper sicher ist. Dann lässt das Gehirn eine weiche, fein abgestimmte Bewegung zu. Wittert es dagegen Gefahr, wird die aktuelle Beschäftigung sofort unterbrochen und stattdessen ein Überlebensprogramm gestartet.

Wir werden uns im anschließenden Teil immer wieder mit der Wahrnehmung beschäftigen. Denn nur, wenn die einlaufenden Informationen für das Gehirn klar sind, kann es unseren aktuellen Zustand als »sicher« einschätzen. Als Antwort darauf lässt es koordinierte Bewegungen zu. Wenn wir unsere Bewegungsmuster so verändern wollen, dass sie gut für unseren Rücken sind, müssen wir dem Gehirn die dafür notwendigen Informationen bereitstellen. Außerdem sollten wir uns so lange auf sie konzentrieren, bis sie erlernt und abgespeichert sind. Dafür müssen wir die Bewegung ungefähr 100 000-mal wiederholen. Wissen Sie noch, wie lange Sie gebraucht haben, um Autofahren zu lernen? Das hat in der ersten Zeit sicherlich Ihre ganze Aufmerksamkeit gekostet. Jetzt fahren Sie wahrscheinlich ganz nebenbei, unterhalten sich mit Ihrem Beifahrer oder hören, was der aktuelle Verkehrsfunk sagt.

Das sollte Sie mit der notwendigen Sicherheit erfüllen, dass Ihr System die täglichen Bewegungsmuster umlernen kann. Nämlich so, dass sie Ihnen keine Schmerzen mehr bereiten. Aber Sie müssen den Weg dahin sehr sorgfältig über die Kontrolle Ihrer Wahrnehmung gehen. Auch sollten Sie sich auf das konzentrieren, was Sie verändern möchten. So werden Sie sich bald wie von selbst locker und hilfreich für Ihren Körper bewegen – so, wie Sie morgens ohne nachzudenken Ihre Zähne putzen.

Die Rolle von Schmerzen

Bevor wir mit dem Übungsteil beginnen, müssen wir uns noch ein bisschen mit dem schwierigen Thema Schmerz beschäftigen.

Arten von Schmerzen

Sicherlich kennen Sie den scharfen Stich einer Wespe oder das Pieken einer Mücke, das vorher von nervigem Gesumme begleitet wurde. Auch die Kante Ihres Bettes, an der Sie sich vielleicht schon gestoßen haben, hinterlässt eine bleibende Erinnerung in Ihrem Gedächtnis. Der dadurch ausgelöste Schmerz brennt sich in Ihre Festplatte ein. Denn die Zentrale möchte verhindern, dass Sie sich dort noch einmal stoßen. Deshalb werden Sie sich in einer ähnlichen Situation an die harte Bettkante erinnern.

All das sind akute Ereignisse, auf die Sie sofort reagieren: Sie schlagen nach der Mücke, kühlen den Wespenstich oder reiben Ihr wehes Schienbein. Nun ist das Kind in den Brunnen gefallen und Sie können nur auf die zurückliegende Situation reagieren. Anders ist es, wenn Sie sich beispielsweise den Fuß verstaucht haben. Je nachdem, wann und wo Sie umknicken, bemerken Sie sofort einen stechenden Schmerz im Bereich des Knöchels, oder Sie merken nach einer Wanderung erst bei der Ankunft, dass der Fuß sich irgendwie anders anfühlt. Das Gehirn lässt die Schadensmeldungen erst ins Bewusstsein, wenn Sie sich in Sicherheit befinden. Wenn Sie die dicke blaue Pauke sehen, zu der sich Ihr Fuß verwandelt hat, tut es wahrscheinlich eher dumpf weh: Die Schwellung drückt und das ganze untere Bein könnte sich klobig anfühlen.

Wieder anders zeigen sich Regelschmerzen bei Frauen und Bauchschmerzen bei Durchfall oder Verstopfung. Die können Sie nicht so genau erfassen, weil sie meist diffus sind. Es sei denn, Sie haben eine akute Entzündung. Vielleicht fühlen Sie sich in Ihrem Allgemeingefühl eingeschränkt und sind eher schlapp. Der Grund dafür ist, dass Ihr vegetatives Nervensystem involviert ist und das Thema allein lösen möchte. Als autonomes Steuerungssystem setzt es alle Vorgänge in Gang, die uns am Leben erhalten. Welche Drüse gerade welches Sekret ausschüttet, um die letzte Mahlzeit zu verdauen, bemerken wir überhaupt nicht. Uns wird nur bewusst, wenn etwas schief geht oder schwer im Magen liegt. Das dann auftretende Unwohlsein ist deutlich spürbar und meist auch mit einem dumpfen Druck oder Schmerz verbunden. Besonders unvergesslich sind Nervenschmerzen, die Sie in Begleitung von Nackenproblemen oder Ischiasschmerzen kennen könnten. Wer das einmal gespürt hat, möchte diese Beschwerden auf keinen Fall noch einmal erleben.

Unter bestimmten Umständen kann Ihr Gehirn Schmerzmeldungen als Schutzmechanismus aufrechterhalten. Das tut es dann, wenn widersprüchliche Signale oder eine gestörte Leitungsfunktion keine genaue Informationslage erlauben. Dann kann sich ein Gefühl des Schmerzes aus einer Überaktivität des Nervensystems entwickeln. Das passiert, wenn der eigentliche Schaden, der akut entstanden ist, schon längst abgeheilt ist. Diese Empfindung hat mit dem Geschehen von damals gar nichts mehr zu tun.

Normalerweise ist es so, dass Schmerzen in dem Maße abebben, wie sich nach einem akuten Ereignis die Entzündung zurückbildet. Sowie das Gewebe heilt, wird es belastbarer und irgendwann schmerzfrei. Wenn eine beteiligte Nervenstruktur dauerhafte Irritation meldet, vergrößert sich die Empfindlichkeit der Nervenverbindungen nach oben in Richtung Gehirn und auch nach unten in Richtung Körperperipherie. Ein eingeschränkter Empfang besteht, sobald Wackelkontakte in der Leitung sind oder die Signale zwischen zentraler und peripherer Übertragungsstelle nicht synchron erfolgen.

Schmerzverarbeitung

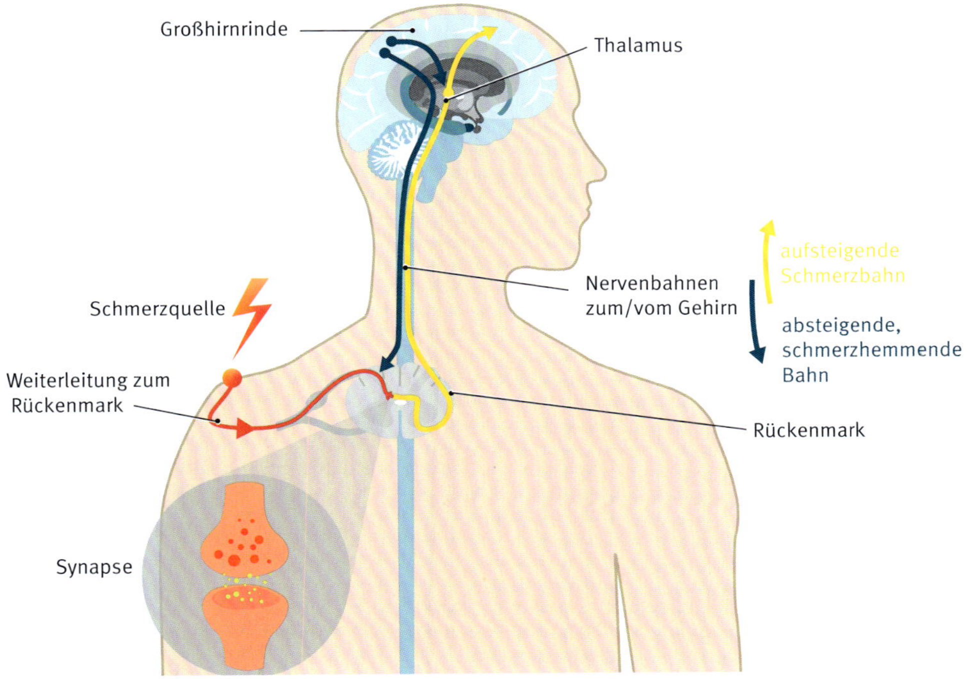

Falls ein Nerv empfindlich geworden ist, meldet er Gefahr in Richtung Zentrale, sobald er ein Signal empfängt. Das tut er gleichzeitig aber auch in die Peripherie, sodass Sie das Gefühl haben, Strukturen, die im Verlauf des Nervs liegen, melden Schmerzen. Sie können auch Missempfindungen an der Haut oder eine kraftgeminderte Muskulatur spüren. Viele Ellenbogen- oder Handprobleme haben ihren Ursprung eigentlich in der Halswirbelsäule. Wie ich schon angesprochen habe, werden ausstrahlende Schmerzen im Verlauf des Beins meist nicht von den Strukturen des hinteren Oberschenkels, sondern vom Ischiasnerv (Abbildung, Seite 28) ausgelöst.

Schmerz verspätet wahrnehmen

Wenn Sie gerade dabei sind, etwas Wichtiges zu tun, wird das Gehirn keinen Schmerz weiterleiten. Es ist mitunter überlebenswichtig, sich auf einer Bergwanderung vor einem Gewitter in Sicherheit zu bringen oder nach einem Autounfall die Unglücksstelle zu verlassen. Das Überlebensprogramm (Seite 46) bringt Sie aus der Gefahrenzone heraus. Dabei wäre ein Schmerzempfinden hinderlich, weswegen das Gehirn Schmerz hemmende Nervenbahnen aktiviert.

Erst, wenn Sie in Sicherheit sind, können Sie durchatmen und die Heilung beginnen lassen. Jetzt soll das Schmerzempfinden sicherstellen, dass Sie das verletzte Gewebe nicht weiter strapazieren. Die begleitende lokale Entzündungsreaktion, die sich anhand von Rötung, Schwellung und Überwärmung zeigt, leitet das körpereigene Reparaturprogramm ein. Dazu braucht es Ruhe und Schonung. Deshalb springt es so lange nicht an, wie Sie in einer bedrohlichen Situation sind. Diese muss erst erfolgreich bewältigt sein, bevor das Gehirn Entspannung und die notwendige Pflege der beanspruchten Körperteile erlaubt.

Zeit für den Heilungsprozess

Geben Sie sich und Ihrem Regenerationsprogramm ausreichend Zeit oder greifen Sie schnell zu der häufig vom Arzt verordneten Schmerz- und entzündungshemmenden Tablette? Ibuprofen, Aspirin, Diclofenac, Paracetamol oder wie die kleinen Helfer alle heißen, sind in jeder Hausapotheke zu finden. Sie werden beim Orthopäden gerne als Mittel der Wahl verschrieben. Es gibt sicherlich auch Gründe, zur schnellen Schmerzlinderung zu greifen.

Was Sie aber wissen sollten, ist, dass Sie mit solchen Präparaten Ihrem hervorragenden Reparaturprogramm die Chance nehmen, das Gewebe vollständig wiederherzustellen. Die Schmerzweiterleitung, die verhindern soll, dass Sie die verletzte Struktur über das Maß hinaus bewegen, was für die Heilung förderlich wäre, wird durch Schmerzmittel verhindert.

Entzündungshemmer sorgen dafür, dass sich die Schwellung, die für eine gute Reparatur notwendig ist, gar nicht erst ausbreitet. In der eingeschwemmten Flüssigkeit sind jede Menge kleinster Stoffe und Zellen, die Kaputtes erst aufräumen und dann neue Zellen bilden. Nach Abschluss der Heilung sind die ehemals verletzten Strukturen mitunter stabiler als vorher. Aber nur, wenn man das ganze System in seinem eigenen Tempo arbeiten lässt. Unterbricht man diese aufeinander aufbauenden Reaktionen in irgendeiner Phase, leidet das Endergebnis. Sie werden am Ende Ihrer medikamentenverkürzten Krankheitsphase zwar wieder gut laufen können, aber die verletzte Struktur ist nur teilweise repariert oder weniger belastbar als vorher. Deshalb gibt sie möglicherweise beim nächsten Verletzungsmechanismus schneller nach.

Dabei ist es dem Körper übrigens egal, ob es sich um einen Wespenstich, einen Knochenbruch oder eine verletzte Bandscheibe handelt. Die Entzündungsphasen der Heilung laufen immer gleich ab. Nur die Geschwindigkeit ist abhängig von der verletzten Struktur. Weil unsere Haut als wichtige Barriere zur Außenwelt einen Schutz für unseren Körper bedeutet, heilt sie deutlich schneller als Knochen. Ein Bruch braucht ungefähr sechs Wochen, ehe er vollständig stabil ist. Bradythrophes Gewebe, also Knorpelstrukturen, die nicht durch eine direkte Durchblutung, sondern durch Diffusion ernährt werden, ist nach sechs Wochen erst zu ungefähr 50 Prozent erneuert. Nervengewebe ist das spezialisierte Gewebe im Körper. Das braucht sogar noch länger.[8]

Mir ist bewusst, dass es in der heutigen Zeit häufig darum geht, schnell wieder fit zu werden. Wer bleibt schon wegen Rückenschmerzen wochenlang zu Hause? Meist nimmt man einige Tabletten, schont sich ein paar Tage und geht dann mit Schmerzmitteln seinem gewohnten Alltag nach. Bis aus dem leichten Rückenschmerz über die Jahre ein handfestes Bandscheiben- oder Ischiasproblem geworden ist. Das nimmt man dann notgedrungen ernst und muss deshalb vielleicht monatelang krankgeschrieben werden.

Schmerzen bedeuten eine wichtige Schutzfunktion

Man muss nicht tagelang liegen, wenn man irgendwo Schmerzen hat. Der Körper ist für Bewegung gemacht und braucht gezielte Anreize, um die Heilung in Gang zu bringen. »Frühfunktionelle Behandlung« heißt der Therapieansatz, bei dem nach einer Operation meist sofort, aber dosiert, bewegt wird. Früher wurde ein Gelenk nach einer Operation für sechs Wochen eingegipst. Heute weiß man, dass eine solche Ruhigstellung meist Spätschäden nach sich zieht. Deshalb ist es wichtig, sich auch in einem verletzten Zustand zu bewegen. Aber eben im schmerzfreien Bereich. Das ist entscheidend, um die verletzte Struktur in der Heilungsphase nicht zu überlasten. Weiterhin kann das Gehirn durch dosierte Bewegungen wesentliche Informationen über den verletzten Bereich sammeln. Da eine vorsichtige Aktivierung alle möglichen Rezeptoren aktiviert, schätzt das Gehirn die verletzte Stelle durch die Meldungen schneller als wieder einsatzbereit ein. So wird ein Schutzstatus für diesen Bereich unnötig. Weiterhin verbessert angepasste Bewegung die Stoffwechselsituation, wodurch die Strukturen besser heilen können.

Nach David Butler und Lorimer Moseley, Autoren des Buches »Schmerzen verstehen«,[9] entstehen Schmerzen im Gehirn. Es entscheidet, wie stark wir Schmerzen empfinden. Wenn es einschätzt, dass ein Körperteil Schutz braucht, wie zum Beispiel der vorhin angeführte verstauchte Fuß, wird es ihn solange mit Schmerzen versehen, bis die Heilung größtenteils abgeschlossen ist. Je dünner der angeschwollene Fuß im Verlauf wieder wird, desto weniger schmerzt er und desto leichter ist er wieder zu bewegen.

Im Umkehrschluss bedeutet das, dass Sie sich nicht voll belasten oder ein sportliches Training absolvieren sollten, solange Sie irgendwo Schmerzen verspüren. Ist die verletzte Stelle wieder vollständig und vor allem schmerzfrei zu bewegen, ist sie einsatzbereit: Sie können nun langsam beginnen, diesen Körperteil zu trainieren. Dabei wird es im Verlauf wahrscheinlich zu Anpassungsreaktionen des Körpers kommen, die wieder Schmerzen auslösen können. Aber die sind meist vorhersehbar und sollten immer beachtet werden. Wenn ich Sie später durch das Übungsprogramm führe, weise ich in der Anleitung auf möglicherweise auftauchende Probleme hin. Ich bitte Sie in Ihrem eigenen Interesse, die Signale Ihres Körpers ernst zu nehmen. Nur dann werden Sie durch das Training eine vollständige Wiederherstellung erreichen können.

Beschließt das Gehirn, dass andere Aktivitäten, wie beispielsweise das Abwenden einer Gefahrensituation, vorrangig sind, wird es Sie Schmerzen gar nicht erst spüren lassen. Interessanterweise sind lebensbedrohliche Erkrankungen oder Verletzungen meist deutlich weniger schmerzhaft als kleine Verletzungen. Das ist aus der Gesamtsituation heraus zu betrachten und zu deuten. Kriegsveteranen erzählen abenteuerliche Geschichten, in denen schlimmste Verletzungen keine Schmerzen ausgelöst haben. Ihr damaliger Stresszustand hat die Schmerzweiterleitung blockiert. Auch gibt es immer wieder Autofahrer, die bei einem Unfall schwer verletzt wurden, sich aber erst um die anderen Insassen des Autos kümmerten, ehe sie an ihre eigene Versorgung dachten. In so einem Fall setzt das Gehirn augenscheinlich andere Prioritäten, bei denen ein Schmerzempfinden hinderlich wäre.

Auf der anderen Seite kann das Gehirn Schmerzen mit gemachten Erfahrungen oder anderen Emotionen verbinden. Das passiert, wenn sich Menschen mit deutlichen Schmerzzuständen nicht ernst genommen fühlen. Beispielsweise kommt es im Job häufiger zu Kopf- oder Rückenschmerzen, wenn der Chef, mit dem man Ärger hat, zugegen ist. Oder wenn ein bestimmter Arbeitskollege die Stimme erhebt, die man so schlecht ertragen kann. Dann beschließt das Gehirn vielleicht, dass es aus der Situation heraus möchte und signalisiert Schmerzen, die im Urlaub höchstwahrscheinlich nicht auftreten würden.

Neuere Erkenntnisse aus der Schmerzforschung

Butler und Moseley stellen in ihrem Buch dar, wie viele Botschaften im Gehirn zur gleichen Zeit verarbeitet und interpretiert werden. »Die knifflige Aufgabe des Gehirns besteht nun daraus, auf der Basis all der ankommenden Information ein möglichst vernünftiges Szenario zusammenzubasteln.«[10]

Das heißt, es verwertet alle einlaufenden Reize und versucht, sie in einen entsprechenden Zusammenhang zu setzen. Dabei stehen ihm eine Menge Antworten auf ein einlaufendes Signal zur Verfügung. Beispielsweise können Sie abends im Bett eine summende Mücke ignorieren, im Dunkeln nach ihr schlagen oder aufstehen, Licht anmachen und sie jagen. Mein Mann bedient in so einer Situation gerne den Staubsauger, der im Sommer einsatzbereit in unserem Schlafzimmer steht. Welchen Weg Sie wählen, wird abhängig sein von der Tageszeit, Ihrer Müdigkeit und dem Wissen, wer alles noch von der Mücke gestochen werden könnte. Höchstwahrscheinlich reagieren Sie anders, wenn Ihr Kleinkind bei Ihnen schläft, als wenn Sie nach einem feuchtfröhlichen Abend im Bett liegen und schlafen wollen. Oder auch nicht, wenn Sie nicht alleine sind.

Ihre willkürlichen und vor allem die unwillkürlichen Entscheidungen sind immer abhängig von allen möglichen Umständen. Wenn Sie hungrig sind, reagieren Sie meist weniger entspannt, als wenn Sie satt sind. Falls Sie gerade abnehmen wollen, werden Sie anders essen und auf Gerüche reagieren, als wenn sie satt und trotzdem zufrieden mit Gewicht und Figur sind.

Das bestätigen Butler und Moseley mit der Aussage, dass eine ganze Menge Erfahrungen, Gefühle und Entscheidungsmöglichkeiten zusammenkommen können, die darüber entscheiden, ob ein Schmerz wahrgenommen wird oder nicht. Unter Umständen verselbständigt er sich. »Schmerzen kann man als eine mögliche der vom Gehirn formulierten Reaktionsantworten auf ankommende Informationen ansehen.«

Moderne bildgebende Verfahren ermöglichen zu sehen, »dass bei einer Schmerzerfahrung viele Teile des Gehirns gleichzeitig aktiviert werden. Obwohl bei einer Schmerzerfahrung konstante Aktivierungsmuster beobachtet werden können, sind die genauen Hirnanteile und die Stärke der Aktivierung von Person zu Person und als auch bei der derselben Person zu unterschiedlichen Zeiten zu verschiedenen Gelegenheiten unterschiedlich. Jede Schmerzerfahrung ist einzigartig.«

Butlers und Moseleys Schlussfolgerung daraus lautet, dass es nicht nur ein Schmerzzentrum im Gehirn gibt, sondern mehrere – sie nennen sie »Schmerzknotenpunkte«. Gerade bei der Entstehung von chronischen Schmerzen reagieren diese Anhäufungen von Nervenzellen anders als bei Nicht-Schmerzpatienten. Diese bei chronischen Schmerzpatienten immer gleiche Aktivierung der Schmerzknotenpunkte kann man sich als Schmerzgedächtnis vorstellen.

Das Ziel einer erfolgreichen Behandlung

Eine Therapie von häufig auftretenden Schmerzen ist dann erfolgreich, wenn wir dem Gehirn ermöglichen, wieder flexibel zu reagieren. Es hat verinnerlicht, dass bestimmte Bewegungen gefährlich sind und reagiert deshalb in unterschiedlichen Situationen mit immer gleich auftretenden Schmerzen. Eigentlich möchte es den Körper schützen. Weil häufig auftretende Schmerzen das Reaktionsspektrum des Gehirns einschränken, stellt es den »Problem-Körperteil« ruhig. Um ihn zu schützen, wird jedes Signal aus diesem Bereich als Störung interpretiert und woraufhin das Gehirn ein Schutzmuster schaltet. Das signalisiert Schmerzen in diesem Bereich. Der gerade ankommende Reiz als solcher muss für das Gewebe gar nicht gefährlich sein, aber das Gehirn schätzt ihn als gefährlich ein. Oft hat es keine andere Idee, als diesen Körperteil durch Schmerzmeldungen zu schützen.

Wir müssen dem Gehirn also Sicherheit signalisieren. Das tun wir, indem wir allen Rezeptoren in diesem Bereich vielfältige Informationen vermitteln, die sie in Richtung Zentrale weiterleiten. Durch diese Meldungen kann es den betreffenden Körperteil besser einschätzen. Wenn ein überempfindlich gewordenes Nervensystem dauerhaft Schmerzen funkt, müssen wir es beruhigen. Sobald das Gehirn den betroffenen Bereich wieder als sicher einschätzen kann, wird es andere Reaktionsweisen wählen als das erwähnte Schmerzaktivierungsmuster.

Aus diesem Grund werden wir uns im Übungsteil mit verschiedenen Aspekten der Wahrnehmung beschäftigen. Daraus entwickeln wir Bewegungen, die Ihren Rücken entspannen. Dann kann das Gehirn auf wechselnde Anforderungen flexibel reagieren. Wenn es das kann, zeige ich Ihnen Techniken, mit denen Sie Ihr Nervensystem beruhigen und dadurch schmerzfrei werden. Das ermöglicht Ihnen, sich wieder lockerer im Alltag zu bewegen und die Angst vor unbedachten Bewegungen abzustellen.

Chronischer Schmerz als übersteigerte Reaktion des Gehirns

Die Umwandlung von einlaufenden Signalen zu einem Warn- oder Schmerzgefühl durch das Gehirn ist absolut sinnvoll. Wie Sie wissen, stützt es sich dabei auf bisher Erlebtes, gespeicherte Gedanken und Gefühle. Wenn Sie beispielsweise an einer bestimmten Ecke einen Unfall hatten, werden Sie immer daran denken, wenn Sie in diese Gegend kommen. Entweder bekommen Sie ein leichtes Bauchgrummeln oder ein Gefühl des Unwohlseins. Sie verspannen sich unbewusst oder möglicherweise meldet sich der durch den Unfall ausgelöste Schmerz. Das in diesem Gebiet Erlebte war so prägend für Ihren Körper, dass Ihr Gehirn Sie auf jeden Fall vor einer erneuten Katastrophe bewahren möchte. Deshalb werden Sie dort unbewusst nur mit angezogener Handbremse agieren. Wenn alles gut gegangen ist und Sie den einstigen Unfallort verlassen haben, können Sie entspannen. Das gilt auch für andere Situationen. Sobald Ihr Gehirn sich an etwas Erlebtes erinnert, was für Sie negative Folgen hatte, kann es zum Schutz die Schmerzkarte ausspielen. Es möchte Sie vor einer ähnlichen Situation behüten.

Falls Sie also eine akute Verletzung oder Entzündung in Ihrem Körper haben, wird Ihr Gehirn Schmerzsignale als einen Schutz für den verletzten Bereich aufrufen. Das soll verhindern, dass Sie diesen Körperteil mehr bewegen, als seiner Heilung zuträglich ist. Dafür reagiert die Zentrale zum einen auf die verstärkte Meldeaktivität der Rezeptoren aus der verletzten Stelle. Zum anderen gibt es aber auch Prozesse, die dafür sorgen, dass die aus dem Körper zum Gehirn leitenden Nerven empfindlicher auf »Störreize« werden. Nerven leiten diese Signale dann verstärkt in Richtung Leitzentrale. Sie bekommt also mehr und intensivere Reize aus dem verletzten Gebiet, damit sie die Stelle effektiv ruhigstellen kann. Damit gekoppelt laufen Prozesse ab, die eine Ansteuerung ungenauer werden lassen: Sie können das verletzte Gebiet in der Folgezeit also weniger gut bewegen. Das ist für eine erfolgreiche Heilung von Vorteil. Die Zielgenauigkeit in der Ansteuerung muss man in der Rehabilitationsphase wieder trainieren.

Im Übrigen gibt es im Körper Überträgerstoffe und Prozesse, die vom Gehirn in Richtung Körper genau das Gegenteil bewirken. Wenn unser Zentralcomputer entscheidet, dass Schmerzen in einer Situation stören würden, wird er mögliche Schmerzprojektionen in diese Richtung nicht durchlassen. Es existiert also auch eine vom zentralen Nervensystem gesteuerte Schmerzhemmung, die wir später im Übungsteil für Ihren Rücken ausnutzen wollen. So unterbrechen wir den eventuell sich selbst verstärkenden Schmerzprozess dort, wo er entsteht.

Der Schmerzkreislauf

Eine Art Kreislauf entsteht, wenn das Gehirn aufgrund von Gedanken und Gefühlen oder erlebten Erfahrungen einen Schutzmodus schaltet. Beispielsweise wenn Sie glauben, dass jemand, den Sie kennen, aufgrund von Rückenproblemen eines Tages nicht mehr belastbar war. Dann wird Ihr Gehirn Schmerzen als Schutz vor einem möglichen Schaden oder einer von ihm als gefährlich interpretierten Situation einsetzen.

Wenn Sie sich Sorgen über eine eventuell ungünstig gestellte Diagnose machen und sich lebhaft vorstellen, was ein »Wirbelgleiten« oder eine »Stenose, die den Spinalnerven quetscht«, mit Ihnen und Ihrem Rücken macht, werden Sie diese Vorstellung als Bedrohung wahrnehmen. Vielleicht glauben Sie auch unbewusst, dass Ihr Rücken nie wieder richtig belastbar sein wird. Ihr Gehirn wird also den beschriebenen Schutzvorgang »Schmerz« länger aufrechterhalten, als es für die Heilung des verletzten Gewebes notwendig ist. Sie wissen schon, dass verschiedene Strukturen unterschiedlich lange zur Heilung brauchen.[11] Sollte das (übersteigerte) Schmerzempfinden länger anhalten, als es für eine vollständige Wiederherstellung erforderlich ist, kann man davon ausgehen, dass das Gehirn einen Schutzmodus fährt. Es möchte die Bedrohung, die es mangels Informationen aus dem Problembezirk als solche definiert, minimieren und klammert es aus Ihrem Bewegungsverhalten aus. Es verspannt die dazu gehörigen Muskeln und stuft das gesamte Gebiet als »empfindlich« ein. So werden eigentlich normale Reize als Schmerz interpretiert und die Reaktion darauf ist, die bewegende Muskulatur eher grobmotorisch anzusteuern. Mit dieser Kokontraktion des Schutzmusters ist ein lockeres Bewegen dieses Bereichs nicht möglich. In der Folge werden Sie Ihre Problemzone nicht so viel einsetzen.

Genau das ist aber wichtig, um aus diesem Teufelskreis herauszukommen. Nur über gezielte und dosiert gesteuerte Bewegungen kann Ihr Gehirn hochwertige Informationen aus Ihrem Rücken empfangen. Wenn es ihn dadurch als »belastbar« einschätzt, wird es ihn über kurz oder lang auch ohne Schutzspannung einsetzen. So gelingt Ihnen der Weg zurück zu einem unbeschwerten Leben. Je besser und feiner wir uns bewegen, desto eher werden die schmerzweiterleitenden Nerven vom Gehirn aus als unempfindlich eingestellt. Dann bekommen Sie auch wieder das Gefühl, mehr Kontrolle über Ihren Rücken zu haben. Helfen kann Ihnen dabei eine ungefähre Vorstellung davon, was bei einer Verletzung und auch bei einer gut gesteuerten Bewegung in Ihrem Körper passiert. Je mehr Sie über diese komplexen Vorgänge in Ihrem Körper wissen, desto weniger bedrohlich werden Sie diese empfinden. Auch wirken medizinische Diagnosen und Aussagen zu einem aktiven Rückengeschehen dann weniger schlimm. Lesen Sie also ruhig noch mehr zu diesem Thema als das, was in diesem Buch steht. Je mehr Sie wissen, desto weniger gefährlich nehmen Sie bestimmte Zusammenhänge wahr.

Raus aus dem Stress – Vagusnervstimulation

Forschungen haben ergeben, dass bei chronischen Schmerzsyndromen die dafür zuständigen Anteile im Gehirn das Innenleben nur (noch) eingeschränkt erfassen.

Die sogenannte Inselrinde, Insula, ist ein Teil des Großhirns, der vor allem die Wahrnehmung des Körperinneren organisiert. Also das, was das autonome Nervensystem steuert: Zum Beispiel den Füllungs- und Aktivitätszustand von Lunge, Magen und Darm, die Sauerstoff- oder Glukosekonzentration im Blut, die Regulation des Immunsystems und auch das innere Abbild des eigenen Körpers.

Die Insula spielt eine wichtige Rolle in der Wahrnehmung und Regulation des inneren Gleichgewichts. Sie nimmt ankommende Reize auf, verarbeitet sie und setzt sie mit unseren Emotionen in Zusammenhang. Das ist der Grund, warum wir beispielsweise ein flaues Gefühl in der Magengegend empfinden, wenn wir aufgeregt sind. Weiterhin beurteilt sie die Intensität von Schmerzen und chronischen Schmerzmustern. So hat die Inselrinde einen großen Einfluss auf das Zusammenspiel von Sympathikus und Parasympathikus. Wie Sie jetzt wissen, stehen wir sofort unter Stress, wenn wir Schmerzen empfinden. Kann dieses Hirnareal die Informationen aus unserer inneren Welt nur eingeschränkt verarbeiten, kommt es zu einer Dysbalance im vegetativen Nervensystem. An dieser Stelle wird der Vagusnerv interessant. Er nimmt Informationen aus dem Innenleben des Körpers auf und meldet sie ans Gehirn. Dort werden seine Daten in die Auswertung der Situation und die weitere Programmgestaltung eingebaut. Der Nervus Vagus ist also ganz entscheidend für unsere Innenwahrnehmung, die »Interozeption«.

Der Begriff »Stress haben« ist sehr modern geworden. Wir schieben viele Symptome oder ein häufiges Unwohlsein auf unsere Lebensumstände. Interessant ist, dass dieses »wenig Zeit haben und immer unter Druck stehen« einigen Menschen wenig auszumachen scheint. Obwohl sie nicht jeden Morgen meditieren, kommen sie trotzdem gut durch den Tag und scheinen von einem schnellen Rhythmuswechsel und hohen Anforderungen eher angespornt zu werden. Ich weiß nicht, wie es Ihnen geht, aber ich kann in guten Phasen mit »positivem Stress« sehr gut umgehen. An anderen Tagen sind mir schon

Kleinigkeiten zu viel und ich habe das Bedürfnis, mich an einen ruhigen Ort zurückzuziehen. Es ist also naheliegend, dass die Fähigkeit, mit Stress umzugehen, tatsächlich von der Tagesform und dem Zustand unseres Nervensystems abhängt. Ein entscheidendes Kriterium für eine gute Funktion bzw. Stressresilienz ist, wie gesund und ausgeschlafen wir sind und wie viel Energie uns zur Verfügung steht. Dabei spielt auch eine Rolle, welche Qualität unsere Nahrung hat und wie gut wir sie verstoffwechseln können.

Atemmuster

In diesem Zusammenhang werden Atemmuster wichtig, denn Sauerstoff ist genau wie Glukose ein wichtiger Treibstoff fürs Gehirn. James Nestor, der Autor des Buchs »Breath – Atem: Neues Wissen über die vergessene Kunst des Atmens« ist der Überzeugung, dass viele Menschen heutzutage verlernt haben, gut und effektiv zu atmen. Viele Symptome ernster Erkrankungen lassen sich auf den Verlust einer ertragreichen Atmung sowie der Leistungsfähigkeit der Lungen zurückführen.

»In den 1980er-Jahren versuchten die Autoren der Framingham-Studie, eine 70 Jahre dauernde Langzeituntersuchung von Herzerkrankungen, herauszufinden, ob die Lungengröße tatsächlich mit der Lebenserwartung zusammenhing. … Sie stellten fest, dass ›der sicherste Indikator für die Lebenserwartung tatsächlich nicht, wie oft vermutet, die Gene, die Ernährung oder die tägliche Bewegung waren, sondern die Lungenkapa-

Vagusnerv

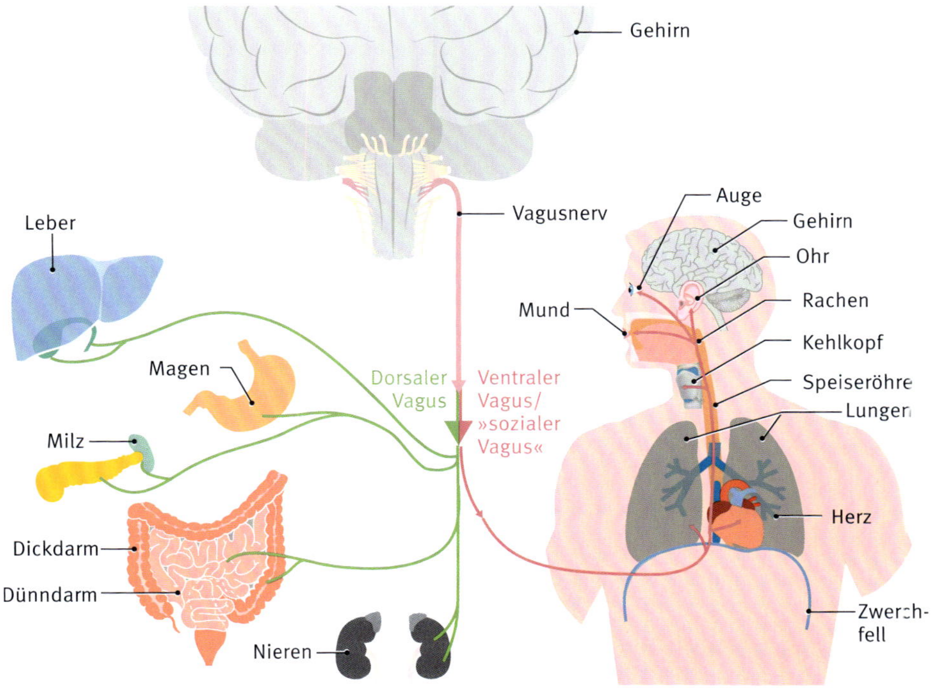

Nowak, A. Tinnitus loslassen. Stuttgart: TRIAS; 2024

zität.‹ … Unsere Fähigkeit, tief Luft zu holen, war laut den Forschern buchstäblich ein Maßstab für die Lebensfähigkeit.«[12]

Weiterhin führt James Nestor aus, dass die Lunge zwischen dem 30. und 50. Lebensjahr etwa 12 % Kapazität verliert. Der Verlust beschleunigt sich mit zunehmendem Alter. Man muss in der Folge also schneller und angestrengter atmen. »Diese Atemweise führt zu chronischen Problemen wie Bluthochdruck, Immunschwäche und Angststörungen.« Auch lässt die Effektivität des Nervensystems mit dem Alter nach, sagt Dr. Philip Eckardt, der Begründer der Neurofunktionellen Integration. Ab dem 40. Lebensjahr leidet die so wichtige Fähigkeit, mehrere Systeme und Strukturen bei Bedarf zusammenzuschalten, deutlich.[13] Dieser als Kohärenz bezeichnete Vorgang meint zum einen die Fähigkeit, dass ähnliche Zellen zusammenarbeiten, um gemeinsam eine Körperfunktion, wie beispielsweise die Atmung, zu bewerkstelligen. Zum anderen sorgen Verbindungen, sogenannte Gap Junctions, dafür, dass sich Systeme zu größeren Organisationsstrukturen zusammenschließen. So werden Nervenzellen oder ganze Gehirnareale und Körpersysteme zusammengeschaltet, um auch bei Belastung als Funktionseinheit die Sauerstoffversorgung des Körpers sicherzustellen.

Ich will diese Aussage an dem vorhin gewählten Beispiel Radiostation verdeutlichen: Sobald die Sendefrequenz des Senders (Gehirn) und die der Verbindung zum Radioempfänger (Zwerchfell oder andere Muskeln) nicht übereinstimmt, kommen die Signale nicht richtig oder nur teilweise an. Das führt in der Folge zu einer fehlerhaften Ausführung der Funktion. Am Beispiel der Atmung kommt es zur Ausbildung von Symptomen wie Kurzatmigkeit, Husten oder Verspannung der Atemhilfsmuskulatur. Auf Ihren Rücken bezogen bedeutet das, dass der Musculus quadratus lumborum bei der Einatmung unterstützen muss. Er ist dann also nicht nur aufgrund von Rückenproblemen verspannt, sondern auch, weil man Schwierigkeiten hat, Luft zu bekommen. Das bedeutet, dass körperliche Symptome sowohl bei einem Funktionsproblem im Bewegungsapparat als auch bei einer Fehlsteuerung im Nervensystem auftreten können.

James Nestor führt in seinem Buch »Breath« aus, dass vor allem ein betontes und funktionelles Ausatmen die Atemfunktion verbessert. Je vollständiger man ausatmet, desto mehr werden die elastischen Anteile von Lunge und Zwerchfell vorgedehnt, wodurch das Einatmen wie von selbst erfolgt. »Ein durchschnittlicher Erwachsener nutzt nur 10 % des Spielraums, den das Zwerchfell bietet, für die Atmung. Das überlastet das Herz, überhöht den Blutdruck und verursacht Kreislaufprobleme. Wenn man 50 % der Kapazität des Zwerchfells für die Atmung einsetzt, sinkt die Belastung des Herz-Kreislauf-Systems, und der Körper arbeitet effizienter.«[14]

Sobald das Gehirn das Gefühl hat, nicht genug Sauerstoff für seine geplanten Aktivitäten zur Verfügung zu haben, gerät es unter Stress. Ganz entscheidend für sein Sicherheitsgefühl ist die ausreichende Versorgung des Körpers mit Sauerstoff. Ist diese nicht gegeben, bremst es als Zentrale alle motorischen Vorgänge ab.

Die Ursache dafür ist eher selten, dass sich im Blut tatsächlich zu wenig Sauerstoff befindet. Wenn dieses Gefühl auftritt, atmen wir meist zu schnell und oberflächlich. Je mehr Stress wir empfinden, desto mehr atmen wir in die oberen Anteile der Lunge und benutzen die Atemhilfsmuskulatur (z. B. die Serratus-Muskulatur) für die Einatmung.

Ruhiger werden wir, wenn wir die Ausatmungsphase bewusst verlängern. Im flachen Schnellatemmodus gelangt zwar genug Sauerstoff in die Lunge, doch kann er nicht in die Zellen gelangen, weil der Kohlendioxidspiegel im Blut zu gering ist. Nur eine ausreichende Kohlendioxidkonzentration lässt das Gewebe entspannen. Dann kann der Sauerstoff in die Zellen gelangen. Diesen Prozess und die Verbesserung der Leistungsfähigkeit beeinflussen wir über die Art und Weise, wie wir atmen. Da Übungen, die zu einer Verbesserung der Atemdynamik führen auch die Fähigkeit zur Entspannung fördern, gibt es im Übungsteil (Seite 92) gezielte Atemtechniken, die die Zwerchfellaktivität beeinflussen.

Neben dem Herzen ist das Zwerchfell für unser Überleben der wichtigste Muskel im Körper. Es füllt die Lunge viele Male am Tag mit Luft und sorgt so für eine ausreichende Sauerstoffzufuhr. Lage und Funktion des Zwerchfells beeinflussen die Stabilität im Rumpf, die Herzfrequenz und auch unsere Emotionen.

Über die Funktion und Arbeitsweise des Zwerchfells (Diaphragma) kann man die eigene Rumpfstabilität verbessern. Die Zwerchfellaktivität stabilisiert und massiert die Bauchorgane und die Wirbelsäule bei Bewegung. Zusammen mit den tiefen Rumpfmuskeln erzeugt das Diaphragma einen starken Druck im Bauchraum, den Sie beim Toilettengang spüren können. Ähnlich wie der Psoas-Muskel kann das Diaphragma die emotionale Stimmung und sogar die Funktionsweise des Beckenbodens beeinflussen.

Übrigens ist das Zwerchfell an den oberen Lendenwirbeln befestigt. So kann ein verspanntes Diaphragma durchaus die LWS-Funktion beeinträchtigen. Weiterhin ist es ist über die Zentralsehne (Centrum tendineum) mit dem Herzen verbunden. Das bedeutet, dass jede korrekte Ein- und Ausatmung über die Zwerchfelltätigkeit auch die Herzaktivität positiv beeinflusst.

Das Atemzentrum, das im Mittelhirn sitzt, spielt eine sehr wichtige Rolle in der Überlebensmotorik. Dort werden nicht nur die angesprochenen Schutzmuster geschaltet, sondern auch lebenswichtige Funktionen geregelt. Sobald Überlebensmuster aktiviert werden, steigen Herzfrequenz, Atemfrequenz und Blutdruck, um dem Körper Höchstleistungen zu ermöglichen. Auch wird die Stimme heller und durchdringender. Da Schmerzen beim Flüchten nicht einschränken dürfen, setzt das Gehirn im Überlebensmodus die Schwelle für das Schmerzempfinden nach oben.

All das sind unbewusste Prozesse, auf die wir keinen Einfluss haben. Aber auf unsere Atmung können wir bewusst Einfluss nehmen und Stressprogramme wirkungsvoll beeinflussen. Da die Sauerstoffversorgung für das Gehirn oberste Priorität hat, kann das Wiederherstellen eines physiologischen Atemmusters die gesamte körperliche Leistungsfähigkeit verbessern.

Hier kommt der Vagusnerv ins Spiel. Von dem 10. Hirnnerv haben Sie vielleicht schon gehört. Er wird in letzter Zeit häufiger erwähnt. Er hat vor allem die Aufgabe, Lunge, Herz und Bauchraum sowie Teile des Munds,

Rachens und der Kopfhaut zu versorgen. Dies tut er vor allem sensorisch, das heißt, er bringt die Signale von dort in unsere Zentrale, bevorzugt in die Inselrinde.

Sie steht in einem engen Austausch mit dem Frontallappen des Großhirns, der im weitesten Sinne für die Datenverarbeitung verantwortlich ist. Hier sitzen die Funktionen »Persönlichkeit«, »Selbstkonzept« und »Vorstellungsfähigkeit«. Weiterhin kontrolliert dieser Hirnanteil die Aufmerksamkeit und geplante Aktionen und reguliert die verarbeitenden Prozesse so, dass man auf Situationen angepasst reagiert.

Wenn man beispielsweise im Stressmodus nur auf eine reduzierte Frontallappenfunktion zurückgreifen kann, fällt es einem schwer, die Konsequenzen des eigenen Handelns abzuschätzen oder komplexe Abläufe überhaupt zu planen. Man neigt dazu, sich an (irrelevanten) Details festzuhalten und kann so ungenügend auf aktuelle Anforderungen reagieren. Unter Stress achtet man weniger auf Regeln, sondern neigt zu einer erhöhten Impulsivität. Langfristiger Stress kann zu Antriebsstörungen oder einer verminderten Leistung von Kurzzeit- und Arbeitsgedächtnis führen. Konzentrieren oder das längere Ausführen einer Aufgabe fällt einem schwer, genauso wie das Auswerten von Situationen und das Ziehen richtiger Schlüsse. Geht es Ihnen auch so, dass Sie sich manchmal eher »auf den Mund gefallen« fühlen und Sie sich nach einer bestimmten Situation über sich ärgern, weil Sie zu wenig spontan und kreativ reagiert haben?

»Im Stress« schaltet sich das bewusste Denken zugunsten einfacherer Bewegungsmuster aus, die in einem Alarmzustand geschalten werden (Überlebensmodus, Seite 46).

Im Umkehrschluss bedeutet das, dass wir indirekt die Funktionen der Temporallappen aktivieren, sobald wir uns mit der Innenwahrnehmung beschäftigen. Das tun wir, indem wir gezielt Details aus Umwelt und Bewegungsapparat, wie unter »Sensorische Vorbereitung« (Seite 88) und im Kapitel »Informationen aus dem Innenleben« (Seite 51) beschrieben, an die Zentrale übermitteln. Diese Daten ermöglichen der Inselrinde, unser Innenleben besser einzuschätzen und wirken so beruhigend. Sie aktivieren mit dieser Art des Trainings auch die regenerativen Funktionen Ihres vegetativen Nervensystems.

Die Unterteilung des Nervensystems in einzelne Funktionsgebiete ist in erster Linie didaktisch. Seine Aufgabe lautet Wahrnehmung, Verarbeitung, Regulation und Koordination. Dazu schaltet es je nach Anforderung alle Anteile zusammen, die für die aktuelle Funktion notwendig sind. Das verläuft im Ruhezustand anders als bei körperlicher Tätigkeit.

Viele der lebenswichtigen Funktionen und einfachen Bewegungsmuster werden im Hirnstamm und Mittelhirn geschaltet, Daher ist es zielführend, Übungsreize dorthin zu adressieren. Das tun wir, indem wir später im Übungsprogramm sensorische und motorische Systeme des Körpers aktiveren. Umfassender werden diese Informationen, wenn wir auch die Funktion der Hirnnerven mit einbeziehen. Das sind periphere Nerven, die aus dem Hirnstamm kommen und Gesicht, Kopf und Hals versorgen.

Zu einem deutlich kleineren Anteil überbringt der Vagusnerv auch Informationen vom Gehirn in die erwähnten Gebiete. Am Beispiel der Radiostation heißt das, dass er mehr Meldungen von den Organen oder Endgeräten zum Sender bringt als von dort zu den Empfängern. Über seine Fasern zum Herzen ist er in der Lage, die Herzfrequenz deutlich zu senken. Zudem regelt er die Sekretion der Bronchialschleimhaut. Diese kleidet die Innenwände der Bronchien aus und produziert Schleim für eine reibungslose Lungenfunktion. Wenn Sie häufig verschleimt sind und sich irgendwie unwohl im Magen-Darm-Trakt fühlen, könnte das ein Hinweis sein, dass Ihr Vagusnerv Zuwendung braucht. Das Auftreten von Spannungskopfschmerzen gehört auch zu seinem Symptomkomplex.

Sein Hirnnervenkern liegt in der Medulla oblongata im Mittelhirn. Dort kommen auch viele propriorezeptive Leitungsbahnen aus dem Rückenmark an. Nun werden die ankommenden Signale dort moduliert, verarbeitet und als Reaktion darauf grundlegende Bewegungen oder Schutzreflexe im Sinne einer Beugung gesteuert. Die vegetativen Anteile des Mittelhirns steuern eine Erhöhung der Herz- und Lungenfunktion, wenn der Sympathikus aktiv ist. Parasympathische Fasern, also der Vagusnerv, wirken dagegen beruhigend auf Herzfunktion und Atmung und erlauben der Verdauung, in Gang zu kommen. Strömen zu viele Reize ein, reagiert der Parasympathikus über und schaltet eine Ohnmacht oder Schockstarre.

Die ebenfalls in der Medulla oblongata sitzenden Hirnnerven 3–5 sind für die Steuerung der Augäpfel, also die Einstellung für ein scharfes Sehen verantwortlich. Hirnnerv 1 und 2 haben eine Sonderstellung. Sie kommen aus dem Zwischenhirn und senden die Informationen aus der Nasenschleimhaut und der Retina, also der Netzhaut, direkt ins Gehirn. So können optische Reize und Geruchsreize sofort für die Überlebensmotorik ausgewertet werden.

Im neurozentrierten Training gibt es den Grundsatz, dass man Funktionen am besten belebt, indem man sich ihre benachbarten Strukturen im Gehirn zunutze macht. Da wir wissen, dass der Vagusnerv aus der Medulla oblongata kommt, bzw. sein Nervenkern dort sitzt, hilft es, seine »Nachbarn« ebenfalls einzusetzen. Das heißt, wir beflügeln seine Funktion, indem wir beispielsweise die Augenfunktionen mit in unser Training einbeziehen. Das tun wir später beim Gleichgewichtstraining (Seite 170): Der 8. Hirnnerv (Nervus vestibulocochlearis) ist für Hören und Gleichgewicht zuständig und sitzt mit seinem Nervenkern in der seitlichen und oberen Medulla oblongata sowie in der sogenannten Pons (Brücke).

Der 1. Hirnnerv, der Nervus olfactorius, ist für Geschmack und Geruch zuständig. Gemeldet werden die Geschmackssignale über dafür vorgesehene Felder in der Zunge. Der vordere Bereich der Zunge wird vom 7. Hirnnerv, dem Nervus fascialis, versorgt, dessen Nervenkern zwischen der Pons (Brücke) und der Medulla oblongata liegt. Signale aus dem letzten Drittel der Zunge übermittelt der 9. Hirnnerv, der Nervus glossopharyngeus. Sein Hirnnervenkern liegt wie der des Vagusnervs in der Außenseite der Medulla oblongata. Außerdem führt er auch Fasern, die zum Parasympathikus, also dem Entspannungs- und Regenerationssystem führen.

All diese Namen müssen Sie sich nicht merken. Viel wichtiger ist die Erkenntnis, dass Sehen, Geschmack und Geruch über die beteiligten Nerven auch im Mittelhirn wirken. Das heißt, die Stimulation dieser Qualitäten kann dort regulierend wirken und dafür sorgen, dass mögliche Schreck- oder Überlebensreaktionen im Anschluss weniger schnell oder weniger stark geschaltet werden. Selbstverständlich aktivieren sie über eine Vagusnervstimulation auch den Wahrnehmungsanteil der Inselrinde und sorgen so für eine Entspannung auf ganzer Linie.

Über die später vorgestellten Atemtechniken aktivieren wir den Nervus vagus, kurz Vagus oder auch den zehnten Hirnnerv, und beeinflussen die Systeme, die unser inneres Milieu stabilisieren. Sendet der Vagus qualitativ bessere Signale, kann das Gehirn Prozesse leichter steuern und fühlt sich sicherer. Weiterhin kann man auch eventuell bestehende Regulations- und Verdauungsprobleme oder chronische Schmerzsyndrome mit dieser Art des Trainings, das ich Ihnen im Übungsteil zur »Vagusnervstimulation« (Seite 198) vorstellen werde, beruhigen. Sie sorgen so für eine tiefgreifende Entspannung im Körper, weil Ihr Gehirn nun übereinstimmende Informationen bekommt. Das beruhigt es und lässt Sie in der Folge locker und entspannt agieren.

Eines der hervorstechenden Merkmale unserer Reizweiterleitung ist, dass sie extrem schnell abläuft. Nerven, die unsere Skelettmuskeln und ihre Längenmessrezeptoren versorgen, übertragen Impulse mit einer Geschwindigkeit von 60–120 Meter/Sekunde. Der sogenannte »helle Schmerz« und Verbrennungsreize werden dem zentralen Nervensystem mit einem Tempo von 10–30 Meter/Sekunde übermittelt. Nur so können wir schnell reagieren und weglaufen, wenn uns Gefahr droht. »Dumpfe« Schmerzen, die

Zwerchfellfunktion

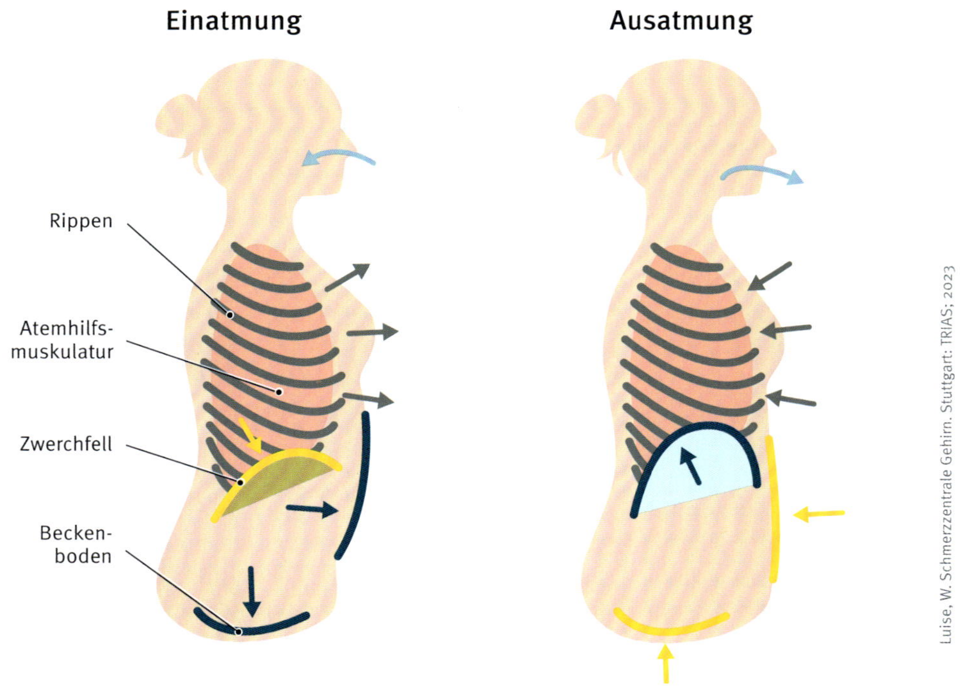

eher aus den Eingeweiden kommen, laufen nur mit 0,5–22 Meter/Sekunde die vegetativen Fasern entlang. Das zeigt, dass diese Schmerzqualität zwar ein gehöriges Unwohlsein anzeigt, aber auf keine überlebenskritische Situation hinweist.[15]

Wenn man beispielsweise nicht gut sieht, kann das Gehirn nur eingeschränkt reagieren, Bewegungen schalten oder das Gleichgewicht halten. Ein unklares Bild bekommt es aber auch, wenn beispielsweise die Augen andere Informationen senden als Haut- und Geweberezeptoren. Sollten diese eine Sachlage anders vermitteln als das Nervenbindegewebe, die Faszien und der Spannungszustand der Muskulatur, wird die Informationslage undurchsichtig. Das Gehirn muss aus all diesen unzähligen Details ein stimmiges Gesamtbild schaffen. Das geht nur, wenn alle Systeme übereinstimmend funken. Ist das nicht so, reden wir im Neuroathletiktraining von einem »mismatch«. Dass ein »Nichtübereinstimmen« Probleme hervorruft und das Gehirn mit Stress darauf reagiert, können Sie sich nach all dem bisher Gelesenen bestimmt vorstellen. Deshalb ist es eine gute Idee, sich nicht nur mit der Vagusnervfunktion zu beschäftigen. Je besser Ihr gesamtes System sich auf die Wahrnehmung verlassen und reagieren kann, desto weniger gestresst werden Sie sich fühlen.

Überprüfen Ihrer Atemfunktion

Das Gehirn ist ständig auf der Suche nach Sicherheit und Stabilität. So erlangt es Kontrolle über den eigenen Körper und seine Umwelt.

Bei einer physiologisch guten Atmung zieht sich das Zwerchfell während der Einatmung zusammen und bewegt sich dadurch abwärts. Diese Kontraktion erzeugt einen Unterdruck in der Lunge und drückt von oben auf die Organe im Bauch. Dieser Vorgang bewegt die Rippen nach außen. Atemhilfsmuskeln, wie der Musculus serratus (Seite 36) und die Interkostalmuskeln (Zwischenrippenmuskeln), helfen bei der Bewegung der Rippen nach oben, vorne und außen, so dass sich bei maximaler Einatmung die Lungenflügel vollständig füllen können.

Die Ausdehnung von Brustkorb und Bauch können Sie bei der Einatmung und den Rückgang in die Ruheposition bei der Ausatmung ertasten.

Achten Sie darauf, dass Sie durch die Nase atmen. Sie ist für die Atmung »gemacht« und wärmt die Luft auf dem Weg ins Körperinnere vor und feuchtet sie an. Fremdkörperpartikel werden herausgefiltert und die Immunabwehr des Körpers setzt schon hier ein. Das Gehirn reagiert nur dann automatisch mit dafür angelegten Steuerungsprogrammen, und nicht, wenn man durch den Mund einatmet.

Ein Ausatmen in Ruhe sollte passiv und nicht durch aktive Muskelanspannung erfolgen. Sobald sich das Zwerchfell entspannt, dehnt es sich nach oben aus. Der Brustraum verkleinert sich dadurch und die Atemluft strömt durch dieses Engerwerden aus der Lunge heraus (Abbildung, Seite 70). Arbeitet das gesamte System funktionell gut zusammen, gehen Brustkorb und Bauchmuskeln aufgrund ihrer Elastizität wieder in die Ausgangsstellung zurück. Hat man sich unphysiologische Atemmuster angewöhnt, findet das letzte Ausatmen durch ein Herauspressen der Luft statt. Diese verstärkte Ausatmung geschieht vor allem über die Bauchmuskeln und die inneren Zwischenrippenmuskeln. Sie ziehen den Brustkorb nach unten, wodurch sich sowohl der Brustkorb als auch der Raum unterhalb des Zwerchfells verkleinern.

Entspannung auf der ganzen Linie

Hier ein kurzer Exkurs in die ganzheitliche Körperarbeit. In der Kinesiologie gibt es einen Ansatz, der Brain-Gym® (= Hirngymnastik) heißt. Er strebt an, Körper, Geist und Seele auf allen Ebenen in Einklang zu bringen.

Aus diesem Konzept nutzen wir später zwei dynamische Dehnungen. Sie erreichen die Beinmuskeln, die in einem Schutzmodus oder einer Fluchtreaktion aktiv sind. Zeitgleich werden dabei über sympathische Fasern auch Herz, Lunge und die Energiebereitstellung geweckt, um das Rennen um Ihr Leben zu ermöglichen. Beide Reaktionen und weitere reflektorische Verschaltungen machen ein potenzielles Flüchten möglich.

Wenn Sie diese Muskeln lockern, erfahren Sie eine tiefgehende Entspannung aller dieser Systeme. Wegen der Dämpfung der sympathischen Reaktionsmuster fühlen Sie sich nach so einer dynamischen Dehnung innerlich ruhiger oder können tiefer atmen. Auch Ihr Pulsschlag wird sich durch die nun mögliche parasympathische Aktivität senken.

Die für diese Art der Übungen typische dynamische Ausführung spricht die Propriorezeptoren sämtlicher beteiligten Strukturen an. Das liefert dem Gehirn ein klares Bild über die Extremitäten, die sich dabei bewegt haben. So kann es im Anschluss die Strukturen freistellen und sie in ihrem normalen Aktionsradius gewähren lassen. Um sich diesen positiven Effekt zunutze zu machen, können Sie die vorgestellten Entspannungsübungen aus dem Brain-Gym®-Konzept (Seite 182) einfach zwischendurch ausführen.

Starker Rücken auch im Alltag

Um gut durch den Tag zu kommen und den Rücken immer wieder zu lockern, wäre es eine gute Idee, die später im Übungsteil vorgestellten Anregungen regelmäßig durchzuführen. Eine Aktivierung der Bauchmuskulatur bewirkt nach dem Prinzip der selektiven Aktivität eine Entspannung des unteren Rückens. Dafür brauchen Sie sich nicht extra Ihre Sportklamotten anzuziehen oder Ihre Fitnessmatte herauszuholen.

Ich bin ein Fan von Techniken, die man schnell in seinen Alltag übernehmen kann. Kein Mensch hat Lust, ins Fitnessstudio zu gehen, wenn es ihm schlecht geht. Sicherlich ist es gut, sich anzustrengen und auch regelmäßig zu schwitzen. Dagegen ist absolut nichts einzuwenden. Doch die späteren Übungen sind bewusst so ausgewählt, dass Sie sie in Ihren Tagesablauf oder auch in die Hausarbeit einbauen können. Dazu brauchen Sie nicht mehr als sich selbst und etwas Platz. Sie können einzelne Lektionen als aktive Pause einsetzen, um sich danach wieder einsatzbereit zu fühlen.

Ich habe bei den folgenden Übungen darauf geachtet, dass Sie sie jederzeit und überall ausführen können. So können Sie gleich losturnen, sobald Sie eine Verspannung spüren. Sollten Sie eine Jacke oder einen Pullover tragen, wird niemand sehen, was Sie tun, selbst wenn Sie sich an einem vollen Bahnsteig bewegen. Auch wenn Sie wissen, dass Sie ein stressiger Tag erwartet oder Sie eine körperliche Tätigkeit planen, können Sie ein paar dieser Inhalte zur Vorbereitung nutzen.

Zuerst geht es im Übungsteil um Bewegungen, mit denen Sie sich kurz und knackig während Ihres Tages lockern können. Sie arbeiten über Hüften und Becken, um Ihren Rücken schmerzfrei agieren zu lassen. Anfangs werden Sie die Übungen im Liegen ausführen. So können Sie sich voll auf Ihren Rücken konzentrieren und fühlen, ob Sie die gewünschte Reaktionen tatsächlich erhalten.

Wenn Sie das sicher erlernt haben und Ihr Rücken weniger Schmerzen funkt, können Sie üben, die Stellung Ihres Beckens jederzeit an die aktuell geforderte Situation anzupassen. Später geht es darum, das Becken über die im theoretischen Teil (Seite 41) vorgestellten Hüftmuskeln auch unter Belastung zu sichern. Es ist das erklärte Ziel dieses Buchs, dass Sie in Ihrem Alltag wieder schmerzfrei unterwegs sind. Das können Sie, wenn Sie alle wesentlichen Strukturen propriorezeptiv erfasst haben und Ihrem Gehirn über dosierte Bewegungen Sicherheit signalisieren.

Weiterhin müssen Sie Ihre Becken-Lenden-Region stabilisieren können und diese Stabilität auch unter Belastung beibehalten. Deshalb zeige ich Ihnen später Übungen, die Sie im Stehen, Gehen und beim Treppesteigen ausführen können. Nur so ist gewährleistet, dass Ihr Rücken wieder automatisch mitmacht.

Wenn Sie von nun an regelmäßig üben und die Tipps beherzigen, werden Sie sich wieder belasten können. Aber Sie sollten sich an die vorgeschlagene Reihenfolge halten. Die ist bewusst so gewählt, dass sowohl Ihre geplagten Strukturen als auch Ihr Gehirn die notwendige Zeit bekommen, die Lerninhalte zu verarbeiten. Erst wenn Sie die wesentlichen Schritte gespeichert und automatisiert haben, können Sie wieder durchs Leben gehen, ohne an Ihren Rücken denken zu müssen.

Ich wünsche Ihnen viel Spaß auf dem Weg, der vor Ihnen liegt! Genießen Sie ihn und halten Sie inne, wenn Sie spüren, dass Sie einen Schritt in die richtige Richtung geschafft haben. Dann atmen Sie innerlich durch und sind bereit, das Gefühl der Schmerzfreiheit abzuspeichern. Das ist eine der wesentlichen Voraussetzungen für das Erreichen einer lockeren Belastbarkeit.

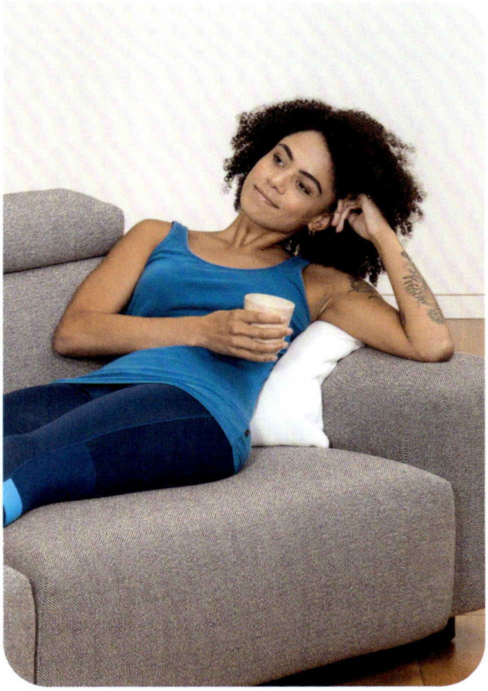

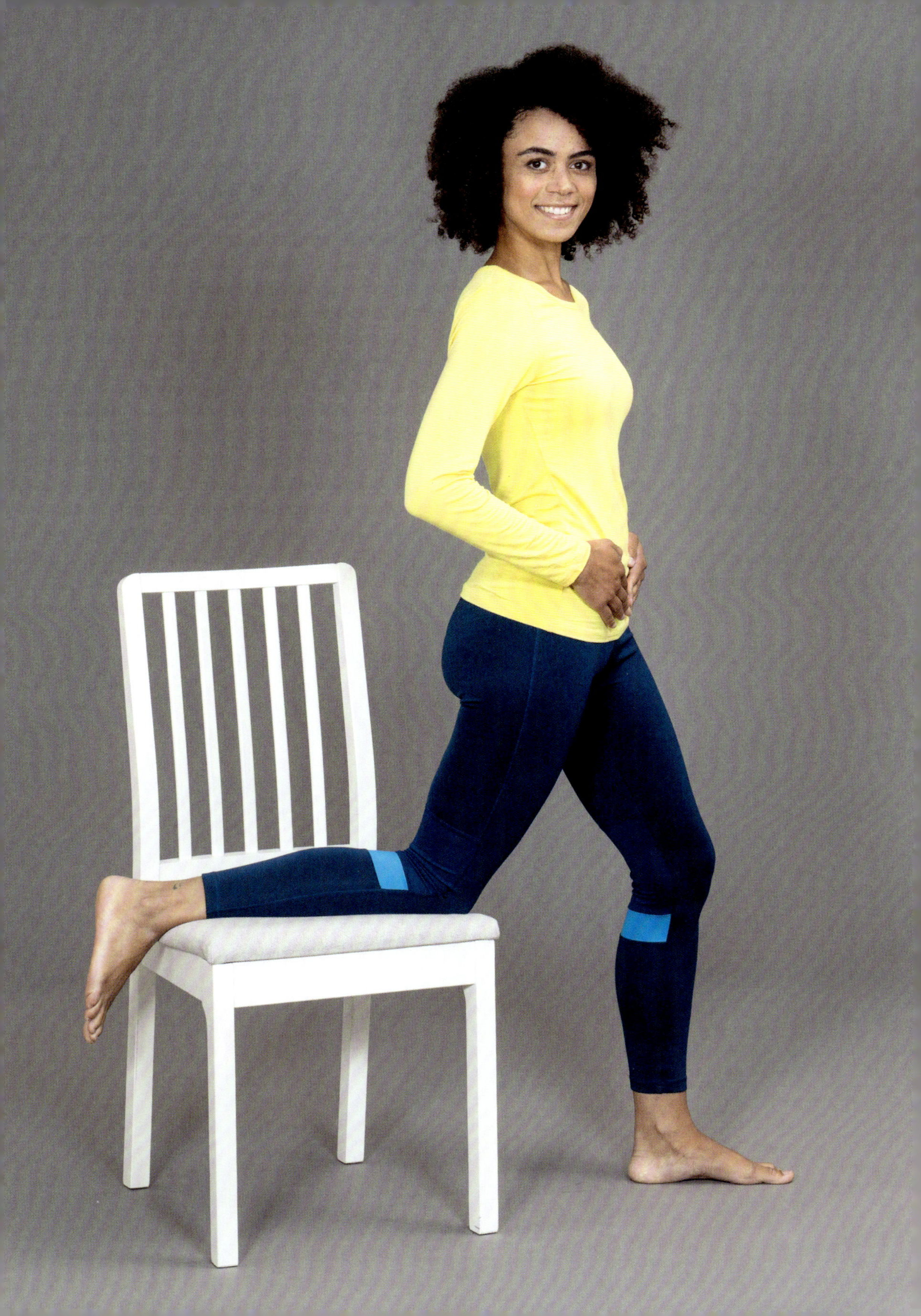

Wie Sie Ihren Rücken zähmen

Nach all der Theorie brennen Sie jetzt sicherlich darauf, das Ganze auszuprobieren, oder? Hier geht es zum praktischen Übungsprogramm.

Neurozentriertes Vorgehen verstehen

Mir geht es in diesem Buch vor allem darum, dass Sie die komplexen Zusammenhänge in Ihrem Körper begreifen. Die eigentliche Bedeutung des Wortes »begreifen« ist, dass Sie dadurch Wechselbeziehungen verstehen.

Während seiner Entwicklung lernt ein Kind, indem es seine Umwelt und Gegenstände, die ihm begegnen, be-greift. Dieses Berühren und bewusste Erfühlen Ihrer Körperteile wird Sie verstehen lassen, wo die Strukturen liegen und wie sie zusammenarbeiten. Daher ist es enorm wichtig, dass Sie sich vor allem am Anfang viel Zeit nehmen, in Ihren Körper hineinzufühlen.

Das kann gezielt bei den Übungen sein, aber auch, wenn Sie auf dem Weg zur Arbeit sind. Was genau machen Ihre an der Rückenfunktion beteiligten Strukturen, wenn Sie sich in die S-Bahn oder ins Auto setzen, wenn Sie aussteigen, kuppeln oder bremsen? Sind Sie dabei selbst aktiv, wird sich Ihr Körper gut auf die Aktion einstellen können. Ganz anders dagegen ist, wenn Sie Beifahrer sind oder Ihr Zug unvermittelt anhält. Dann hat Ihr Gehirn die Situation nicht vorbereitet, sondern muss auf die schnell eintretenden Veränderungen reagieren. Das kann mit einer schmerzenden Lendenwirbelsäule zu einer ungeahnten Herausforderung werden. Denn möglicherweise belegt das Gehirn diese unvermutete Bewegung im Anschluss mit einem Schutzprogramm. Das heißt, dass während oder nach der unvermittelten Bewegung der Ihnen gut bekannte Schmerz auftaucht.

Wie Sie dem Kapitel »Die Rolle von Schmerzen« (Seite 56) entnehmen können, löst nicht die plötzliche Gewichtsverlagerung durch das unvermittelte Bremsen des Zugs das Unwohlsein aus. Vielmehr bedeutet die Tatsache, dass Ihr Gehirn nicht einordnen kann, was diese Bewegung im Unterkörper alles bewirkt hat, eine Verunsicherung. Die Zentrale wird eher Schmerzen senden, wenn sie aufgrund des (vielleicht schon lange anhaltenden) Schmerzzustandes aus dem Rücken unklare oder auf einmal verstärkt Informationen bekommt. Je besser die Details sind, die Sie Ihrem Gehirn bieten, desto seltener wird es diese Schutzreaktion schalten müssen. Genaue Meldungen senden Sie beispielsweise, wenn Sie Ihre Wahrnehmungsfähigkeit trainieren. Weiterhin, indem Sie sich fein gesteuert bewegen und alle Strukturen mit einbeziehen, die für einen qualitativ hochwertigen Bewegungsablauf notwendig sind.

Diese Art der Aktivität verbessert die Fähigkeit, auf Anforderungen von außen reagieren zu können. Weil das Gehirn genügend Daten aus dem Körper bekommt, kann es lockere und ausbalancierte Bewegungen schalten. Das wird Ihnen im Alltag helfen. Daher ist es eine gute Idee, jede Übungseinheit mit Elementen der Sinneseindrücke zu beginnen und zu beenden. Auch wenn Sie nicht turnen, sondern im Alltag unterwegs sind, lohnt es sich, immer wieder in sich hineinzuspüren.

Wir legen zu Beginn den Schwerpunkt auf Schmerzlinderung. Wie Sie nun wissen, produziert das Gehirn Schmerzen häufig nur als ein Symptom. Und das wird es immer seltener tun, wenn Sie ihm in Zukunft genaue Informationen bieten. Manch eine Übung wird Ihre Beweglichkeit im ersten Moment möglicherweise verkleinern. Das bedeutet keine echte Verschlimmerung Ihrer Beschwerden und ist vor allem kein Beweis dafür, dass Ihr Rücken nicht mehr belastbar werden wird. Im Gegenteil ist diese Tatsache eher eine Chance, zu erkennen, was Ihrem Bewegungssystem und Ihrem Gehirn für eine sichere Beurteilung der Lage fehlt. Wenn Sie diese Fertigkeiten trainieren, werden Sie langfristig belastbarer werden. Sobald Ihr Gehirn diese Lerninhalte integriert hat, werden Sie entspannter und höchstwahrscheinlich schmerzfreier durchs Leben gehen. Der Übungsteil zur »Vagusnervstimulation« (Seite 198) wird Ihnen noch eine andere Seite der Wahrnehmung aufzeigen. Nämlich die, mit der Sie Ihre Innenwahrnehmung beeinflussen können. Mit diesen Reizen erreichen wir die bereits angesprochene Inselrinde und sorgen so für eine Entspannung auf tieferer Ebene.

Egal in welcher Phase der Rehabilitation Sie sich befinden: Sie sollten immer im Hinterkopf haben, dass Ihr Körper die bestehenden Schutzprogramme erlernt hat. Falls Sie schon lange mit Ihrem Rücken zu tun haben, hat Ihr Gehirn die auftretenden Schmerzreaktionen tief verinnerlicht und ruft sie eventuell automatisch ab.

Sie werden diese Muster verändern können, wenn Sie sich die dafür notwendige Zeit zum Umlernen geben. Das schaffen Sie, indem Sie Ihrem Gehirn regelmäßig gut verwertbaren Input zur Verfügung stellen. Also mindestens so lange, bis Ihre Symptome verschwunden sind. Dabei hilft, dass Sie sich voll und ganz auf die Übungen konzentrieren und diese nicht nebenbei ausführen. Nehmen Sie bewusst wahr, wie Sie sich vor und nach dem Üben fühlen. So können Sie erspüren, wann Sie auf dem richtigen Weg sind und wann Sie sich wieder in Richtung Schmerzen bewegen. Achten Sie am besten während des ganzen Tages darauf, was Ihnen guttut und was nicht. Dann können Sie Ihre Bewegungsmuster umprogrammieren.

Damit Ihr Körper all das tatsächlich begreifen kann, müssen Sie ihm Zeit geben. Bis zu 40 Übungsstunden oder 100 000 Wiederholungen braucht ein Gehirn, bis es ein Programm abgespeichert hat. Überlegen Sie mal, wie oft ein Kind hinfällt, ehe es sicher laufen kann. Schmerzfrei werden ist natürlich etwas anderes als Laufen lernen. Doch um die dafür notwendigen positiven Feedbackschleifen zu automatisieren, sollten Sie sich im Alltag immer wieder mit Ihrer Becken-Lenden-Region beschäftigen. So erfassen Sie wichtige Funktionszusammenhänge für ein lockeres Leben. In der Folge kann Ihr Gehirn lernen, eventuell vorhandene Defizite aufarbeiten und vor allem die im Theorieteil angesprochenen schmerzhemmenden Nervenbahnen zu aktivieren. So ebnen Sie sich selbst den Weg zu einem entspannten und schmerzfreien Alltag.

Unser Gehirn ist sehr flexibel und lernt immerzu. Nutzen Sie diese Fähigkeit für sich und Sie werden sehen, dass Sie in der Zukunft bedeutend leichter durchs Leben kommen. Dafür ist es wichtig, täglich ein paar Minuten zu üben und vor allem nachzuspüren, was die Übungen verändern. Dann nehmen Sie die gezielt adressierten Informationen bewusst auf und Ihr Gehirn kann daraufhin Bewegungsfähigkeit freigeben. Daher sollten Sie sich bei jedem Durchgang bewusst machen, wie es Ihrem Rücken vor und nach den Übungen geht. So helfen Sie Ihrem Gehirn über die Wahrnehmungsfähigkeit beim Lernen und Automatisieren. Es registriert so leichter, dass Sie nach einer Aktivität bestimmte Dinge besser tun können. Ohne ein bewusstes Registrieren der Fortschritte dauert das Neuprogrammieren länger.

Am besten schreiben Sie sich Ihre Ergebnisse auf. Die Vorgehensweise und für diesen Zweck geeigneten Testbewegungen stelle ich Ihnen gleich vor. So können Sie Ihre Entwicklung und vor allem die Veränderung des Schmerzgeschehens dokumentieren. Legen Sie sich ein eigenes Buch an, in dem Sie Ihre Ergebnisse und Einschätzungen notieren können. Das kann ein schönes Journal oder ein Schreibheft sein, in dem Sie Ihre Erfolge festhalten.

Vorgehensweise

Nehmen Sie sich täglich Zeit, um zwei Übungen für die Verbesserung der Sensorik, eine zur Mobilisation des Hüft-Becken-Bereichs und eine zur Aktivierung der tiefen Bauchmuskeln zu machen. Suchen Sie sich ein Zeitfenster, das gut in Ihren Tagesablauf passt. Turnen Sie wirklich jeden Tag, bis Sie es sich angewöhnt haben. Wie das tägliche Zähneputzen absolvieren Sie Ihr Programm irgendwann automatisch, wenn Sie merken, dass Ihnen die Übungen helfen.

Für eine positive Motivation überprüfen Sie vor und nach dem Üben Ihren aktuellen Zustand: Richten Sie Ihren Fokus auf das, was sich verändert hat und wo Sie sich im Anschluss besser fühlen. Dann kann Ihr Gehirn das Erlernte als Gewissheit abspeichern. Irgendwann werden Sie tatsächlich üben wollen, weil Sie wissen, dass es Ihnen danach besser geht!

Lockern Sie die relevante Muskulatur so oft wie möglich. Das hilft Ihnen, sich entspannter zu bewegen. Sobald Sie sich aus dem möglicherweise bestehenden Dauerschmerz heraustrainiert haben, können Sie damit beginnen, Ihre Lendenwirbelsäule auch unter Belastung zu stabilisieren. Dazu gibt es im Kapitel »Starker Rücken« (Seite 144) Anregungen, die Sie im Sitzen, Stehen und beim Gehen ausführen können. So können Sie mit wenig Zeitaufwand trainieren, egal, ob Sie gerade zu Hause, in der Mittagspause, im Urlaub oder an der Bushaltestelle sind. Sie müssen dafür nicht extra ins Fitnessstudio gehen. Das macht es Ihnen einfacher, die Inhalte in Ihr Leben zu integrieren.

Zweimal pro Woche nehmen Sie sich etwas mehr Zeit und arbeiten ein Übungskapitel durch. Dabei variieren Sie, ob Sie beispielsweise Ihre Beweglichkeit vergrößern oder die Zusammenarbeit der Rumpfmuskeln verbessern möchten. Je schmerzfreier Sie werden, desto mehr geht es wahrscheinlich um das Training von Alltagsfunktionen. Dafür gibt es Anregungen für Übungen im Stand und beim Gehen im hinteren Teil des Buchs. Auch die Wiederherstellung einer optimalen Gewebefunktion wird eine wesentliche Verbesserung Ihrer Rückenaktivität erzielen. Beginnen Sie damit aber erst, wenn Sie Ihre Bauchmuskeln sicher kontrollieren können und weitestgehend schmerzfrei sind. Sonst kann diese spezifische Aktivierung vorübergehend mehr und länger anhaltende Schmerzen auslösen.

Es ist außerordentlich wichtig, dass Sie die erste Zeit des Programms dafür verwenden, zu erfassen, was für Sie schmerzlindernd wirkt. Sobald Sie das Buch einmal durchgearbeitet haben, wissen Sie, was Ihnen hilft und was Sie noch trainieren müssen. Fortschritte erreichen Sie durch bewusstes Üben. Dabei wird Sie ein regelmäßiger und dosierter Einsatz aller Fähigkeiten weiter bringen als ein schnelles Abarbeiten mit viel Krafteinsatz. Beherzigen Sie das, werden Sie mit den Übungen Ihre Rückenfunktion deutlich verbessern können.

Dokumentation

Um Achtsamkeit zu entwickeln und Ihre Ergebnisse festzuhalten, eignet sich die eben vorgestellte Vorgehensweise. Sie können mit der Skala 0 bis 10 arbeiten oder mit Ihren eigenen Worten ausdrücken, wie Sie sich in Ihrem Körper und an bestimmten Körperstellen fühlen.

Verweilen Sie ruhig bei der Frage, was genau Ihnen das Gefühl »gut« sagt. Seien Sie beim Erspüren von Schmerzfreiheit genauso schöpferisch wie im Benennen eines Unwohlseins. Wenn ich Patienten nach einer schmerzlindernden Technik frage, wie es ihnen geht, sagen sie häufig »gut«. Punkt. Nichts weiter. Meist hat man viel weniger Begriffe für einen guten Zustand als für einen unangenehmen.

Ich stelle oft fest, dass Menschen mit Schmerzen sehr viele verschiedene Varianten von »es tut weh« beschreiben können. Sie wissen nicht nur genau, wann in welcher Phase der Bewegung der Schmerz auftritt. Sie sind häufig auch sehr kreativ darin, Ihren spezifischen Schmerzpunkt zu finden und mir zu demonstrieren. Was ihnen in diesem Moment aber nicht bewusst ist, ist die Tatsache, dass sie mit jedem Auslösen des Schmerzes an diesem Punkt möglicherweise eine Entzündungsreaktion auslösen. Anders gesagt signalisieren sie ihrem Gehirn mit der ausgeklügelten Bewegung, dass die Struktur momentan noch nicht einsatzbereit

Skala 0 bis 10

Mit ihr können Sie gut einschätzen, wie Sie etwas wahrnehmen. 0 steht dabei für »sehr schlecht«, »schmerzhaft« oder »nicht vorhanden«. 10 wäre das allerbeste Gefühl, das Sie sich vorstellen können. Am besten verbunden mit einem inneren Glücksgefühl, in dem Sie spüren, dass Sie auf dem richtigen Weg sind.
Selbstverständlich können Sie diese Festlegung auch umkehren, dann ist für Sie 0 das Beste und 10 das Schlechteste. Sie müssen nur dauerhaft bei dieser Einteilung bleiben, damit Sie die Ergebnisse miteinander vergleichen können.

ist. Hilfreicher wäre es für einen schmerzfreien Zustand, sich nach dem Anwenden einer Technik darauf zu fokussieren, wo sich etwas besser anfühlt als vorher.

Evolutionsbedingt ist es sinnvoll, dass sich ein Individuum nach Störquellen und Gefahren umschaut. Jedes Gehirn macht das automatisch und fokussiert sich auf das, was negative Auswirkungen auf das eigene Überleben haben könnte. Dazu gehört auch das Auftreten von Schmerzen. Da wir heutzutage aber nicht mehr von einem Säbelzahntiger bedroht werden und die Lebensumstände in den meisten Teilen Europas recht sicher sind, ist es für eine wohltuende Lebensqualität hilfreich, sich auf Positives zu fokussieren. Also fragen Sie sich, was genau sich für Sie gut anfühlt. »Gut« ist eine brauchbare Antwort, aber sie könnte auch »weich«, »locker«, »warm«, »entspannt«, »wohltuend« ... lauten. Starten Sie eine persönliche Challenge und sammeln Sie genauso viele Beschreibungen für einen angenehmen Zustand, wie Sie sie für unangenehme Gefühle im Repertoire haben. Beobachten Sie dabei, dass Ihnen das an guten Tagen bedeutend leichter fallen wird als an solchen, an denen Sie morgens mit dem falschen Fuß aufgestanden sind. Interessanterweise ändert sich die Laune häufig in dem Moment, in dem man sich auf Positives konzentriert.

Dokumentationstipp

Diese Art der Dokumentation wird wichtig, sobald Sie den ersten Schritt in Richtung Schmerzfreiheit bewältigt haben. Das ist das erklärte Ziel dieses Programms.

Um sich bewusst zu machen und zu erkennen, welche der beschriebenen Übungen Ihnen besonders helfen, müssen Sie ihre positive Wirkung aktiv wahrnehmen. So kann Ihr Gehirn die richtigen Schlüsse daraus ziehen und im Anschluss mehr Belastbarkeit freigeben. Dabei hilft es Ihnen, die Wirkung aufzuschreiben und festzuhalten.

Da es anfangs vor allem darum geht, Ihnen die Schmerzen zu nehmen und Sie spüren zu lassen, dass Ihr Rücken einsatzbereiter ist, als Sie denken, sollten Sie spätestens ab den Übungen »Lockerung & Schmerzlinderung« (Seite 98) beginnen, Ihre Ergebnisse zu dokumentieren. Dazu bietet sich die folgende Vorgehensweise an: Führen Sie die Testbewegungen (Hüftbeweglichkeit [Seite 24], Rumpfbeuge [Seite 84] und Gleichgewicht [Seite 86]) vor und nach der Übung durch. Schreiben Sie Ihre Ergebnisse mithilfe der vorgestellten Tabelle auf. Nutzen Sie dafür einfache Zeichen: +, –, = oder ↑, ↓, →, ←.

Notieren Sie auch, wie oft Sie die einzelnen Übungen geschafft haben. Dass daraus Erfolgsergebnisse werden, ist nicht nur für Sie interessant. Ihr Gehirn bewertet im Sinne von Schmerzfreiheit und Sicherheitsbeurteilung auch, wie es Ihrem Rücken nach den Übungen geht. Wenn Sie möchten, kommt nun Ihre persönliche Challenge zum Einsatz, indem Sie die gefundenen Adjektive einer positiven Beschreibung verwenden. Beurteilen Sie, wie locker sich Ihre Hüft-Lenden-Region anfühlt. Natürlich können Sie auch einfach die Skala 0–10 (Seite 79) dafür nutzen.

Die folgende Tabelle eignet sich dazu, die Ergebnisse in Ihr Journal einzutragen. Die dort vermerkten Übungen sind beispielhaft für die aus der Übungsreihe »Lockerung & Schmerzlinderung« (Seite 98). Sie können selbstverständlich auch durch andere Lektionen ergänzt werden. So können Sie nach jeder Übungseinheit dokumentieren, was Sie erreicht haben. Das zeigt Ihnen eine Richtung und Sie halten Ihre Fortschritte fest.

Lassen Sie sich von Ihren Ergebnissen ermutigen und achten Sie in nächster Zeit verstärkt darauf, wann und in welcher Situation Ihre Schmerzen auftreten. Vielleicht können Sie dann eine der Übungen ausführen, die Ihre Verspannung lindert. So registriert Ihr Gehirn, dass Schmerzen auftreten und auch wieder verschwinden. Dann kann es sich sparen, die erwähnten Schutzmuster zu schalten. Außerdem entdecken Sie beim Beobachten vielleicht einen Rhythmus oder Bewegungsabläufe, die Ihnen Schmerzen einbringen. So erfahren Sie, was Sie verändern sollten, damit Sie lockerer durchs Leben gehen.

Vor- und Nachbereitung

Ich habe bis jetzt immer wieder die Wahrnehmungsfunktion herausgestellt. Sie dient nicht nur dazu, dem Gehirn einen Überblick zu verschaffen, in welchem Zustand sich Ihr Körper gerade befindet. Sie vermittelt ihm durch genaue Informationen aus Gelenken, Muskeln, Sehnen und Innenleben vor allem Sicherheit. Weiterhin können Sie das Erspüren auch nutzen, um herauszufinden, wie es Ihnen und Ihrem Rücken gerade geht. Das ist besonders wichtig, wenn Sie das Gefühl haben, immerzu Schmerzen zu haben. Diese Wahrnehmung entspricht meist nicht den Tatsachen. Es kommt einem so vor, weil der Schmerzzustand so belastend ist. Sollten Sie zu häufigen und starken Schmerzen neigen, ist es besonders wichtig, dass Sie darauf achten, wann Sie schmerzfrei sind. Das sollten Sie dokumentieren, weil es Ihnen hilft, sich bewusst zu machen, dass Sie auf dem richtigen Weg sind.

In der Praxis verwende ich den nachfolgenden Fragenkatalog gerne, um Klienten erspüren zu lassen, wie die angewandte Techniken auf sie wirken. Mit ihm können Sie herausfinden, welche Übungen welche Wirkung auf Ihren Rücken haben, und abschät-

Dokumentation der Übungsfortschritte

Datum					
Übung	**Rumpfbeuge**	**Hüftrotation rechts**	**Hüftrotation links**	**Gleichgewicht rechts**	**Gleichgewicht links**
Starterfunktion M. sphincter ani					
Verlängerung der LWS in Rückenlage?					
Entspannung der Hüftbeugemuskulatur					
Entspannung des M. quadratus lumborum					
Lockeres Beckenschieben					
Verbesserung der Hüftstreckfähigkeit					

zen, was Ihnen hilft. Sobald Sie registrieren, dass Ihre Schmerzen weniger werden oder sich bestimmte Teile Ihres Körpers entspannen, können Sie dies als positiv abspeichern.

Wenn Sie dagegen nach einer Übung mehr Schmerzen haben oder sich verspannter fühlen, wissen Sie, dass die Bewegung nicht gut gelaufen ist. Entweder haben Sie sich bei der Durchführung nicht genügend kontrolliert oder Ihr Rücken kann diese Übung noch nicht als positiven Anreiz annehmen. Beides ist möglich. Deshalb halte ich die im Anschluss vorgestellte Form der Eigenkontrolle für außerordentlich wertvoll. Mit ihr können Sie schnell herausfinden, was Ihnen guttut und was Ihren momentanen Zustand verschlechtert. Diese Bewegung sollten Sie dann in nächster Zeit vermeiden. Deshalb ist es sinnvoll, sich diese Fragen zu Beginn und am Ende einer Übungseinheit zu stellen.

Mir geht es darum, Ihnen eine Kontrollmöglichkeit an die Hand zu geben, mit der Sie den Weg in einen besseren Zustand finden können. Fragen Sie deshalb Ihren Rücken und Ihren Körper, ob es Ihnen nach einer Übungseinheit besser geht. Die dadurch entstehende Motivation hilft Ihnen, weiter zu üben, weil Sie Erfolge wahrnehmen.

Stellen Sie sich außerdem etwas Wasser bereit. Nervengewebe braucht Flüssigkeit, um seine Funktion gut erfüllen zu können. Wenn Sie ausreichend davon in Ihrem Körper haben, ist Ihr Nervensystem reaktionsbereit. Dann kann es Impulse schnell zu den ausführenden Strukturen bringen und Feedback verarbeiten.

Legen Sie sich für die folgenden Fragen entspannt auf den Rücken oder setzen Sie sich bequem in einen Sessel. Wichtig ist, dass Ihnen in der gewählten Position nichts wehtut und Sie sich voll auf das Fühlen konzentrieren können. Winkeln Sie die Beine an oder strecken Sie sie aus – wie es sich gerade besser anfühlt. Blenden Sie alle Ablenkungen von außen aus und lernen Sie zu genießen, sich mit sich selbst zu beschäftigen.

Stellen Sie sich also in einer bequemen Position folgende Fragen:

Wie geht es mir aktuell?

- Allgemein?
- Wie geht es momentan meinem Rücken und meinen Schmerzpunkten?
- Wie ging es mir in einer vorherigen, eventuell schmerzhaften Situation?
  Beim Drehen, am Schreibtisch, beim Staubsaugen, bei den Übungen – also dann, wenn Schmerzen oder Verspannungen aufgetreten oder stärker geworden sind. Mit dieser Frage finden Sie heraus, was Sie in nächster Zeit vermeiden oder so ausführen sollten, dass Ihr Rücken keinen Alarm funken muss.

Wo in meinem Körper geht es mir gut?

- Wo fühle ich mich wohl?
  Benennen Sie die Körperteile in Ihrer Vorstellung und fühlen Sie in diese hinein: Was genau lässt sie sich gut anfühlen? Sind sie warm, weich, entspannt, locker … Benennen Sie diese spezifische Qualität mit Ihren Worten und speichern Sie dieses positive Gefühl ab. Das ist das Befinden, das Sie für Ihren ganzen Rücken erreichen wollen.

Wo geht es mir verbesserungswürdig?

- Wo tut etwas weh, wo bin ich verspannt?
  Lokalisieren Sie die Stellen an Ihrem Körper und fühlen Sie ganz genau in diese Körperteile hinein:
  - Was ist wo unangenehm?

- Welche Gefühlsqualität sorgt dafür, dass sich der Rücken nicht gut anfühlt? Spüren Sie nach dem Üben besonders in diese Punkte hinein und schauen Sie, was sich zum Positiven verändert hat. Sollte es dort mehr schmerzen, fragen Sie sich, welche Bewegung möglicherweise den Ausschlag dafür gegeben haben könnte. Und vertrauen Sie diesem Gefühl. Es zeigt Ihnen den Weg zurück in die Belastbarkeit.

Treten diese Schmerzen/Verspannungen häufiger auf?

- Wenn ja, wann?
- In welcher Situation und bei welcher Bewegung?
  Wenn Sie das für sich herausfinden, können Sie dieses Wissen und ein oder zwei erlernte Übungen nutzen, um Ihren Zustand in der Situation zu verbessern, die Sie bei dieser Frage definieren.

Was erwarte ich von dem Buch?

- Was soll es verändern?
- Am Ende der Lektüre fragen Sie sich besser: Was haben mir der Wissenszuwachs und die vorgestellten Übungen gebracht?

Was möchte ich erreichen?

- Am Ende des Buches können Sie sich fragen: Was habe ich gelernt?
- Wie kann ich meine aktuelle Rückensituation verbessern? Welche Übungen helfen mir dabei?
- Was möchte ich »trotz Rücken« unbedingt wieder machen/können/erreichen?

Stellen Sie sich diese Tätigkeit, dieses Urlaubsziel oder den Erfolg bildlich vor. Lassen Sie Ihre Gedanken schweifen und träumen Sie sich in einen lockeren schmerzfreien Zustand, in dem Sie ... wieder machen können. Wenn Sie das öfter tun und sich vorstellen, was Sie hören, riechen, fühlen oder sogar schmecken, wenn Sie diesen Zustand erreicht haben, wird Ihr Unterbewusstsein Sie dorthin bringen. Nehmen Sie jeden noch so kleinen Erfolg auf dem Weg dorthin bewusst wahr und feiern Sie ihn auch als Sieg. Dann bleibt Ihr Unterbewusstsein wach und schaut nach Lösungen, wie Sie zum Ziel kommen können. Mit jeder gewonnenen Etappe vergrößern Sie Ihre Motivation, auch wirklich dort ankommen zu wollen. Probieren Sie es aus, es funktioniert, wenn Sie jetzt am Ball bleiben.

An dieser Stelle noch ein kleiner Tipp: Nehmen Sie sich viel vor, visieren Sie ein großes Ziel an. Kleine Teilerfolge wie »einmal schmerzfrei sein« erreicht man schneller als gedacht. Und dann? Sie wollen doch mehr erreichen! Große Ziele spornen Sie an. Sie sollten sie aber realistisch einschätzen. Wenn Sie vor Beginn Ihrer Rückenschmerzen keine große Sportskanone waren, ist es eher wenig wahrscheinlich, dass Sie eines Tages einen Marathon laufen. Das muss auch kein potenzielles Ziel sein, wenn Sie diesen Wunsch vorher nie gehegt haben.

Fühlen Sie in sich hinein und fragen Sie sich, was Sie in letzter Zeit vermisst haben. Was wollten Sie schon immer einmal tun und woran hat Ihr Rücken Sie vielleicht gehindert? Malen Sie sich dieses Ziel in den allerschönsten Farben aus und machen Sie mit dem folgenden Training den ersten Schritt darauf zu.

Die gute alte Rumpfbeuge

Diese Übung gibt schnell und klar Auskunft darüber, wie es Ihrer Lendenwirbelsäule gerade geht. Nicht nur darüber, wie gut sie sich bewegen lässt, sondern auch, in welchem Spannungszustand die umgebenden Rücken- und Beinmuskeln sind.

Ausgangsstellung: Stellen Sie sich auf beide Beine gleichmäßig hin und stellen die Füße so dicht zusammen, wie es geht.

Durchführung: Bewegen Sie Ihren Kopf langsam nach vorne auf die Brust und lassen Sie die Arme dann in Richtung Fußboden gleiten. Ihr Oberkörper folgt und darf auch etwas rund werden. Die Knie sollen aber gerade bleiben.

Merken Sie sich, wie weit Sie mit den Fingern auf den Boden kommen oder wie viel Abstand am Ende der Bewegung zwischen Ihren Fingerspitzen und dem Fußboden ist.

Feedback durch Testbewegungen

Um zu sehen, ob die folgenden Übungen Ihnen helfen können, machen wir zuerst einige Testbewegungen. Wir brauchen einen aktuellen Ist-Zustand, um einen Vergleichswert für den Zustand nach dem Üben zu haben. So bekommen Sie und Ihr Gehirn sofort ein Feedback, ob es Ihnen nach einer Technik besser oder schlechter geht.

Zieht es irgendwo im Rücken oder in den rückwärtigen Beinmuskeln? Das ist Ihr Ist-Zustand, den Sie sich merken und am besten auch aufschreiben.

Testen Sie mit dieser Bewegung nach einer Übung, ob der Abstand zwischen Fingern und Fußboden kleiner geworden ist, die Rumpfbeuge sich leichter anfühlt oder weniger zieht. Wenn ja, dann ist diese Übung hilfreich für Ihre Beweglichkeit und die Funktion ihrer Lenden-Hüft-Region.

Es kann aber auch sein, dass Ihre gefühlte Bewegungsfähigkeit nach einer Übung geringer ist. Das sollte Sie nicht verunsichern, sondern es gibt Ihnen einen Hinweis darauf, welche Reize Ihr Gehirn momentan noch nicht gut einordnen kann. Wenn Sie diese Funktion in der kommenden Zeit trainieren, wird Ihr Rücken diese Informationen an die Zentrale senden. Je häufiger Sie das machen, desto sicherer wird das Gehirn Signale aus diesem Gebiet einordnen. Wenn Sie also öfter maßvoll üben, was Ihnen Schwierigkeiten bereitet, werden Sie langfristig belastbarer werden.

Achten Sie immer auf Ihr Bauchgefühl und geben Sie anfangs nur wenige und kurze Bewegungsreize. So kann sich Ihr Gehirn an Informationen aus einem Körperteil gewöhnen, den es bis jetzt aus den unterschiedlichsten Gründen geschont hat.

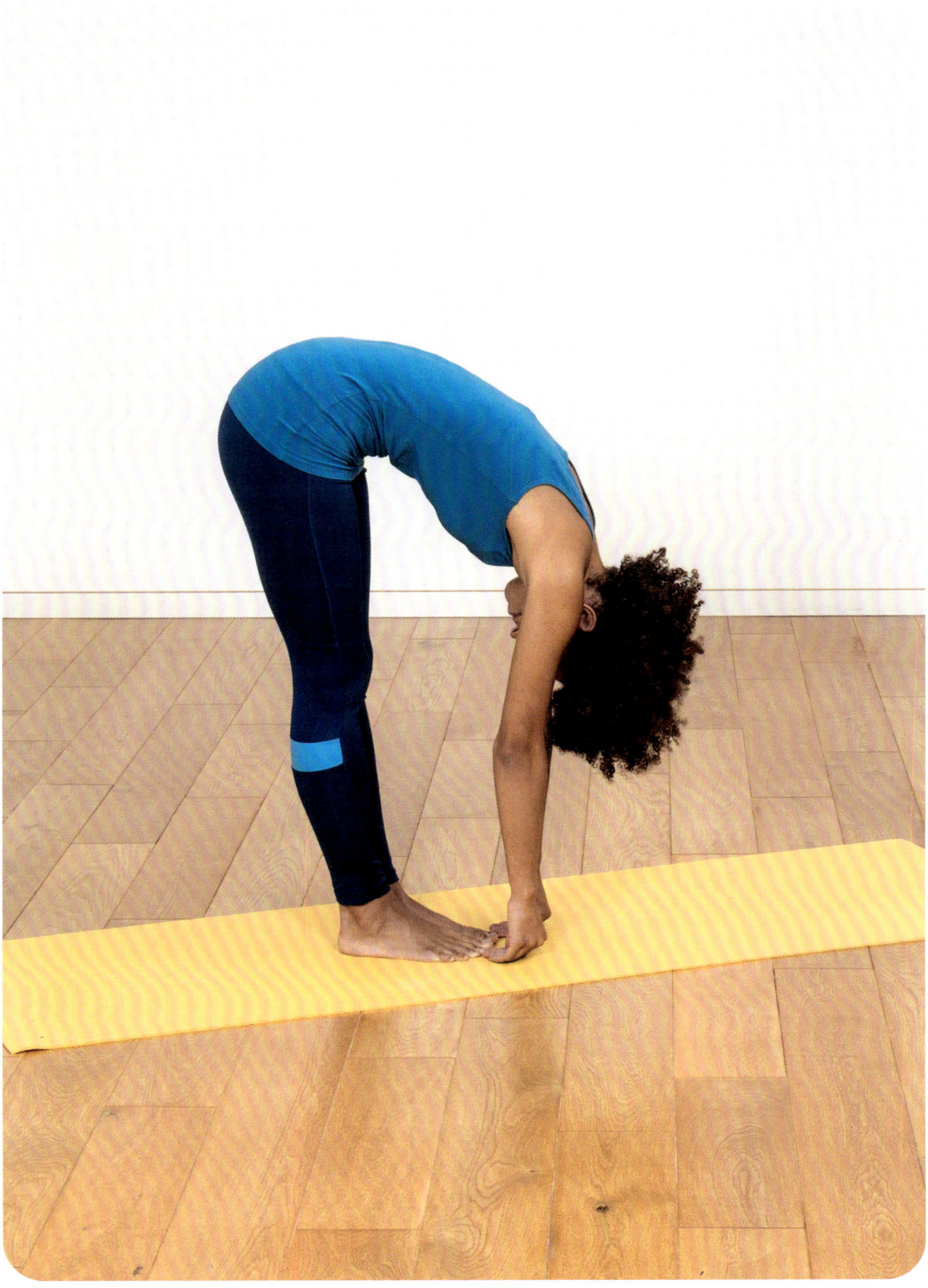

Wie gut ist Ihr Gleichgewicht?

Balance ist eine der wichtigsten Fähigkeiten, die wir im Alltag brauchen. Nur wenn Sie im Rumpf stabil und ausbalanciert sind, können Sie Ihre Arme so einsetzen, wie Sie sie gerade brauchen. Je weniger Sie über Ihre Standfestigkeit nachdenken müssen, desto leichter wird Ihnen Ihr Alltagsgeschäft fallen. Deshalb sollten Sie Ihr Gleichgewicht unbedingt überprüfen.

Im späteren Übungsteil aktivieren wir das Zusammenspiel aller Muskelketten. Diese Fähigkeit ist für ein gutes Gleichgewicht entscheidend. Erinnern Sie sich daran, dass eine sichere Gleichgewichtsfunktion auch Ihr Gehirn beruhigt. Die damit verbundene innere Wahrnehmung sorgt für eine tiefgehende Entspannung.

Ausgangsstellung: Stellen Sie sich auf ein Bein und balancieren Sie sich aus. Wenn Ihnen das schwer fällt, strecken Sie die Arme im 90-Grad-Winkel gerade nach vorne aus. ❶

Durchführung: Warten Sie so lange, bis Sie sicher stehen und schließen Sie dann Ihre Augen. Versuchen Sie, mindestens 20 Sekunden in dieser Haltung zu bleiben. Achten Sie darauf, ob Sie ruhig stehen oder ob Sie Ihre Position mit den Armen ausgleichen müssen. Auch ein Wandern des Fußes zeigt einen eher unsicheren Stand an.

Machen Sie diesen Test danach auch mit dem anderen Bein. Wahrscheinlich können Sie auf einer Seite besser stehen als auf der anderen. Das ist normal, kann sich aber durch Üben auch ändern.

Anmerkung: Sollte Ihnen das sehr schwerfallen, auf einem Bein zu stehen, machen Sie die zweite Variante auf der folgenden Seite: Stellen Sie die Füße wie beim »Tip-Topp« voreinander, nehmen Sie die Arme im 90-Grad-Winkel nach vorne und schließen Sie die Augen, wenn Sie sicher stehen. ❷ Das ist eine leichtere Variante dieses Tests.

Die Ergebnisse sollten Sie aufschreiben, damit Sie einen Vergleichswert haben. Beurteilen Sie, wie sicher oder wie lange Sie auf einem Bein stehen konnten.

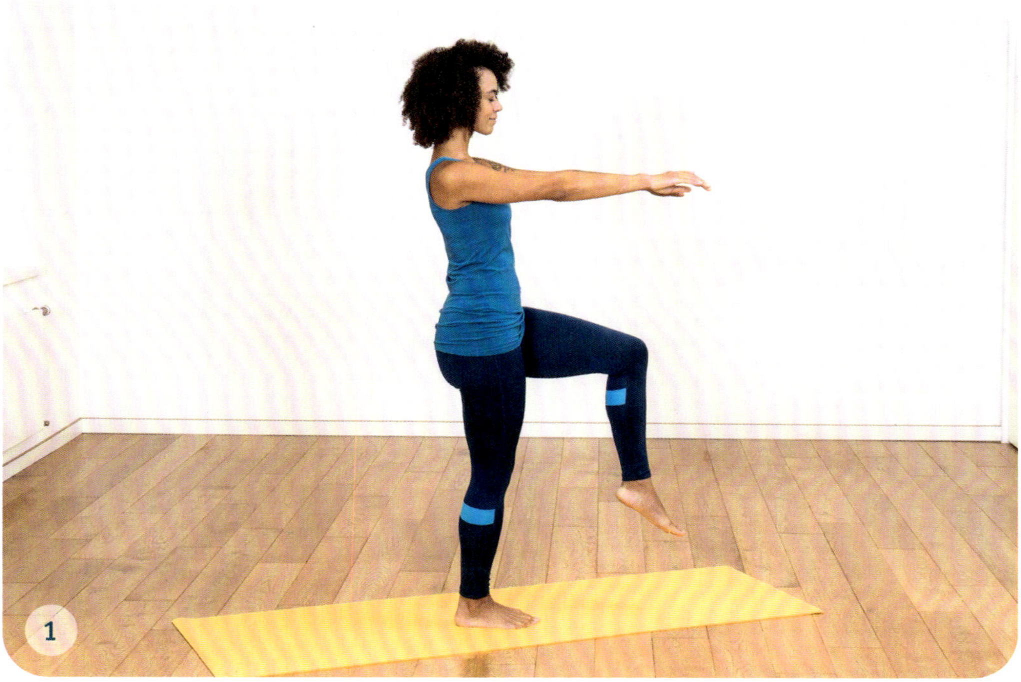
1

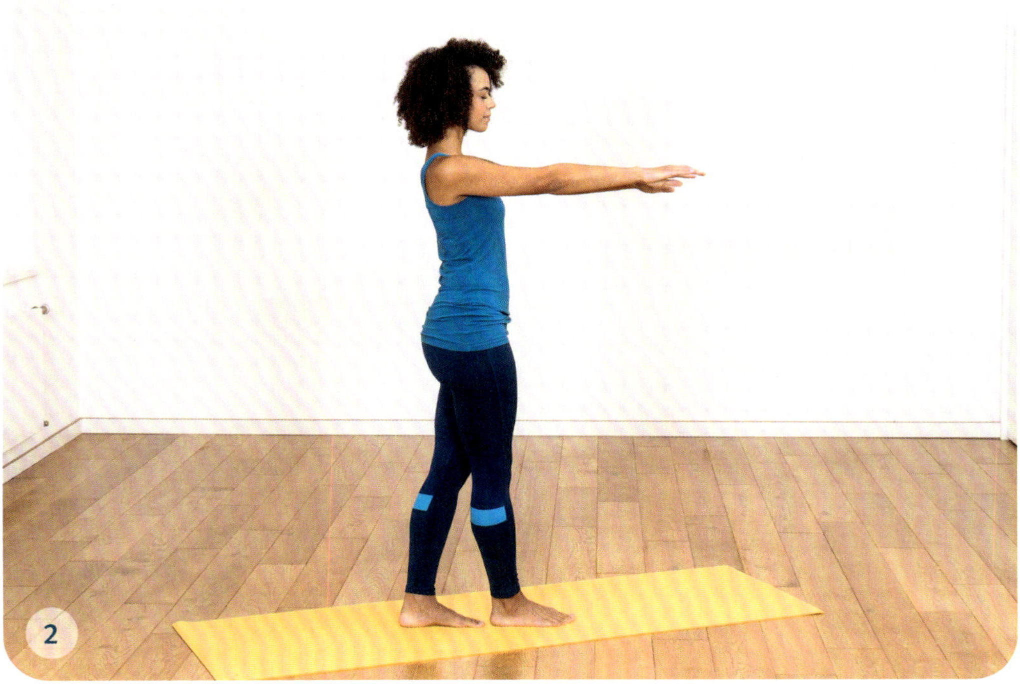
2

Sensorische Vorbereitung

Warum? Weil das Gehirn detaillierte Informationen aus dem Gebiet braucht, das angesteuert werden soll. Da Sie für eine sichere Stabilisation der Lendenwirbelsäule vor allem Aktivität in der Bauch- und Hüftmuskulatur brauchen, sollten wir diese vor dem Üben »aufwecken«. Ihre Beschwerden betreffen vor allem die Lendenwirbelsäule, deshalb reiben wir die zur Vorbereitung auch ab.

Um dem Gehirn das Gebiet, um das es geht, wieder »ins Gedächtnis zu bringen«, nutzen wir Spürinformationen. Die gehören zu dem Oberbegriff Oberflächensensibilität.

Bauch und Hüften

Ausgangstellung: Stellen Sie sich gleichmäßig auf beiden Beinen dorthin, wo Sie genug Platz zum Bewegen haben.

Durchführung: Legen Sie beide Hände auf Ihren Bauchnabel und streichen Sie von dort kräftig nach oben in Richtung Brustkorb und nach unten in Richtung Becken. ❶ Nicht zu zart, denn Sie möchten dem Gehirn sensorische Informationen vermitteln. Nach ein paar Wiederholungen nehmen Sie die Hände etwas weiter auseinander und reiben neben dem Bereich, den Sie eben aufgeweckt haben. Verfahren Sie auf diese Weise, bis Sie an Ihrer seitlichen T-Shirt-Naht angekommen sind.

Als nächstes streichen Sie auf den Weichteilen des Oberbauchs unterhalb Ihres Rippenbogens von innen nach außen. ❷ Immer unterhalb der Rippen und mit so viel Druck, wie Ihnen angenehm ist.

Als Letztes reiben Sie oberhalb des Beckenkamms, dort, wo Ihr Unterbauch beginnt. Auch dort streichen Sie so fest es Ihnen angenehm ist von innen nach außen und wieder zurück. ❸

Testen Sie nun mit der Rumpfbeuge (Seite 84), ob die Beugebewegung leichter geht oder der Abstand zwischen Fingern und Fußboden kleiner geworden ist. Vielleicht zieht es in einem Körperbereich auch weniger als bei der ersten Testausführung. Wenn das so ist, können Sie das Abstreichen Ihres Bauchs schnell und einfach nahezu überall nutzen, um Ihre Lendenwirbelsäule zu aktivieren.

Reiben Sie im Anschluss Ihr Hüftgelenk mit beiden Händen ab, wieder mit so viel Druck, wie es Ihnen angenehm ist. Wissen Sie noch, wo das liegt? Ihre Hüfte sitzt tief in der Mitte der Leiste. Bearbeiten Sie dann Ihre Hüften nacheinander. ❹ Dann streichen Sie von außen am breitesten Teil des Beckens entlang, wo Sie vor der Lektüre dieses Buches vielleicht das Hüftgelenk vermutet haben. Nehmen Sie sich dann jeweils eine Gesäßhälfte vor. ❺

Überprüfen Sie mit der Rumpfbeuge (Seite 84) und/oder mit der Hüftbewegung (Seite 24), ob das Abreiben etwas in Ihrer Beweglichkeit verändert hat. Bearbeiten Sie dann die andere Hüfte.

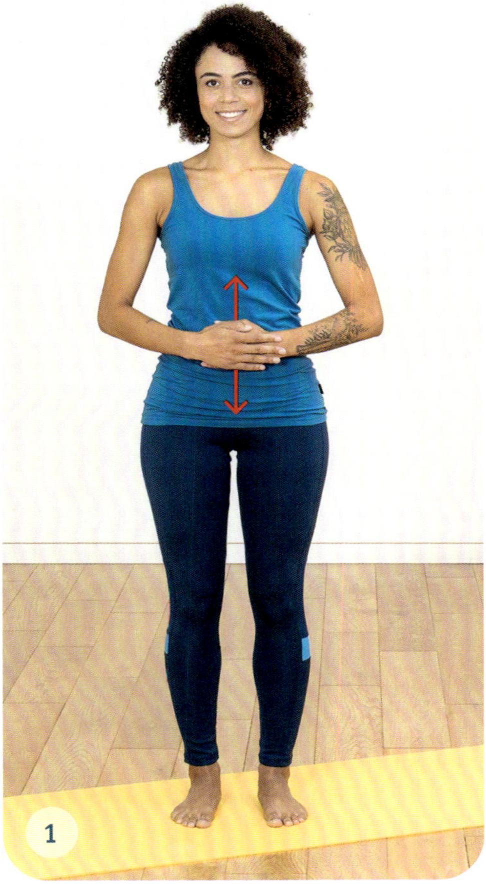
1

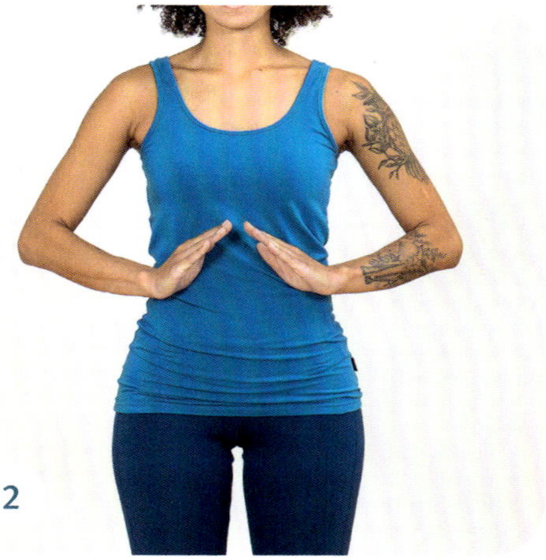
2

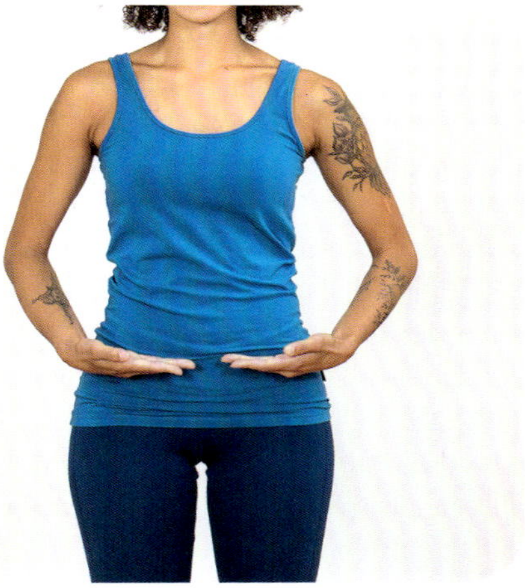
3

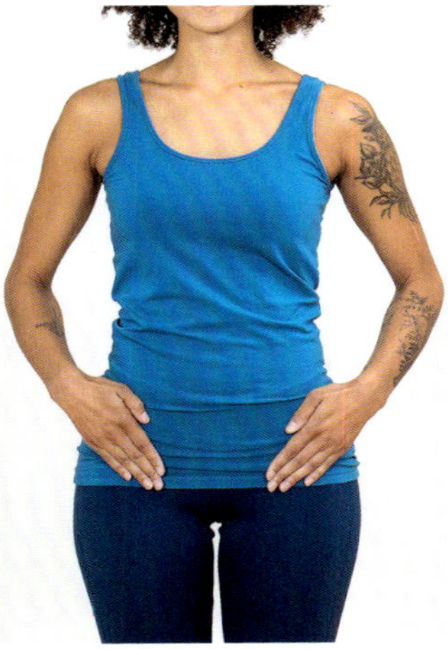
4

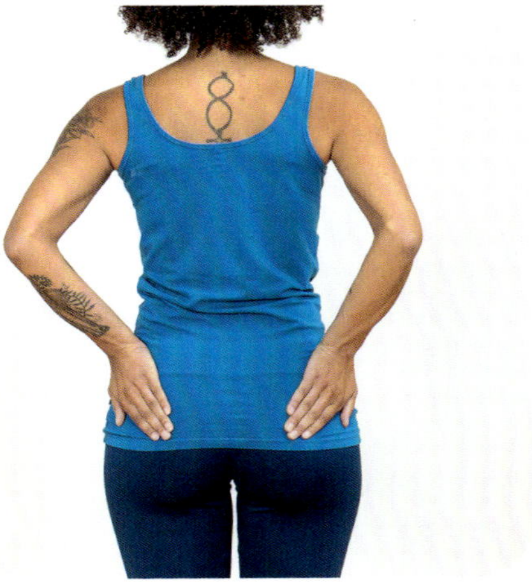
5

Rücken

Ausgangstellung: Stand mit genügend Platz zum Bewegen.

Durchführung: Legen Sie beide Hände auf die Muskelstränge rechts und links Ihrer Lendenwirbelsäule. ❶ Sie liegen nun auf den autochthonen Rückenmuskeln (Seite 32), die eine wichtige Rolle für die kleinen Wirbelgelenke und Spinalnerven spielen.

Reiben Sie nach oben in Richtung Brustkorb und nach unten in Richtung Becken. Drücken Sie nur so stark, wie es sich gut anfühlt, ohne Schmerzen auszulösen.

Sie möchten Ihrem Gehirn Spürinformationen vermitteln. Oft reagiert es auf Botschaften aus diesem Bereich empfindlich. Gerade wenn die Facettengelenke oder Spinalnerven irritiert sind, kann die Beweglichkeit nach einer Berührung der LWS kleiner sein. Auch ein stärkeres Ziehen in Rücken oder Bein sollte Sie nicht beunruhigen. Es zeigt Ihnen, dass Ihr Zentralcomputer Nachholbedarf an Reizen aus dieser Region hat. Diese Reize geben Sie ihm mit den folgenden Übungen. Vertrauen Sie darauf, dass Ihnen eines Tages das Abreiben des Rückens mehr Entspannung und Beweglichkeit bringen wird.

Wenn Sie ein paar Mal rechts und links der Wirbelsäule gerieben haben, nehmen Sie die Hände neben die autochthonen Rückenmuskeln. ❷ Sie liegen nun im Bereich des Musculus quadratus lumborum (Abbildung, Seite 39), der häufig verspannt ist. Rutschen Sie beim Reiben so lange weiter auseinander, bis Sie an Ihrer seitlichen T-Shirt-Naht angekommen sind.

Nun streichen Sie unterhalb des Rippenbogens auf den Weichteilen von innen nach außen. Ihre Hände befinden sich im Bereich des Zwerchfells, das für die Atmung eine wichtige Rolle spielt. ❸

Als Letztes reiben Sie oberhalb des Beckenkamms, wo der Lendenbereich beginnt, von innen nach außen und wieder zurück. ❹

Nutzen Sie die Rumpfbeuge (Seite 84), um zu sehen, ob die Bewegung leichter geht oder sich der Abstand zwischen Fingern und Fußboden verändert hat. Möglicherweise zieht es in dem Bereich, der sich bei der ersten Ausführung meldete, weniger oder mehr.

Wie weit Sie den Oberkörper nach unten bewegen können, ist abhängig von Ihrem Wiederherstellungsprozess. Geht das nach dem Reiben besser, bedeutet es eine einfache Anregung Ihrer Rückenfunktion. Wird das Bewegungsausmaß hingegen kleiner, wissen Sie, dass der Bereich noch viel Beachtung braucht. Vielfältige Reize werden Ihr Gehirn dazu bringen, Ihre LWS wieder als einsatzbereit einzuschätzen.

Wie Testbewegungen ausfallen, ist auch tagesformabhängig. Wenn Sie zum Beispiel im Urlaub auf einer zu weichen Matratze schlecht geschlafen haben und verspannt sind, werden sie höchstwahrscheinlich weniger gelingen, als wenn Sie ausgeschlafen und gut drauf sind.

Schreiben Sie die Ergebnisse auf jeden Fall auf, um Ihren Verlauf zu dokumentieren.

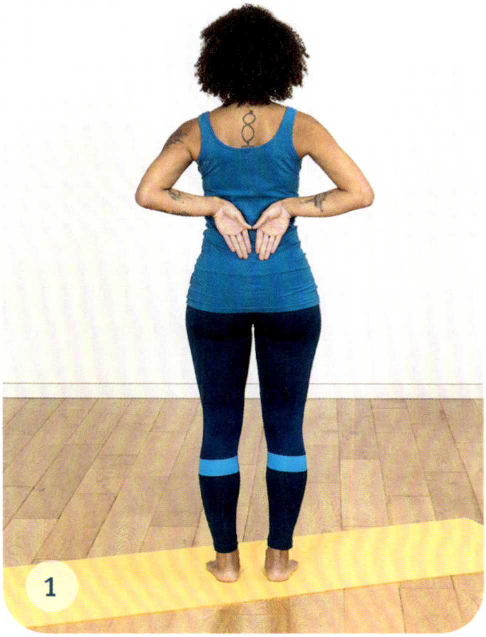
1

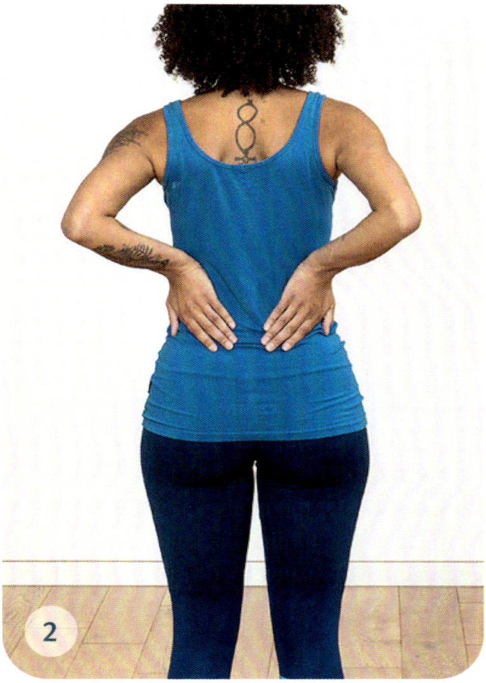
2

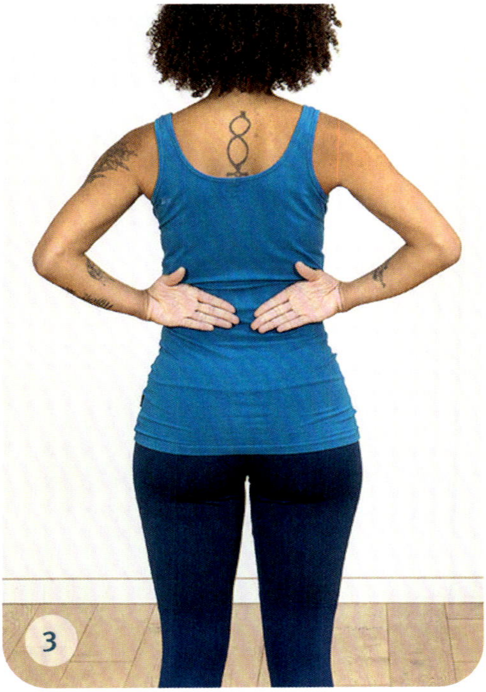
3

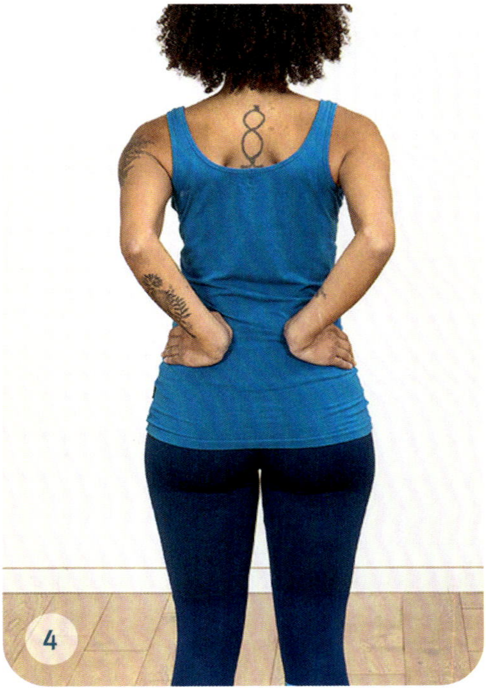
4

Wahrnehmen Ihrer Atemfunktion

Um Ihre Atemmuster zu erfassen, erfühlen Sie zuerst die dabei entstehenden Bewegungen. Auch hier gilt: Je besser Sie etwas be-greifen, desto leichter können Sie es verändern.

Ausgangsstellung: Stellen Sie sich mit leicht gestreckten Knien hin, Ihre Füße nehmen Sie so breit auseinander, dass eine Faust quer dazwischen passt. So stehen Sie »hüftbreit«.

Durchführung: Atmen Sie locker durch die Nase ein ❶ und durch den leicht geöffneten Mund aus. ❷ Stellen Sie sich vor, Sie wollten einen Luftballon aufblasen, dann gelingt Ihnen die Atmung automatisch.

Legen Sie eine Hand mittig auf Ihr Brustbein und die andere auf Ihren Bauchnabel. ❸ Verändern Sie nichts, sondern erfühlen Sie nur, welche Hand sich stärker bewegt. Nehmen Sie dann wahr, welche Anteile Ihres Körpers die Hände bewegen. Besser gesagt, wie der Brustkorb die obere Hand bewegt und wie die Hand auf dem Bauchnabel auf und ab bewegt wird. Wird sie durch eine Anspannung im Bauch oder im unteren Brustkorb begleitet oder erfolgt die Auf- und Abwärtsbewegung automatisch auf die Bewegung des Brustkorbs?

Dann fragen Sie sich dasselbe, wenn Sie Ihre Hände vorne auf die unteren seitlichen Rippen legen. ❹ Auch hier spüren Sie zunächst nur und verändern nichts. Fühlen Sie, welche Seite sich deutlicher bewegt oder welche unteren Rippen sich besser und mehr ausdehnen. Weiterhin können Sie wahrnehmen, ob die Bewegung eher passiv entsteht oder von einer Anspannung begleitet wird.

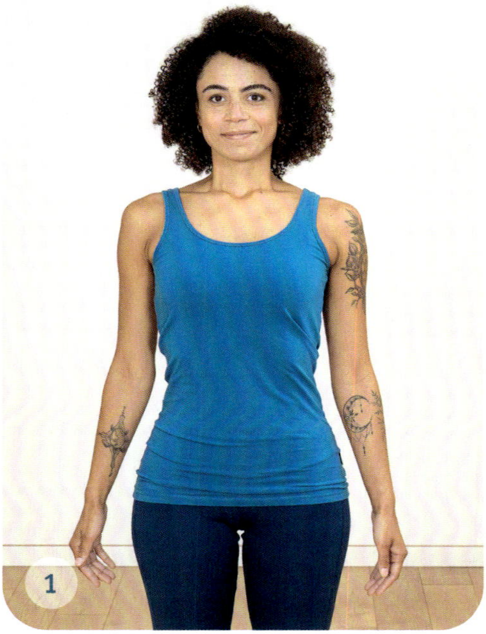
1

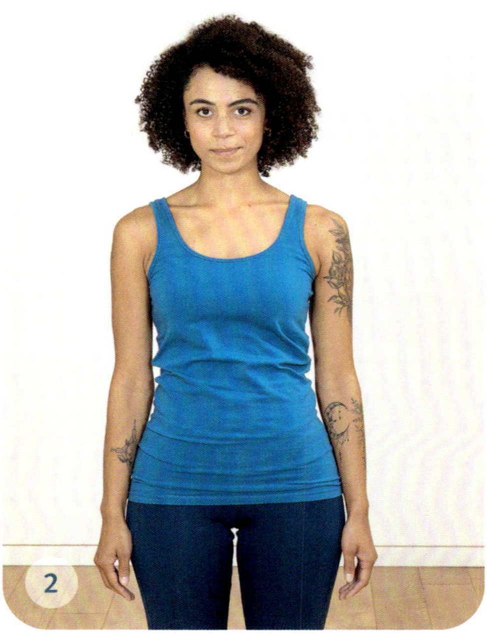
2

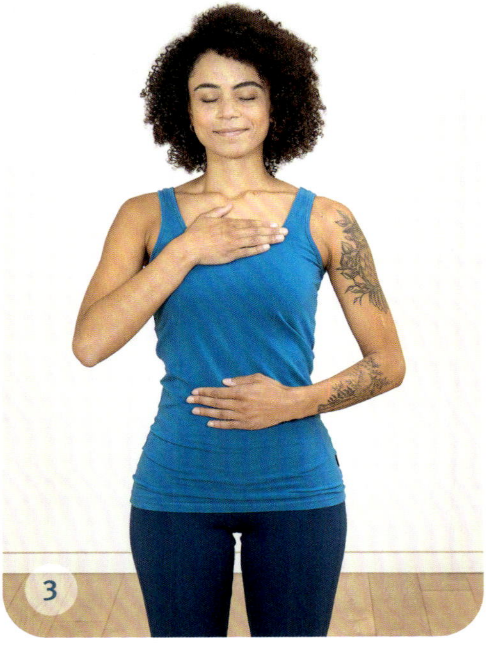
3

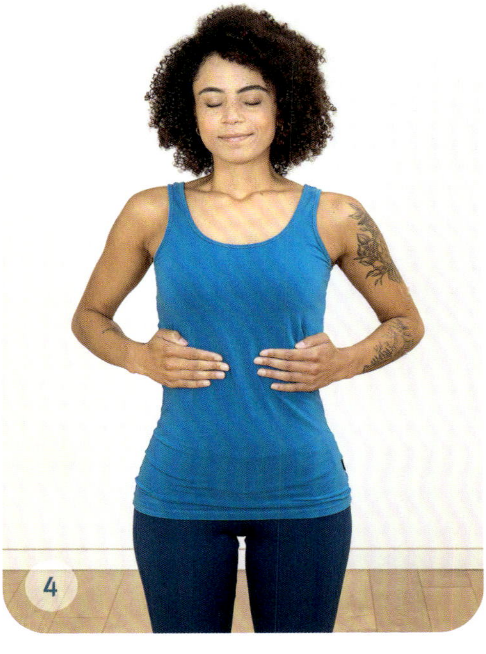
4

Langsame Ausatmung

Viele Menschen konzentrieren sich im Alltag vor allem auf die Einatmung. Besser wäre es, auf die Ausatmung zu achten.

Machen Sie die drei Testbewegungen Hüftbeweglichkeit (Seite 24), Rumpfbeuge (Seite 84) und Gleichgewicht (Seite 86) vor und nach den folgenden beiden Übungen. So können Sie realisieren, was sich dadurch verändert. Möglicherweise ist im Anschluss Ihr Schmerzempfinden geringer. Beziehen Sie also die Skala 0–10 (Seite 79) mit ein.

Ausgangsstellung: Stellen Sie sich mit locker gestreckten Beinen hüftbreit hin. Die Knie sind leicht gestreckt und Ihre Füße stehen so weit auseinander, dass eine Faust quer dazwischen passt. So stehen Sie hüftbreit.

Durchführung: Atmen Sie durch die Nase ein und durch den leicht geöffneten Mund aus. Sie können sich vorstellen, wie Sie die Samen einer Pusteblume wegpusten wollen.

Konzentrieren Sie sich auf den Oberbauch, um die Atemausdehnung des Brustkorbs zu verstärken. Dort, wo die Rippen unter dem Brustbein zusammenkommen, ist das Zwerchfell befestigt. Hier sollten Sie fühlen, dass Sie einatmen, und während der Ausatmung locker werden. Ansonsten arbeiten Ihre Atemhilfsmuskeln oder Bauchmuskeln.

Spüren Sie das bei sich, lokalisieren Sie, welche Muskeln aktiv sind. Lassen Sie diese bewusst los und konzentrieren sich auf den Zwerchfellbereich. Das sollte Ihren Schulter-, Nacken-, Brust- oder Bauchbereich lockern, was Sie im Anschluss bei der Bewegungsüberprüfung wahrnehmen könnten.

Atmet man im Ruhezustand verstärkt ein, erhält man mehr Sauerstoff, als man benötigt. Das kann zu Schwindelgefühlen führen. Atmen Sie also bewusst länger aus. Nehmen Sie einen Rhythmus zu Hilfe: Zwei Zählzeiten einatmen, zwei Zählzeiten Pause, vier Zählzeiten ausatmen und wieder zwei Zählzeiten Pause. Das wird Ihnen komisch vorkommen oder Sie befällt das Gefühl, unbedingt tief durchatmen zu wollen. Dann haben Sie sich ein verstärktes Einatemmuster angewöhnt. Ein funktionelles Ausatmen verbessert die gesamte Atmungsfunktion.

Fällt Ihnen dieser Rhythmus schwer, probieren Sie es anders: eine Zählzeit einatmen, eine Zählzeit Pause, zwei Zählzeiten ausatmen, eine Zählzeit Pause. Variieren Sie solange, bis Sie Sie sich dabei wohl fühlen. Langfristig sollten Sie »zwei Zählzeiten einatmen, zwei bis vier Zählzeiten Pause, sechs bis acht Zählzeiten ausatmen, zwei bis vier Zählzeiten Pause« anstreben. Die verlängerte Ausatmung lässt den Kohlendioxidspiegel im Blut ansteigen und bewirkt so eine bessere Entspannungsfähigkeit.

Legen Sie zur Kontrolle Ihre Hände rechts und links auf die unteren seitlichen Rippen. Fühlen Sie, auf welcher Seite sich die unteren Rippen mehr ausdehnen und verändern Sie das. Lassen Sie über die Atmung mal die rechte und mal die linke Hand mehr bewegen. Achten Sie auf die Aktivität des Zwerchfells und entspannen die Atemhilfsmuskeln. Setzen Sie dabei einen Atemrhythmus ein, der die Ausatmung betont.

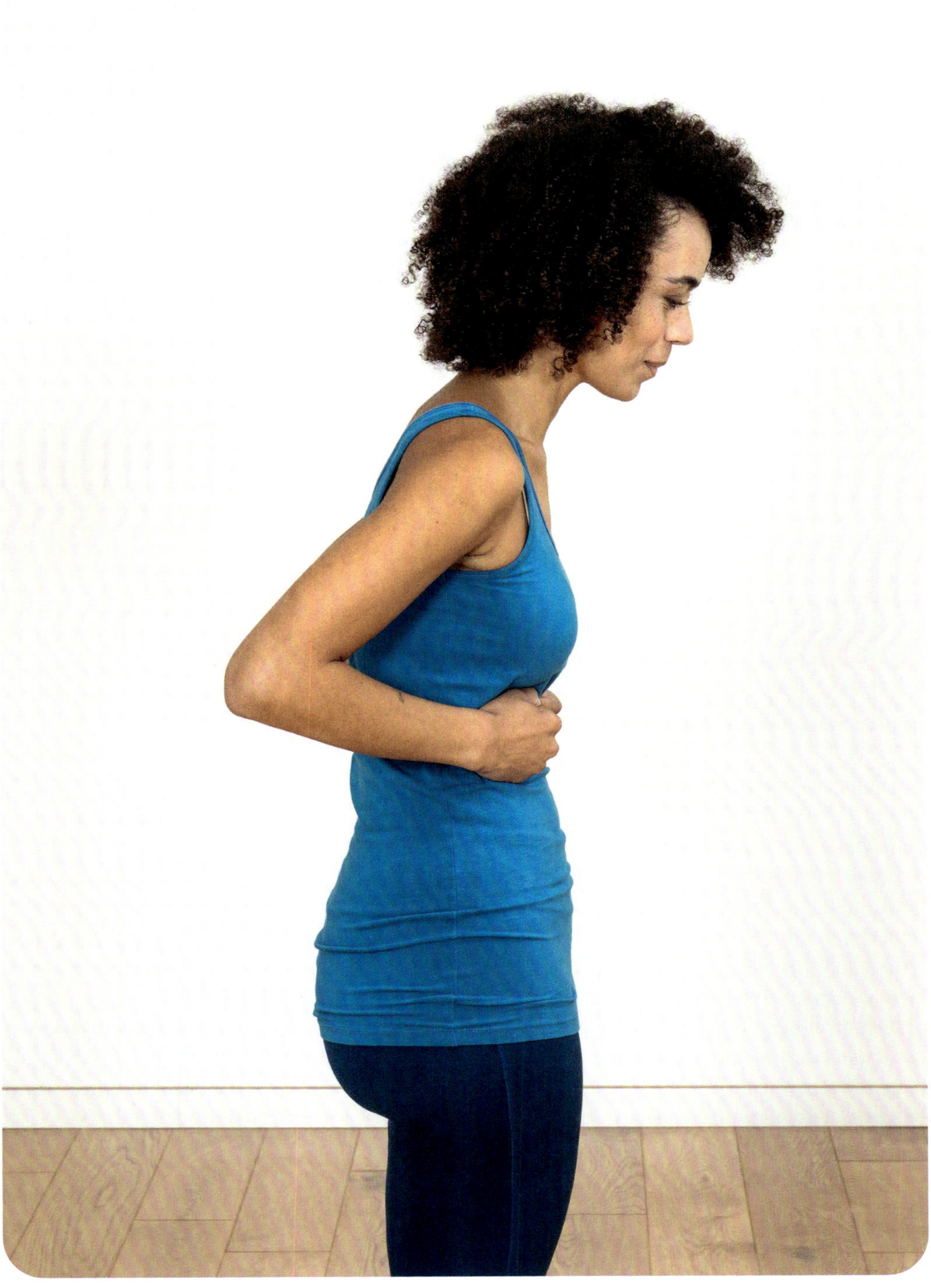

Aktivieren der Zwerchfellfunktion

Viele Menschen nutzen ihr Zwerchfell zu wenig produktiv. Setzen Sie hier an, laufen automatische Atemprogramme leichter und effektiver ab. Die Sauerstoffversorgung des Körpers wird besser und Sie holen Ihr Gehirn aus einem möglicherweise bestehenden Alarmzustand. So können Sie sich besser entspannen und entlasten indirekt Ihren Rücken.

Ausgangsstellung: Stellen Sie sich hüftbreit hin oder setzen Sie sich bequem auf einen Stuhl oder Sessel. Die Position sollte absolut schmerzfrei sein, damit Sie sich voll auf Ihre Zwerchfellaktivität konzentrieren können. Wenn es Ihnen hilft, lehnen Sie sich an.

Durchführung: Legen Sie beide Hände mit den Daumenballen rechts und links auf den unteren Rippenbogen. Die Finger legen Sie auf die Weichteile des Oberbauchs, sodass sie sich bei der Ausatmung berühren.

Erspüren Sie zuerst, was unter Ihren Händen geschieht. Dann verstärken Sie mit einem Druck Ihrer Handballen die Bewegung der unteren Rippen nach unten innen. Drücken Sie diese während der Ausatmung vorsichtig in Richtung Kreuzbein und Lendenwirbelsäule. ❶ Sie verstärken damit die Bewegung des Rippenbogens. Bei der folgenden Einatmung verringern Sie diesen Druck und lassen den Rippenbogen nach oben in Ihre Hände gleiten. ❷ Vergrößern Sie diesen Weg mit jedem Atemzug. Wenn Sie die Betonung auf die Ausatmung legen, sollte Ihnen dabei nicht mulmig oder schwindelig werden.

Um die Ausatmung zu forcieren, nutzen Sie die Aktivität der schrägen, oberen Bauchmuskeln. Spannen Sie sie in der letzten Phase der Ausatmung an und drücken Sie mit ihnen die allerletzte Luft aus Ihrer Lunge. Ihr Oberkörper wird dadurch rund, was Ihre Ausatemfunktion unterstützt.

Lassen Sie im Anschluss jedes Mal die Einatemluft passiv durch die Erweiterung der unteren Rippen einströmen und unterlassen Sie das bewusste Einatmen.

Diese verstärkte Zwerchfellaktivität lässt Sie ökonomischer atmen. Halten Sie diese übertriebene Ausatmung ein paar Minuten lang durch. Danach werden Sie spüren, dass Sie leichter atmen und sich irgendwie entspannter fühlen.

Wenn Sie diese Technik beherrschen, setzen Sie die langsame Ausatmung (Seite 94) und diese forcierte Ausatmung während der folgenden Übungen und im Alltag ein. Dann werden Sie nach und nach bemerken, dass Sie sich entspannter und belastbarer fühlen. Das erklärt sich durch die natürlichen Atemmuster, die Sie dann automatisch einsetzen. Es kann sogar sein, dass Sie morgens ausgeschlafener sind und weniger Schlaf brauchen. Dieser Effekt tritt besonders ein. wenn Sie auch nachts durch die Nase atmen.

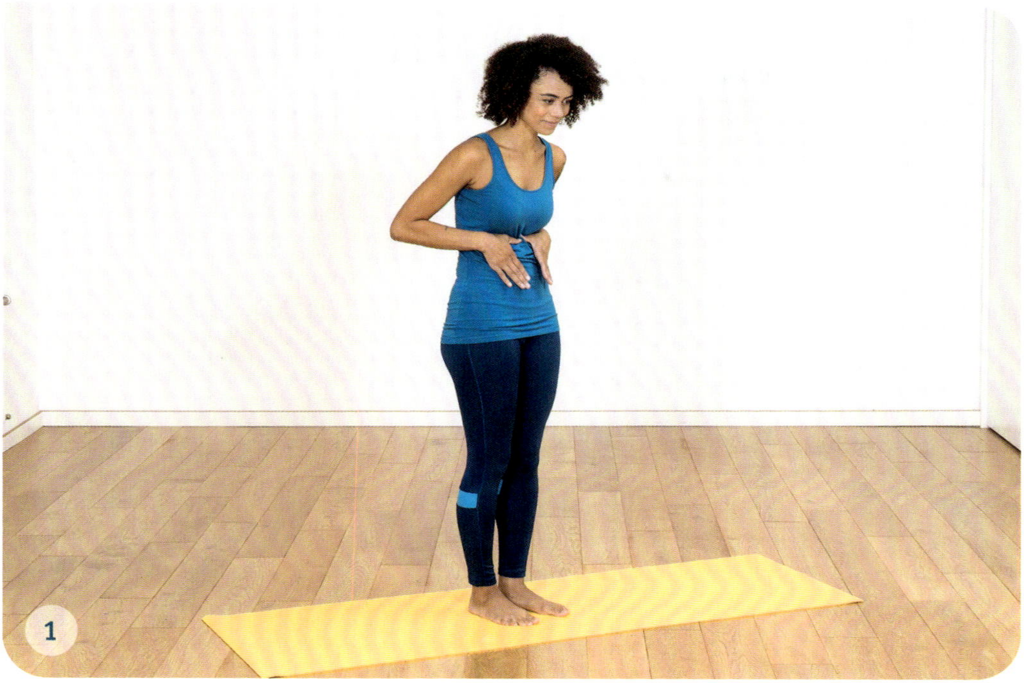
1

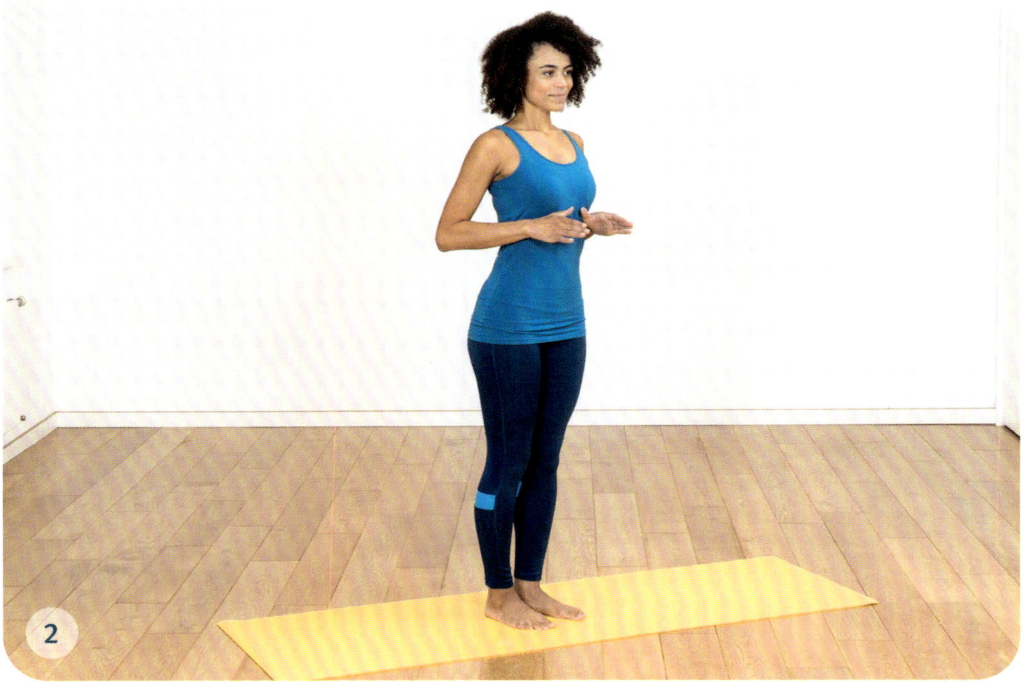
2

Erfühlen Sie Ihre Auflagefläche

Die Wahrnehmung ist die alles entscheidende Fähigkeit, Prozesse im Körper zu erspüren und zu verändern. Diese Übung können Sie einsetzen, um einzuschätzen, was Ihnen guttut und was nicht. Ihr Gehirn kann realisieren, dass sich Ihr Rücken entspannt und daraufhin Entwarnung funken.

Machen Sie diese »innere Überprüfung« nach jeder einzelnen Übung oder am Ende eines jeden Kapitels, je nachdem, wie viel Zeit Sie einsetzen möchten.

Ausgangsstellung: Legen Sie sich entspannt auf den Rücken. Lassen Sie Ihre Beine lang oder stellen Sie sie an, wenn das Schmerzen auslöst. Die Lage sollte absolut schmerzfrei für alle beteiligten Strukturen sein.

Müssen Sie anfangs Ihre Beine anwinkeln, um die Position als angenehm zu empfinden, und können sie das später mit ausgestreckten Beinen tun, wäre das ein Erfolg des Programms.

Durchführung: Spüren Sie, wo Ihre Beine viel Kontakt zur Unterlage haben und wo sie wenig aufliegen. Gibt es Bereiche mit nur Luft zwischen Ihrem Körper und der Unterlage?

Ist Ihr Gesäß auf beiden Seiten gleichmäßig belastet oder liegt eine Hälfte mehr auf? Wenn ja, kontrollieren Sie, ob auf dieser Seite auch das Bein anders belastet ist.

Wandern Sie weiter nach oben: Wie schwer liegt Ihre Lendenwirbelsäule auf? Tut Sie das oder merken Sie dort eine Luftfigur?

Fühlt sich Ihr Brustkorb schwerer an als die LWS? Ändert das Wahrnehmen der Atemfunktion die Auflagefläche? Fühlt sich der Brustkorb auf beiden Seiten gleich an? Spüren Sie einen Kontakt zur Halswirbelsäule?

Wie schwer liegt Ihr Kopf auf der Unterlage? Belasten Sie ihn ungefähr auf der Mitte des Hinterkopfs oder mehr auf einer Seite?

Verändern Sie nichts, sondern nehmen Sie nur den aktuellen Zustand auf. Speichern Sie ihn ab, um nach den Übungen zu fühlen, was sich verändert hat.

Wie groß ist der Abstand zwischen Ihrem rechten Ohr und der rechten Schulter? Und wie ist der Abstand auf der linken Seite?

Tasten Sie mit Ihrem inneren Auge Ihre Arme von den Schultern bis zu den Fingerspitzen ab. Nehmen Sie sich erst eine Seite und dann die andere vor. Hilfreich ist es, wenn Sie auch am Ende die Auflageflächen vergleichen: Wo haben Sie viel, wo haben Sie wenig Kontakt und wo merken Sie keinen Kontakt zu Unterlage?

Eine weitere Kontrolle bietet die folgende Visualisierung: Lassen Sie Ihre Augen in Ihrer Vorstellung bis unter die Zimmerdecke wandern. Machen Sie wie eine Kamera ein Foto von sich. »Betrachten« Sie, wie Sie dort unten liegen. Sehen Sie entspannt aus oder liegen Sie irgendwie schief? Dieses Bild in Ihrer Vorstellung speichern Sie im Gehirn ab und rufen es nach den Übungen wieder auf. Machen Sie nach den Übungen ein weiteres Foto von sich und vergleichen die beiden Bilder. »Sehen« Sie, was sich verändert hat.

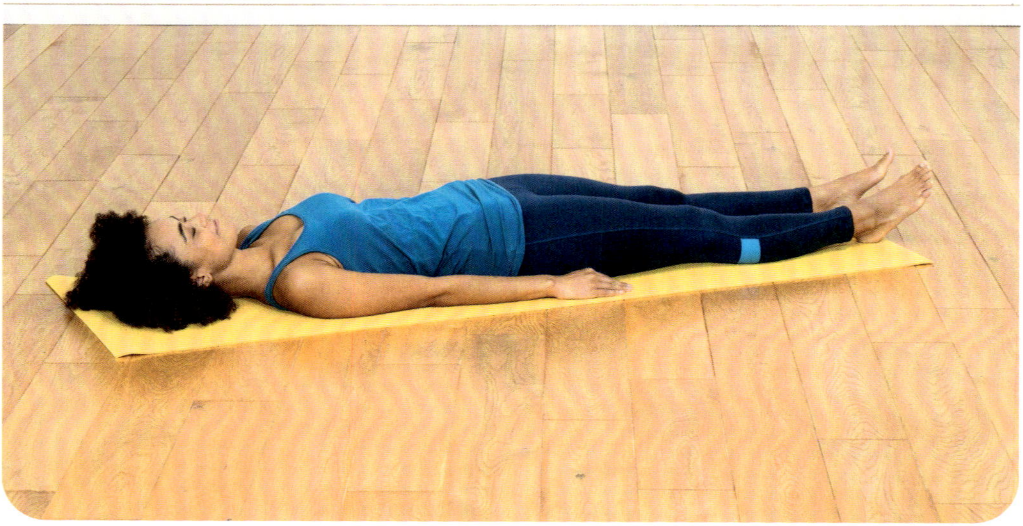

Rückenmuskulatur loslassen in Rückenlage

Neben der selektiven Muskelaktivität (Seite 40) nutzen wir eine Technik aus der Spiraldynamik® (Seite 52), um die Wirbelsäule zu entlasten und Stabilität im Rumpf aufzubauen.

Ausgangsstellung: Legen Sie sich auf den Rücken. Stellen Sie die Beine so an, dass Sie absolut schmerzfrei liegen.

Durchführung: Die Begründer der Spiraldynamik® fanden heraus, dass die Beckenbodenmuskeln eine Startfunktion für die Entlastung der LWS bedeuten. Wir nutzen den Musculus sphincter ani, den Schließmuskel des Enddarms, um die tiefe/quere Bauchmuskulatur, den Musculus transversus abdominis, anspringen zu lassen.

Um das zu erreichen, stellen Sie sich Folgendes vor: Sie sitzen in einem Sessellift, als Sie merken, dass Sie Durchfall bekommen. Unmöglich können Sie in dieser Situation eine Toilette aufsuchen. Auch sind fremde Personen um Sie herum. Was tun Sie? Sie kneifen die Hinterbacken zusammen.

Das Anspannen der Pobacken ist für die LWS-Funktion wenig hilfreich, denn wir wollen die tiefen Bauchmuskeln ansteuern. Nutzen Sie besser den Muskel, der Ihren Darmausgang verschließt. Machen Sie das Schließen des Afters bewusst und kräftig, als wenn Sie auf der Toilette Ihren Stuhlgang stoppen möchten.

Fühlen Sie, dass das etwas in Ihrem Unterbauch auslöst? Wiederholen Sie das Schließen des Darmausgangs bewusst und spüren Sie, ob sich dadurch Ihr Kreuzbein absenkt. Verkürzt sich die Strecke zwischen Bauchnabel und Beckenkamm?

Diese Aktivierung des Schließmuskels zieht Ihre Wirbelsäule in die Länge. Unser Ziel ist es, irritierte Facettengelenke und Spinalnerven zu entlasten. Das schaffen wir durch die Arbeit der queren Bauchmuskeln. Verschließen Sie den Darmausgang aktiv, verkürzen die tiefen Bauchmuskeln Ihren Unterbauch. Das ist eine funktionelle Koppelung, die die LWS durch ein Absenken des Kreuzbeins entlastet.

Diese Bewegung entspannt Ihre Becken-Lenden-Region. Über die selektive Muskelaktivität werden die Gegenspieler der Bauchmuskeln, die häufig bei Schmerzen oder Fehlhaltungen verspannten autochthonen Rückenmuskeln, gelockert. So wird ihr zusammengezogener Zustand gelöst und die Lendenwirbelsäule kann sich verlängern. Das entlastet die Spinalnerven und die kleinen Wirbelgelenke.

Wiederholen Sie diese Anspannung 5- bis 10-mal und machen Sie nach einer Pause einen weiteren Durchgang.

Wie liegt nun Ihre Lendenwirbelsäule auf? Ist sie länger, lockerer oder wärmer? Dann haben Sie die richtigen Muskeln benutzt. Wenn Sie mögen, überprüfen Sie mit der Rumpfbeuge (Seite 84), ob sie sich nun auch besser bewegen lässt. Mit dem Test auf Hüftbeweglichkeit (Seite 24) stellen Sie fest, ob die Aktivierung von Darmschließ- und tiefer Bauchmuskulatur auch Ihren Psoas-Muskel entspannt hat.

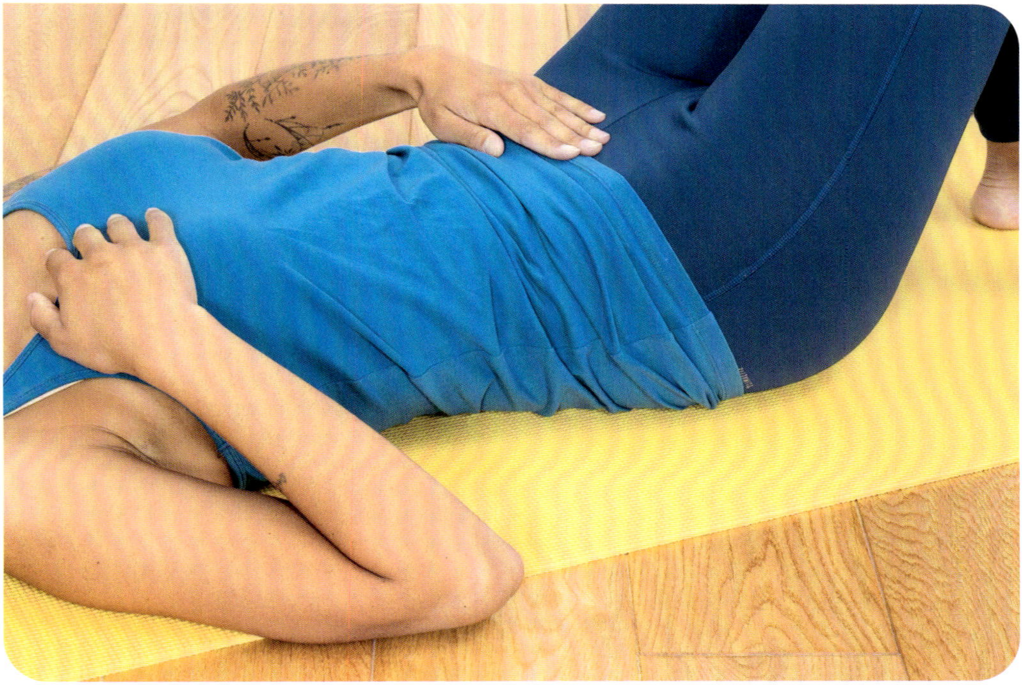

Lendenwirbelsäule verlängern in Rückenlage

Wie Sie eben gespürt haben, richtet Ihre tiefe Bauchmuskulatur das Becken auf. Die Anspannung des Musculus sphincter ani bringt das Kreuzbein nach unten und zieht die LWS in die Länge. Diese Bewegung entlastet alle gestressten Strukturen in diesem Bereich. Es ist wichtig, dass Sie das vom Kopf her verstehen und im Körper wahrnehmen können. Dann realisieren Sie, wie Sie Ihrem Rücken helfen können und Ihre Lende kann aufatmen.

Führen Sie diese Technik häufiger über den Tag verteilt durch. Selbst wenn Sie in der Bahn sitzen, sieht niemand, was Sie tun. Aber Sie spüren wahrscheinlich im Anschluss eine Entspannung im Lendenbereich.

Ausgangsstellung: Rückenlage auf dem Fußboden, einer Matte oder einem Bett.

Durchführung: Legen Sie sich ein dickes Handtuch oder Kissen unter Ihr Kreuzbein. Die Beine sind so angestellt, dass die Lendenwirbelsäule schmerzfrei auf der Unterlage aufliegt.

Führen Sie die Anspannung des Darmschließmuskels wie eben durch. Stellen Sie sich dann vor, dass Sie bei der Anspannung des Schließmuskels und der tiefen Bauchmuskeln Ihr Steißbein unten um den Beckenausgang herum zum Schambein wandern lassen. Das ist eine Schaukelbewegung, die noch mehr Länge in die Lendenwirbelsäule bringt.

Spüren Sie im Anschluss, dass Ihr Rücken sich entspannt hat und die Lendenwirbelsäule flacher auf der Unterlage liegt? Dann haben Sie die Bewegung richtig gemacht.

Genießen Sie die eintretende Entspannung und führen Sie die Aktion »Steißbein geht zum Schambein« ein paar Mal aus, nachdem Sie den Darmschließmuskel angespannt haben. Wenn die Strecke zwischen Bauchnabel und Beckenkamm daraufhin kürzer wird, fühlen Sie die gewünschte Wirkung.

Lassen Sie sich Zeit mit dieser Übung. Sie bedeutet wahrscheinlich eine für Sie ganz neue Erfahrung. Aber sie wird in nächster Zeit Entspannung in Ihren Rücken bringen. Daher lohnt es sich, sie genau zu üben und vor allem hinterher die gelockerte Lendenwirbelsäule wahrzunehmen. Sobald Sie das Gefühl haben, dass Ihnen die Übung im Liegen gut gelingt, können Sie sie auch im Sitzen und Stehen für eine entspannte Becken-Lenden-Region anwenden.

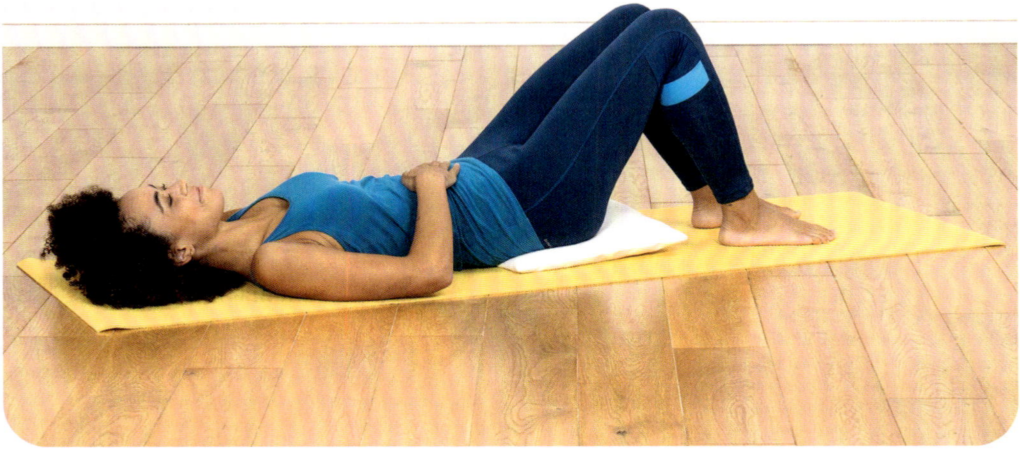

Entspannung der Hüftbeugemuskulatur

Vor allem der Psoas-Muskel entscheidet über die Beweglichkeit im Hüft-Becken-Bereich. Im verspannten Zustand schränkt er sie ein. Verlängern wir ihn, entspannt sich die Lendenwirbelsäule.

Ausgangsstellung: Legen Sie sich so flach wie möglich auf den Rücken. Ein Bein ist aufgestellt, das andere ausgestreckt. Die Arme liegen locker neben dem Körper. ❶

Durchführung: Schieben Sie das gestreckte Bein von der Ferse her ein paar Zentimeter nach unten, weg vom Körper. Lassen Sie den Fuß dabei locker und ziehen Sie ihn nicht aktiv hoch, sonst würden Sie Muskeln aktivieren, die für diesen Zweck nicht hilfreich sind. Trotzdem sollten Fußspitze und Knie von der Hüfte aus in Richtung Zimmerdecke zeigen, um die Rotationsstellung der Hüfte zu neutralisieren.

Schieben Sie das Bein langsam aus der Hüfte heraus, so weit es geht. So kommt auch Ihr Becken auf dieser Seite nach unten. Die andere Seite sollte sich eher passiv durch die Verlängerung der gegenüberliegenden Seite bewegen und nicht, indem Sie sie aktiv hochziehen. ❷

Lassen Sie das gestreckte Bein auf der Unterlage liegen und spüren Sie, was diese aktive Verlängerung in Ihrem Körper auslöst. Möglicherweise zieht es anfangs in der Leiste oder im Rücken. Das ist eine Reaktion auf die Dehnung des Hüftbeugers. Schieben Sie das Bein nur so weit heraus, dass kein Ihnen bekannter Schmerz ausgelöst wird.

Im Anschluss wird sich die Leiste wahrscheinlich freier anfühlen und die LWS könnte besser aufliegen. Wenn das so ist, hat sich Ihr Psoas-Muskel entspannt.

Machen Sie dann dieselbe Schiebebewegung mit dem anderen Bein. Auch hier bleibt der Fuß bei nach oben gedrehtem Knie locker und die gleichseitige Beckenseite bewegt sich fußwärts.

Konzentrieren Sie sich immer darauf, dass die gegenüberliegende Seite passiv nach oben geht. Ein aktives Hochziehen verhindert den Entspannungsprozess des Hüftbeugers, da er nur aus einer aktiven Verlängerung heraus entstehen kann. Leiten Sie die Bewegung daher unbedingt von der Hüfte her ein. Da das Schieben des Beins auf das Becken übergreift, muss die LWS mitmachen. So erfolgt die Lockerung der Wirbelsäule eher beiläufig durch die Bewegung der Beine.

Wenn Sie das auf beiden Seiten gemacht haben, fühlen Sie, wie es Ihrer LWS geht. Sie sollte besser aufliegen. Dann »schieben« Sie noch 2–3 Durchgänge. Falls sie eher verspannt ist, wiederholen Sie die Übung Schritt für Schritt, bis die Wirbelsäule entspannt liegt.

Schauen Sie nun, ob die Rumpfbeuge (Seite 84) und Ihre Hüftbeweglichkeit (Seite 24) verändert ausfallen. Falls Ihr Gleichgewicht (Seite 86) wackeliger ist, muss das Gehirn erst die veränderten Spannungsverhältnisse neu berechnen.

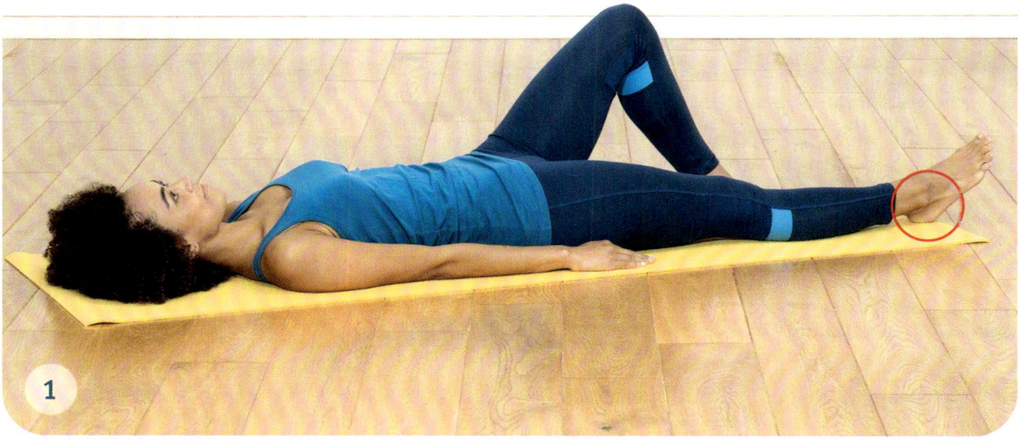
1

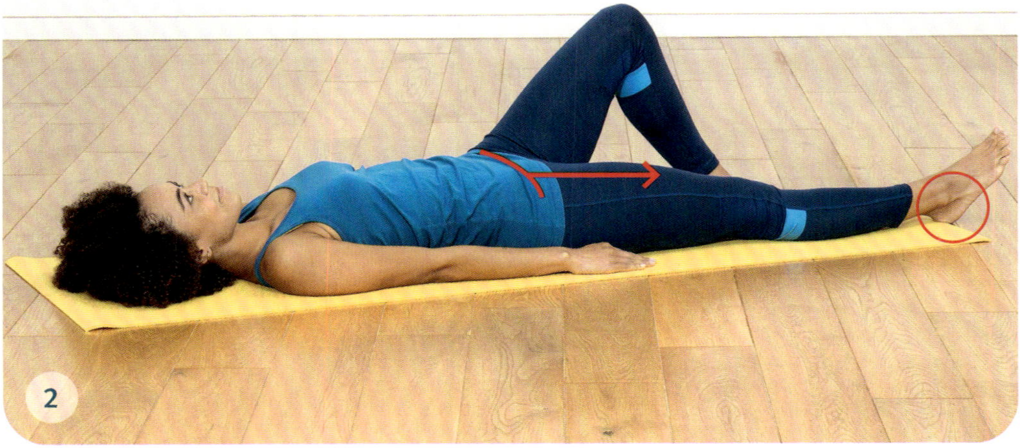
2

Entspannung des Musculus quadratus lumborum

Ich habe bereits angesprochen (Abbildung, Seite 38), dass beim Gehen der untere Rücken bzw. der Musculus quadratus lumborum nachgeben muss, um diese Funktion zu ermöglichen. Wenn dieser Bereich durch Schmerzen, Überlastung oder eine Fehlhaltung verspannt ist, kann er das nicht. Also müssen Sie ihn entspannen. Besonders, wenn Sie durch länger anhaltende Schmerzen eine Schonhaltung entwickelt haben.

Ausgangsstellung: Stellen Sie in Rückenlage ein Bein auf und lassen Sie das andere locker ausgestreckt. Lassen Sie den Arm neben dem aufgestellten Bein neben dem Körper und legen Sie die Hand des gleichseitigen Arms auf den Hüftbereich des ausgestreckten Beins. ❶

Durchführung: Atmen Sie ruhig aus und wieder ein. Schieben Sie das gestreckte Bein mit der verlängerten Ausatmung wie eben von der Ferse her ein paar Zentimeter weiter vom Körper weg. Lassen Sie das ganze Bein auf der Unterlage liegen, den Fuß locker und die Kniescheibe in Richtung Zimmerdecke zeigen.

Drücken Sie jetzt mit der Ausatmung die Hand auf das Becken und drücken Sie es während der Schiebebewegung sanft nach unten hinten auf die Unterlage. ❷ Erspüren Sie, ob sich durch diese Aktivität und die tiefe Ausatmung der untere Rücken entspannt. Dann machen Sie die Übung richtig. Beziehen Sie auch die Technik der langen Atmung (Seite 94) mit ein, sodass eine Entspannung auf allen Ebenen entstehen kann.

Machen Sie dann eine Pause und genießen Sie Ihren lockeren Rücken. Wiederholen Sie die Übung, so oft sie Ihnen guttut.

Wie bewegen sich Ihre Hüften und der Rücken im Anschluss an diese Übung? Nutzen Sie dazu den Test der Rumpfbeuge (Seite 84) und den der Hüftbeweglichkeit (Seite 24) aus dem theoretischen Teil.

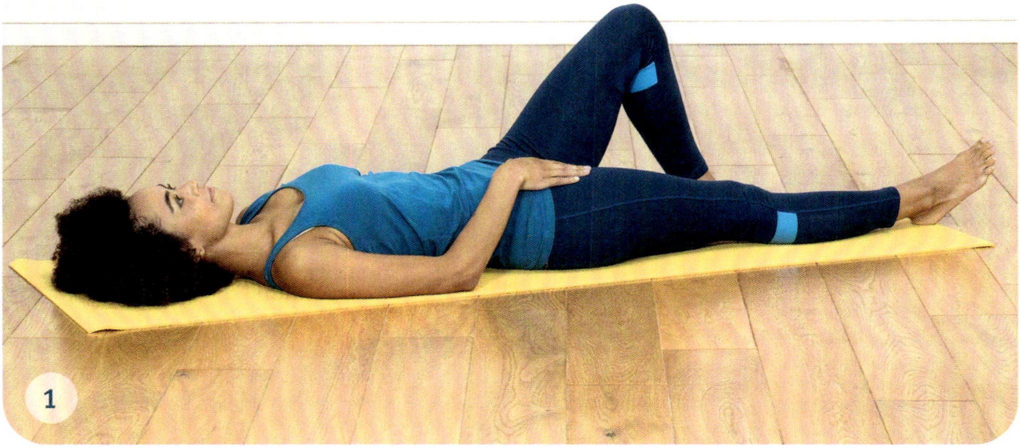
1

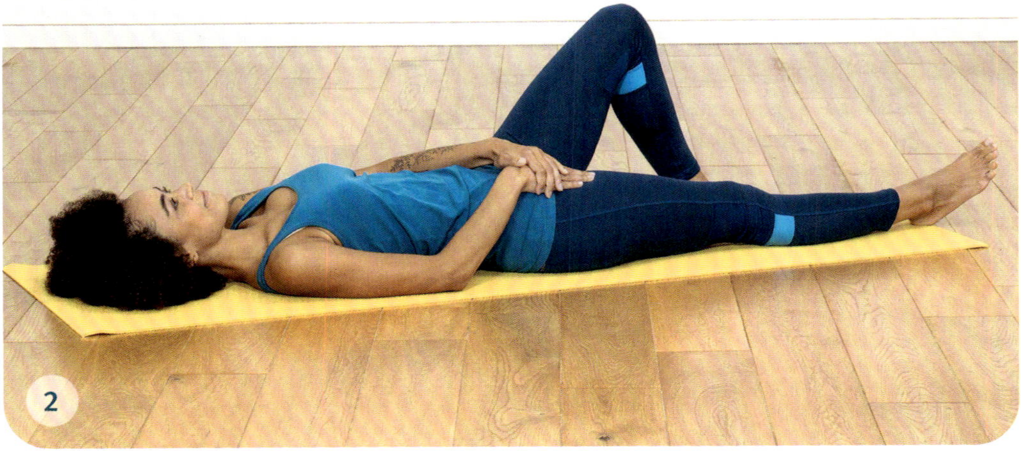
2

Lockeres Beckenschieben

Unser Körper ist für Bewegung konzipiert. Auch die Steuerungsprogramme im Gehirn sind überwiegend darauf ausgelegt, dass wir aktiv sind. Deshalb ist es schlau, sich über Aktivität in eine bessere Verfassung zu bringen. Die Wirbelsäule kann man, salopp gesagt, als Handlanger der Extremitäten beschreiben. Das heißt, sie bietet für alle Aktivitäten eine stabile Unterstützung und bringt Arme und Beine in die richtige Position. Aus den austretenden Spinalnerven erfolgt die Ansteuerung der Muskeln und Gelenke in Armen und Beinen. Diese senden ihre Informationen auch über die Spinalnerven an die Zentrale, weshalb sie auf der entsprechenden Höhe ins Rückenmark eintreten. Viele Schmerzen und Funktionsstörungen, die eigentlich vom Rücken kommen, werden über Spinalnerven auf die Extremitäten projiziert. Anders herum können auch Dysfunktionen in Arm oder Bein Rückenschmerzen auslösen.

Ausgangsstellung: Sie liegen in Rückenlage, beide Beine sind auf der Unterlage locker ausgestreckt. Legen Sie Ihre Hände auf die jeweils gleichseitige Beckenschaufel.

Sollte diese Ausgangsstellung für Sie nicht schmerzfrei möglich sein, stellen Sie die Übung einige Zeit zurück. Nutzen Sie stattdessen die Lockerung der vorherigen Übung (Seite 106). Versuchen Sie diese Variante mit ausgestreckten Beinen in ein paar Wochen erneut und freuen Sie sich, wenn es dann schmerzfrei klappt. Das können Sie als ein Erfolg des Programms verzeichnen.

Durchführung: Bewegen Sie im Wechsel jeweils eine Beckenschaufel nach hinten unten in Richtung Gesäßknochen/Auflagefläche und gleichzeitig nach unten zum gleichseitigen Fuß. Die andere Seite geht durch die Bewegung automatisch in Richtung Zimmerdecke und Schulter. Helfen Sie nicht aktiv nach oben nach, sondern unterstützen die Bewegung mit der Hand jeweils auf der Seite, die Sie nach unten bewegen. ❶ ❷

Nehmen Sie sich Zeit, um im Anschluss die Lockerung Ihrer Lendenwirbelsäule wahrzunehmen und genießen Sie das dadurch entstehende entspannte Gefühl. Bringen Sie sich diese Empfindung auch während des Tages ab und zu in Erinnerung! Wenn Sie das Bedürfnis nach einem entspannten Rücken verspüren, können Sie dieselbe Bewegung auch im Sitzen oder Stehen ausführen. Dann müssen Sie die Beckenschaufel nach unten in Richtung Ferse in den Fußboden schieben, um einen lockernden Effekt zu erzielen.

Diese Übung kann sowohl Ihre Hüft- als auch LWS-Beweglichkeit positiv beeinflussen. Deshalb wäre es gut, wenn Sie die beiden bekannten Tests (Rumpfbeuge [Seite 84] und Hüftbeweglichkeit [Seite 24]) ausführen und Ihr Gefühl in der Lendenwirbelsäule überprüfen.

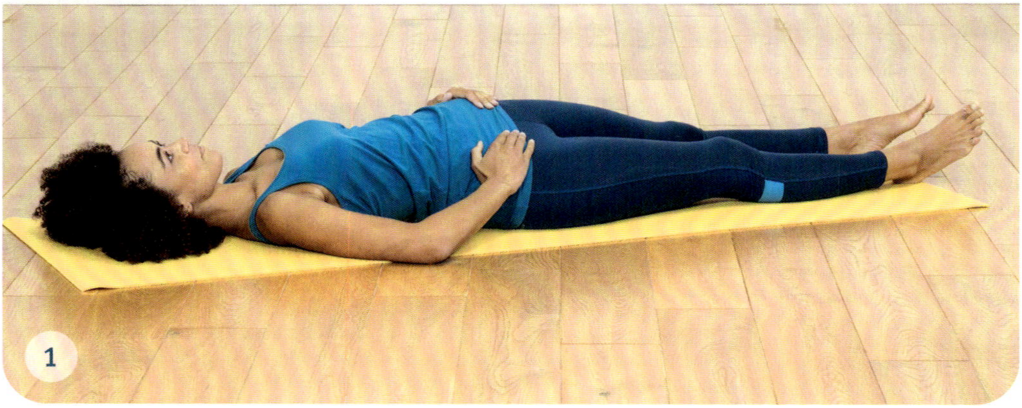

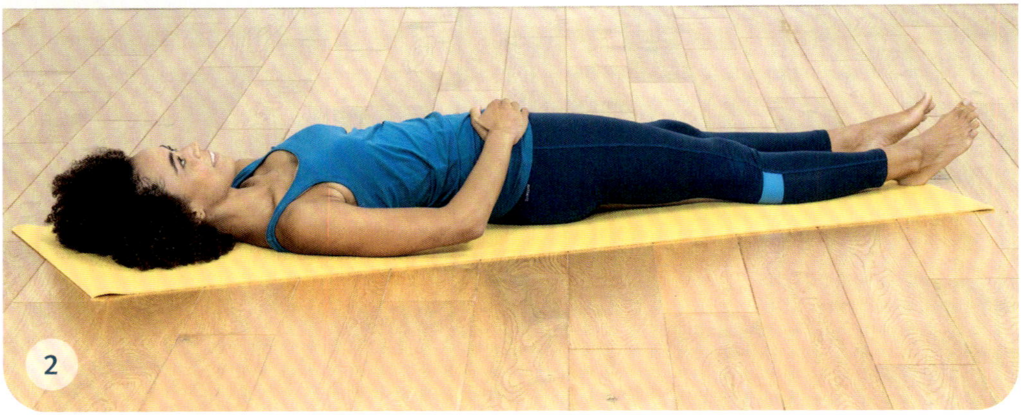

Verbesserung der Hüftstreckfähigkeit

Da Sie eine volle Streckfähigkeit der Hüften brauchen, um Ihr Becken in Mittelstellung zu bringen und so Ihre LWS zu entlasten, hilft Ihnen diese Übung bei der Verbesserung dieser Funktion.

Ausgangsstellung: Legen Sie sich entspannt auf den Rücken. Ein Bein ist ausgestreckt und das andere aufgestellt. Der Arm auf der gestreckten Beinseite liegt neben dem Körper, die Hand des anderen mit dem Daumenballen auf dem Beckenkamm des aufgestellten Beins. Die Finger sind auf dem Bauch und zeigen in Richtung Schambein. So sind sie über den tiefen Bauchmuskeln, die gleich aktiv werden sollen.

Durchführung: Bewegen Sie die Beckenschaufel, auf der Ihre Hand liegt, nach oben in Richtung Zimmerdecke. Und zwar so weit es geht, ohne dass Sie sich mit dem gleichseitigen Bein oder Fuß auf der Unterlage abdrücken. Die Bewegung soll aus der tiefen Bauchmuskulatur kommen, die sie mit Ihren Fingern anregen, indem Sie leicht in Ihren Bauch drücken. Das bewirkt, das sich die Hüftbeugemuskulatur auf der gegenüberliegenden Seite verlängert.

Vergrößern Sie die Bewegung der Beckenschaufel in Richtung Zimmerdecke mit jeder Wiederholung. Am besten, bis Sie ein Ziehen in der gegenüberliegenden Leiste wahrnehmen. Das zeigt Ihnen an, dass die Hüftbeugemuskulatur nachgibt.

Achtung: Das Ziehen könnte auch im Bereich der LWS entstehen, denn dort ist der Psoas-Muskel befestigt. Die Bewegung darf aber nicht Ihren typischen Rückenschmerz auslösen, sondern Ihr Rücken soll sich danach deutlich besser anfühlen. Stellen Sie sich vor, dass Sie mit der Bauchmuskulatur auf der einen Seite die Hüftbeuger der anderen Seite verlängern wollen. Dann haben Sie eine Vorstellung davon, was passieren soll.

Wenn Sie die Bewegung gut hinbekommen, führen Sie sie Schritt für Schritt auf der anderen Seite durch. Wiederholen Sie die Anspannung jeweils 5- bis 10-mal, spüren Sie nach und machen insgesamt 3 Durchgänge.

Im Anschluss bietet sich an, die Wahrnehmungsübung (Seite 82) auszuführen. Spüren Sie sich ganz in Ruhe von unten nach oben ab. Anhand der Auflageflächen können Sie einschätzen, wie die vorgestellten Lockerungen auf Ihren Rücken wirken.

Machen Sie auch wieder ein imaginäres Foto (Seite 98) von Ihnen aus der Vogelperspektive. Legen Sie das Jetzige vor Ihrem geistigen Auge neben das von vorhin und vergleichen Sie, was Sie »sehen«. Überprüfen Sie, ob die Position, die das Bild in Ihrer Vorstellung zeigt, auch mit Ihrer Wahrnehmung übereinstimmt.

Anhand der Rumpfbeuge (Seite 84) können Sie objektiv feststellen, wie beweglich der Rücken nach dieser Übung ist. Der Test auf Hüftbeweglichkeit (Seite 24) zeigt Ihnen, ob sich Ihre Hüften nun weiter drehen lassen. Das tun sie, wenn sich die Beuger gelockert haben.

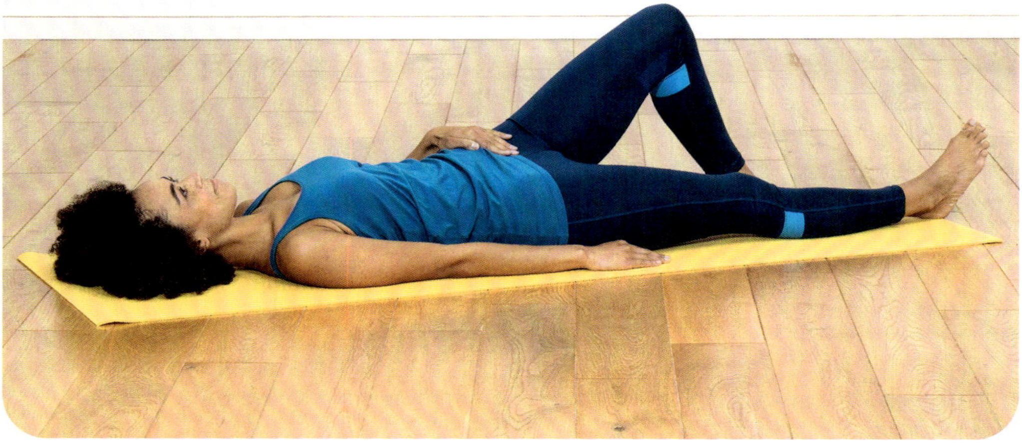

Vorbereitung der Hüfte: »Hüftpendel«

Ausgangsstellung: Stellen Sie sich an einen Platz, an dem Sie sich gut an einer Kommode, Anrichte oder einem Tisch festhalten können. Wir haben das »Hüftpendel« schon vorher (Seite 24) genutzt, um herauszufinden, wie gut Ihre Beweglichkeit im Hüftgelenk ist.

Durchführung: Bringen Sie Ihr Gewicht verstärkt auf ein Bein und halten Sie sich mit der gleichseitigen Hand fest.

Nun heben Sie das Nicht-Standbein an und beugen es so in Hüfte und Kniegelenk, dass der Unterschenkel ungefähr im 90-Grad-Winkel zum Oberschenkel nach unten zeigt. Der Fuß soll dabei locker hängen. Bleiben Sie im Oberkörper und Beckenbereich während der Bewegung ganz stabil!

Wissen Sie, wie ein Scheibenwischer funktioniert? Über diese Bewegung des Schienbeins in der Luft haben wir schon gesprochen (Hüftbeweglichkeit, Seite 24).
Fühlen Sie, wie weit Sie Ihren hängenden Unterschenkel nach innen und außen bewegen können. Die Pendelbewegung des Unterschenkels zeigt an, wie weit das möglich ist. Allerdings ist der Fuß tatsächlich nur der Anzeiger: Die eigentliche Bewegung findet in der Hüfte statt. Geht der Fuß nach außen, signalisiert er eine Innenrotation in der Hüfte. Das Führen des Unterschenkels nach innen führt zu einer Außendrehung im Hüftgelenk. Dabei ist wichtig, dass das Knie wirklich vor der Hüfte steht und dort während der Unterschenkelbewegung auch bleibt. Nur dann findet eine Rotation in der Hüfte statt. Wenn sich das Knie hin- und herbewegt oder Sie das Becken mitbewegen, findet irgendeine Kombinationsbewegung statt. Sie können dann keine Aussage über die Bewegungsfreudigkeit des Hüftgelenks treffen.

Nach der Übung wissen Sie, wie gut die Innen- und Außenrotation der Hüftgelenke läuft. Wie groß die Bewegungen sind, ist abhängig von Tagesform und Verspannungsgrad. Für die folgenden Übungen ist es wichtig zu wissen, ob Unterschiede zwischen rechts und links bestehen.

Führen Sie die Drehbewegungen also nacheinander mit beiden Beinen mehrmals weich bis zum Bewegungsende durch. So mobilisieren Sie Ihr Hüftgelenk. Schwingen Sie zu der Seite, die weniger Weite zulässt, ein paar Mal mehr, bis an das aktuelle Stoppgefühl heran.

Erspüren Sie im Anschluss, welche Auswirkungen diese sanfte Mobilisation auf das Befinden Ihrer Lendenwirbelsäule hat und wie die Testbewegung Rumpfbeuge (Seite 84) und Gleichgewicht (Seite 86) ausfallen. Nutzen Sie diese Übung immer wieder als Überprüfung zur Beweglichkeit Ihrer Hüftgelenke.

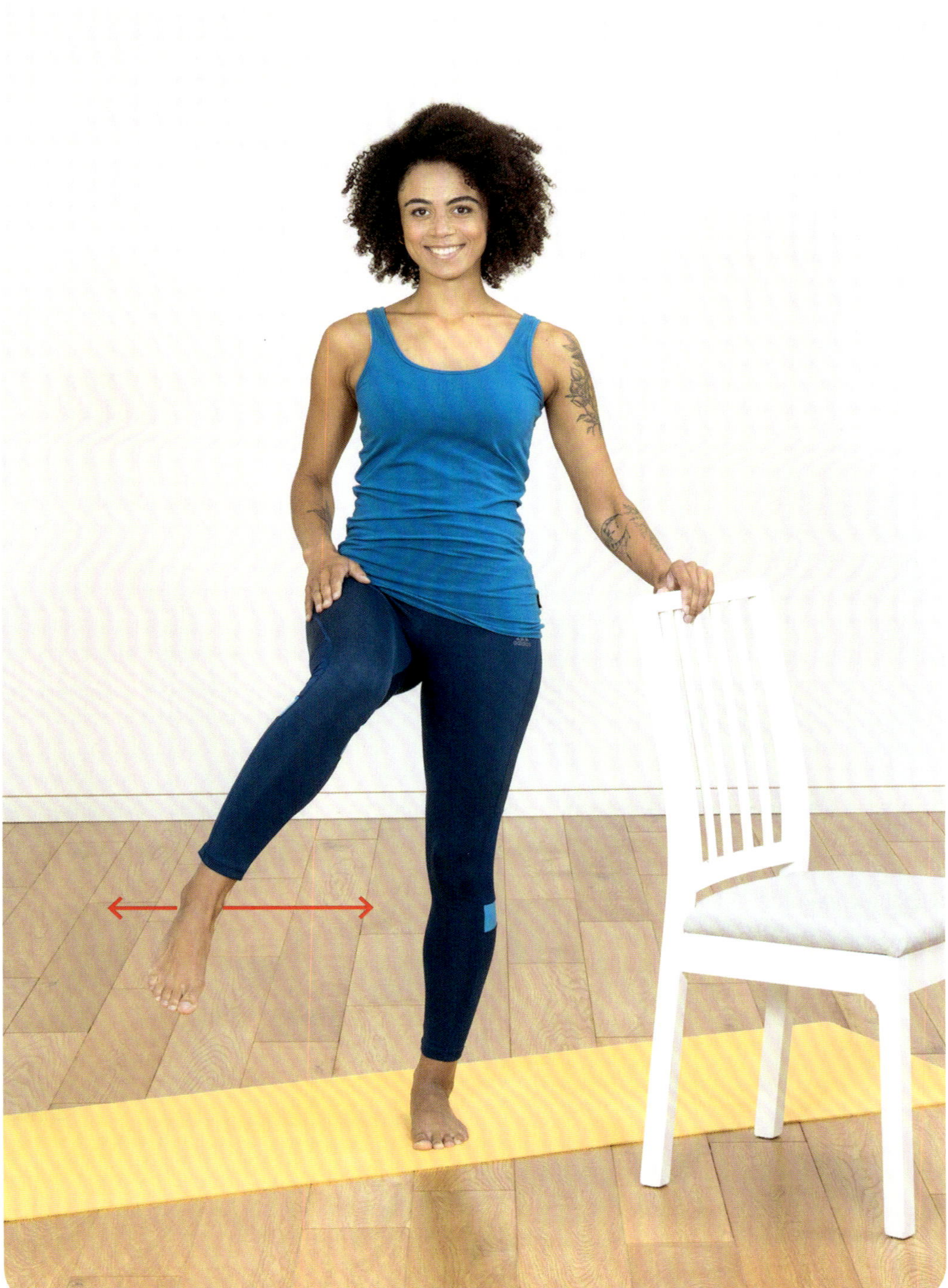

Hüftkreisen in Beugung

Nun beginnen wir, die tiefensensorischen Informationen von der Hüfte in Richtung Zentrale aufzufrischen.

Ausgangsstellung: Stellen Sie sich neben ein stabiles Möbelstück, an dem Sie sich festhalten können.

Durchführung: Verlagern Sie Ihr Gewicht auf ein Bein und halten Sie sich mit der gleichseitigen Hand fest. Ihr Oberkörper bleibt gerade und Sie schauen nach vorne.

Drehen Sie bei gestrecktem Knie den Fuß des entlasteten Beins in die Bewegungsrichtung, die beim Hüftpendel weniger weit ging. ❶ Bei den meisten Menschen schlägt die Innendrehung geringer aus. Das liegt an der Verspannung des Psoas-Muskels. So lässt er die Streckung und Innenrotation in der Hüfte nicht mehr vollständig zu, weshalb sie im Hüftgelenk zuerst eingeschränkt sind.

Ist das bei Ihnen auch der Fall, drehen Sie Ihren Fuß nach innen und bewegen Sie das gesamte Bein in kleinen Kreisen aus der Hüfte 5-mal rechts- und 5-mal linksherum. ❷ Lassen Sie die eingestellte Rotationsrichtung für die Hüfte über die Fußstellung unbedingt bestehen und das Knie gerade.

Beginnen Sie langsam, bis der beschriebene Kreis rund ist. Sie verbessern neben der Hüftbeweglichkeit auch die Kommunikation zwischen Gelenk und Gehirn. Wahrscheinlich müssen Sie anfangs hinschauen, ob die Bewegung rund läuft, da Ihre Tiefenwahrnehmung vermutlich noch nicht so gut ist. Wenn Sie ein paar Mal koordiniert gekreist haben, achten Sie darauf, geradeaus zu schauen und den Ablauf nur anhand Ihres Körpergefühls zu überprüfen. Irgendwann spüren Sie automatisch, wie sauber die Bewegung läuft. Dann können Sie schneller kreisen.

Schauen Sie abschließend, wie sich Ihre Lendenwirbelsäule anfühlt und ob sich an der Qualität der Rumpfbeuge (Seite 84) etwas verändert hat.

Danach machen Sie dieselbe Stimulation für die andere Hüfte.

Möglicherweise bekommen Sie für beide Hüften unterschiedliche Ergebnisse. Sollte ein Gelenk unbeweglicher sein als das andere, produziert es Schmerzen oder Verspannungen. In diesem Fall reagiert das Gehirn »verschnupft« auf Meldungen aus dem Problem-Gelenk. Seine reaktiv geschaltete Schutzspannung lässt Sie das funktionseingeschränkte Gelenk danach schlechter bewegen.

Da Sie jetzt wissen, warum Ihr Gehirn so reagiert, können Sie erwarten, dass eine verbesserte Hüftfunktion eine Steigerung Ihrer Gesamtbeweglichkeit bewirken wird. Also bewerten Sie die Testergebnisse neutral. Dann begeben Sie sich aus Ihrer inneren Erwartungshaltung in eine interessierte Beobachterposition, wann diese Verbesserung erreicht sein wird. Das gibt Ihnen die notwendige Zeit, die sie für Ihre Wiederherstellung benötigen.

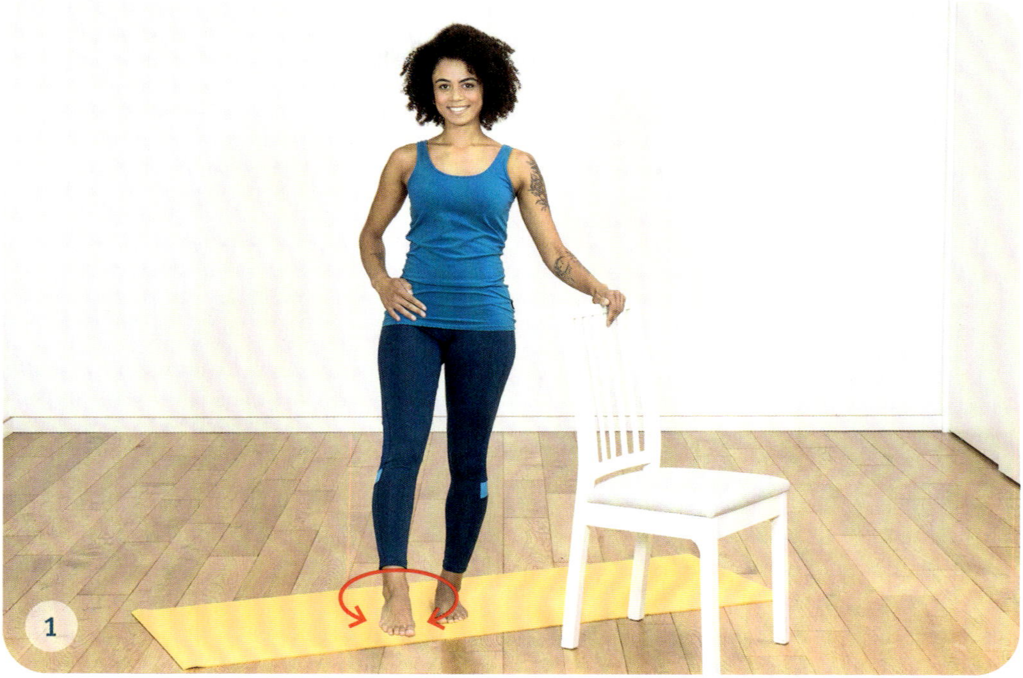
1

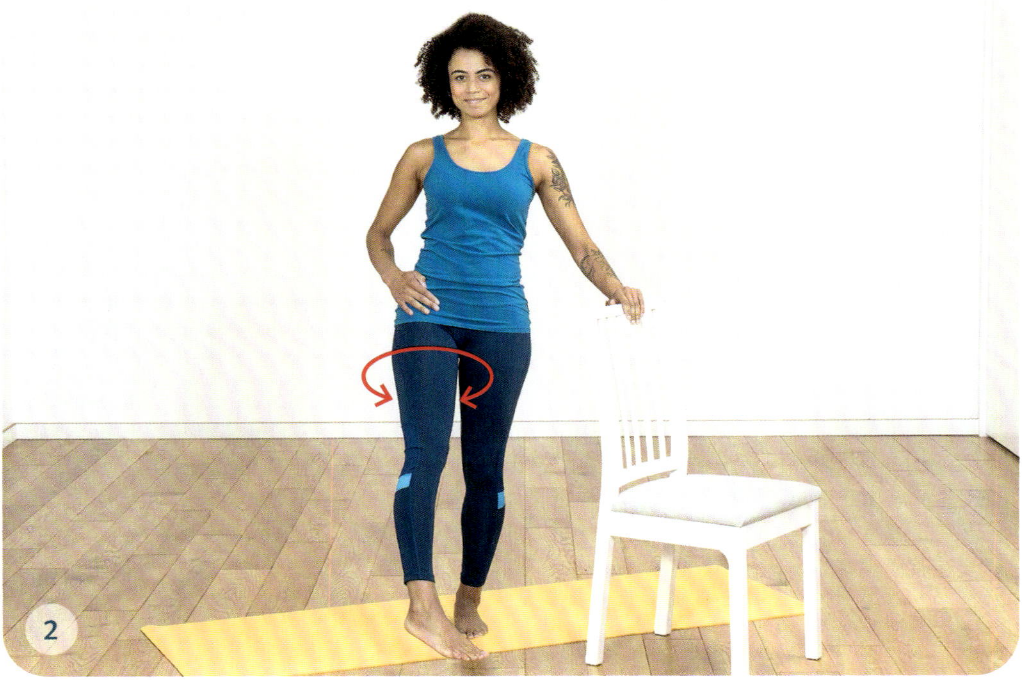
2

Seitliches Hüftkreisen

Jetzt geht es um die Verbesserung der Abspreizbewegung, die für eine Entspannung der Beinheranzieher (Abbildung, Seite 41) und für die Stabilität des Beckens unter Belastung wichtig ist. Wie Sie schon wissen, werden die Adduktoren genau wie die Wadenmuskeln und der große Hüftbeuger aktiviert, wenn ein Schutzmodus in Gang ist.

Ausgangsstellung: Sie stehen neben einem Möbelstück oder Fensterbrett, an dem Sie sich festhalten können.

Durchführung: Halten Sie sich mit der standbeinseitigen Hand fest und lassen Sie den Oberkörper gerade aufgerichtet. Spreizen Sie das Bein nur etwas ab und passen Sie auf, dass die Stellung des Beckens in alle Richtungen stabil bleibt. Sie sollten weder in der Wirbelsäule verdrehen noch ausweichen.

In dieser Position drehen Sie Ihre Fußspitze wieder in die weniger bewegliche Rotationsrichtung. Lassen Sie das Bein aus der Hüfte mit geradem Knie 5-mal mit und 5-mal gegen den Uhrzeigersinn kreisen.

In dieser Ausführung verbessern Sie die Abspreizfähigkeit im Hüftgelenk. Je besser diese ist, desto leichter können Sie Ihr Becken beim Stehen und Gehen horizontal stabilisieren.

Um das zu trainieren, machen Sie die Kreisbewegungen nicht zu groß. Sonst belasten Sie die Lendenwirbelsäule durch Ausweichbewegungen. Wichtig ist, die gerade Position von Rücken und Becken während der gesamten Übung beizubehalten. Wenn sich der Rücken im Anschluss bemerkbar macht, war die Beckenstabilisation nicht ausreichend oder die Abwinkelung zu groß. Vielmehr sollten Sie die Aktivität der seitlichen Gesäßmuskeln spüren. Sie halten Standbein und Becken beim Kreisen des Beins stabil und arbeiten in dieser Funktion mit der Bauchmuskulatur zusammen.

So gesehen ist diese Übung hilfreich für die Erarbeitung einer Kokontraktion (Seite 40). Diese Art der Aktivität ist wichtig für die Stabilität im Rumpf. Diese bekommen Sie über die Arbeit der tiefen Bauchmuskeln. Wie Sie die am besten ansteuern, zeige ich Ihnen bei den Übungen zur »Spiraldynamik®« (Seite 128) und bei den Übungen für einen starken Rücken (Seite 146).

Überprüfen Sie im Anschluss an diese Übung auf jeden Fall Ihre Gesamtbeweglichkeit mit der Rumpfbeuge (Seite 84) und spüren Sie, was Ihr Rücken zu der Mobilisation sagt. Wenn Sie mögen, schreiben Sie Ihre Ergebnisse und alle in Zukunft erzielten Resultate auf. So bekommen Sie einen Verlauf, der Ihnen rückblickend zeigt, welchen Weg Sie zurückgelegt haben.

Wechseln Sie dann die Seite und führen Sie die Übung mit dem anderen Bein / der anderen Hüfte aus.

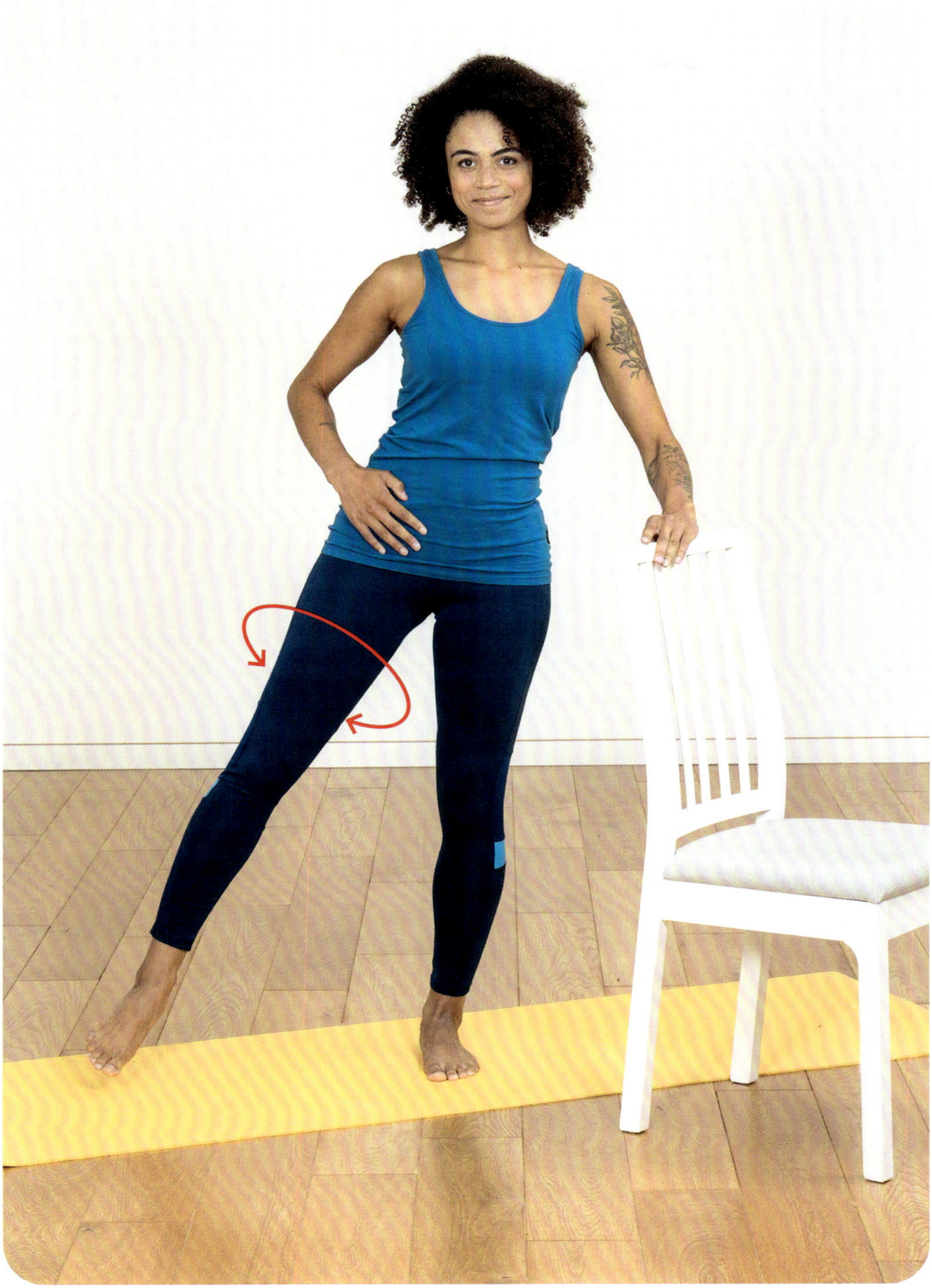

Hüftkreisen in Streckung

Lassen Sie ein Bein hinter dem Körper kreisen. Wie Sie wissen, erschwert eine Beweglichkeitsminderung im Hüftgelenk eine saubere Ausrichtung des Beckens. Sie brauchen diese Einstellung, um Ihre Lendenwirbelsäule wirksam zu entlasten.

Achtung: Die Streckbewegung leidet mit der Innenrotation bei Problemen im Hüft- oder LWS-Bereich als Erstes. Deshalb neigt man bei der Ausführung der Übung häufig zu einem Ausweichen ins Hohlkreuz, was Ihren Rücken zusätzlich belasten kann.

Achten Sie darauf, dass Sie tatsächlich Ihren Oberschenkel hinter dem Körper kreisen lassen und keine Bewegungen mit Becken oder Lendenwirbelsäule ausführen. Je besser Ihre Beweglichkeit und die muskuläre Ansteuerung im Hüftbereich werden, desto freier wird sich seine Streckung entfalten können. Diese Funktion ist absolut wichtig, um das Becken beim Stehen und Gehen aufgerichtet halten zu können.

Ausgangsstellung: Sie stehen neben einem Möbelstück oder Fensterbrett, an dem Sie sich festhalten können.

Durchführung: Halten Sie sich mit der standbeinseitigen Hand fest. Sie schauen nach vorne und Ihr Oberkörper bleibt in alle Richtungen gerade.

Beugen Sie das Knie des entlasteten Beins etwas an und bewegen Sie den Oberschenkel von der Hüfte aus gesehen hinter den Körperschwerpunkt. Lassen Sie in dieser Position das Bein 5-mal nach innen und 5-mal nach außen kreisen.

Absolut bedeutsam ist es für die Beurteilung Ihres Gehirns, dass Sie im Oberkörper gerade bleiben und nicht ins Hohlkreuz ausweichen. Das ist noch wichtiger als die Drehrichtung über den Fuß einzustellen. Drehen Sie die Fußspitze erst in die etwas weniger beweglichere Rotationsrichtung, wenn Sie das Kreisen in der Streckstellung beherrschen. Ihr Fokus liegt auf einem stabilen Becken, was wahrscheinlich Ihre volle Konzentration erfordert.

Positionieren Sie Ihr Knie sicherheitshalber erst unter der Hüfte und lassen Sie den Oberschenkel dort kreisen. Wenn das in dieser Stellung sicher klappt, nehmen Sie Ihr Knie zum Kreisen etwas hinter die Körperlängsachse. Die Bewegung des Oberschenkels nach hinten (= Streckung) ist nicht sehr groß. 5–10 Zentimeter Rückwärtsverlagerung des Knies ist absolut ausreichend für die Wirkung. Wenn Sie im Anschluss mehr Schmerzen oder eine Verspannung verspüren, war die mit der Bewegung verbundene Dehnung (noch) zu groß.

Wie fühlt sich Ihre Lendenwirbelsäule nun an und wie weit geht die Rumpfbeuge (Seite 84)? Da diese Ausführung die Zusammenarbeit der unteren Rumpfmuskeln fördert, also für eine Kokontraktion sorgt, ist Ihre Gleichgewichtsfunktion (Seite 86) im Anschluss wahrscheinlich besser. Aber nur, wenn Sie mit der Bewegung keine Schmerzen ausgelöst haben. Nachdem Sie das getestet haben, machen Sie diese Übung auch mit der anderen Seite.

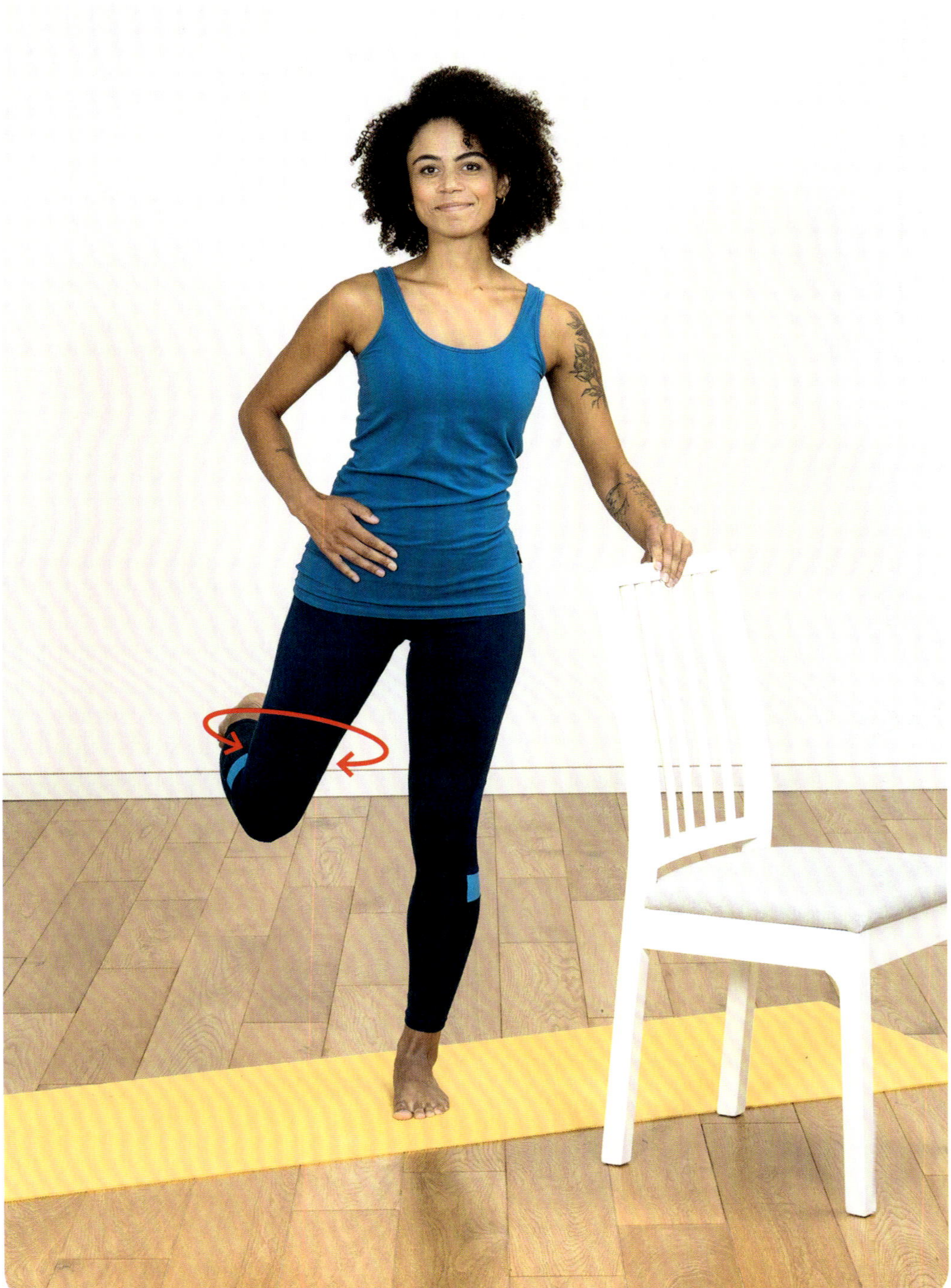

Beugung und Streckung für die Lendenwirbelsäule

Wir steuern für die tiefensensorische Vorbereitung der Lendenwirbelsäule das Becken an.

Ausgangsstellung: Stand im Raum mit genügend Bewegungsfreiheit in alle Richtungen. Stellen Sie Ihre Beine etwas breiter als hüftbreit, maximal beckenbreit auseinander. Knie und Füße sollten nach vorne zeigen. Achten Sie darauf, dass kein Ausweichen der Beinachse über ein X- oder O-Bein erfolgt, damit Sie auch wirklich die Lendenwirbelsäule erreichen.

Durchführung: Wissen Sie, was ein Hohlkreuz ist? Das bauen wir jetzt nach: Kippen Sie Ihr Becken zuerst nach vorne, was eine Streckung der Lendenwirbelsäule nach sich zieht. Stellen Sie sich eine Ente vor, die Ihr Hinterteil nach hinten streckt, dann haben Sie die Bewegung. ❶

Sie können auch visualisieren, dass Ihr Becken eine mit Wasser gefüllte Schüssel ist. Wenn Sie es Richtung Hohlkreuz bewegen, müsste das Wasser über den vorderen Beckenrand herauslaufen. Beckenkippung sagt man in der Fachsprache dazu.

Ebnen Sie in Ihrer Vorstellung die Wasserfläche wieder, so bekommen Sie das Becken in die sogenannte Mittelstellung.

Wenn Sie das Becken etwas über die anfängliche Ausgangsstellung hinaus nach hinten kippen, müsste das Wasser über den hinteren Beckenrand laufen. ❷ Damit gleichen Sie das Hohlkreuz wieder aus. Medizinisch gesprochen richten Sie Ihr Becken so auf. Das Neutralisieren der Hohlkreuzposition ist vergleichbar mit einer Beugebewegung für die Lendenwirbelsäule. So stark wie im Brustbereich kann man sie allerdings nicht krümmen, weil das die Stellung der Wirbel zueinander verhindert.

Probieren Sie ruhig aus, wie weit Sie Ihr Becken nach hinten kippen können. Meistens wirkt diese Bewegung entlastend für Ihr Kreuz. Wenn Sie weit genug kippen, werden Sie bemerken, dass sich Ihre Knie durch diese Bewegungen leicht beugen.

Viele Menschen haben Schwierigkeiten, das Becken isoliert anzusteuern. Bewegen Sie Ihr Becken so lange vor und zurück, bis Sie diese Bewegungen weich und elastisch durchführen. Damit einhergehend sollte sich Ihr Lendenbereich entspannen.

Vielleicht können Sie von Wiederholung zu Wiederholung sogar etwas weiter bewegen. Testen Sie nach der Übung auf jeden Fall Rumpfbeweglichkeit (Seite 84) und Gleichgewicht (Seite 86) und registrieren Sie, ob sich Ihr Gefühl in der Lendenwirbelsäule und die Hüftbeweglichkeit verändert haben.

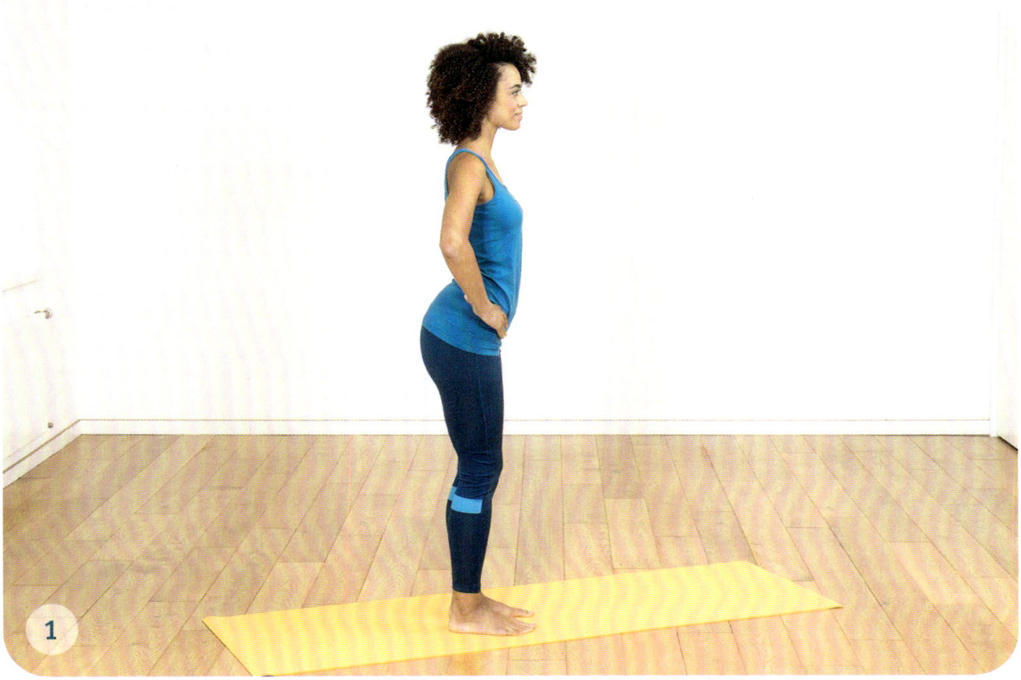

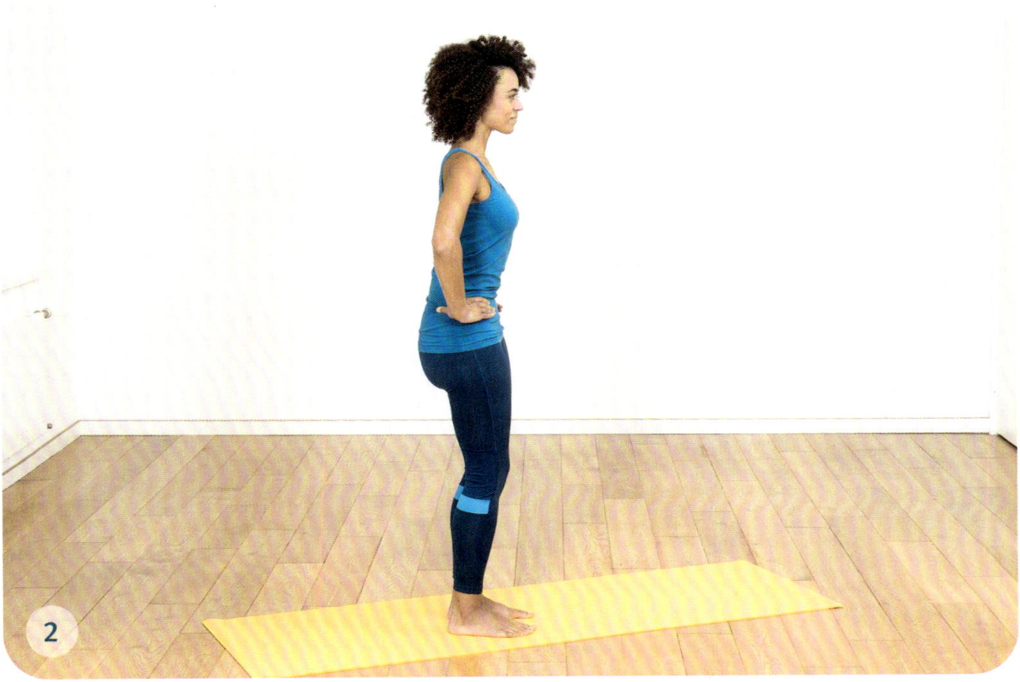

Seitneigung nach rechts und links

Bei dieser Übung geht es darum, die Strecke zwischen dem Rippenbogen und der gleichseitigen Beckenseite zu verkürzen.

Ausgangsstellung: Stand im Raum mit genügend Bewegungsfreiheit in alle Richtungen.

Durchführung: Verkleinern Sie den Abstand zwischen dem Rippenbogen der einen Seite und der gleichseitigen Beckenhälfte 5- bis 10-mal. Spüren Sie nach, wie es Ihrer Lendenwirbelsäule danach geht und nehmen Sie sich dann die andere Seite vor.

Wiederholen Sie das im Wechsel solange, bis sich die Bewegung gut anfühlt und Sie wirklich Ihre Lendenwirbelsäule bewegen.

Achtung: Wenn Sie jetzt ans Salsa tanzen denken, schwingen Sie wahrscheinlich vor allem Ihr Becken nach oben und unten. Im Sinne der tiefensensorischen Aktivierung wollen wir allerdings eine isolierte Seitneigung in der Lendenwirbelsäule erreichen. Lassen Sie Ihren Unterkörper ganz stabil und belasten Sie beide Füßen gleichmäßig und leiten Sie die Verkürzung der Seite vom Rippenbogen her ein.

Die Beweglichkeit der Brustwirbelsäule ist für die Seitneigung deutlich größer als in der LWS! Für das Erreichen der LWS muss der Rippenbogen zum gleichseitigen Beckenkamm ziehen. Intuitiv macht man meist das, was leichter geht, und bewegt lieber den Schultergürtel zum Becken.

Konzentrieren Sie sich auf Ihre Lendenwirbelsäule und fühlen Sie die Bewegung dort nach. Die Strecke zwischen Rippen und Becken muss sich auf der Seite verkleinern, zu der Sie sich hinbewegen und auf der Seite vergrößern, von der Ihr Brustkorb weggeht. Denken Sie ruhig wieder an die Wasserschüssel in Ihrem Becken, in der das Wasser ganz still bleibt, während sich der Brustkorb auf der Seite annähert, auf der Sie die Seitneigung ausführen.

Wie gut klappt die Rumpfbeuge (Seite 84) und wie ist das Gefühl im Rücken nach dieser Mobilisation? Diese sauber ausgeführten, isolierten Bewegungen könnten deutliche Verbesserungen der Befindlichkeit nach sich ziehen.

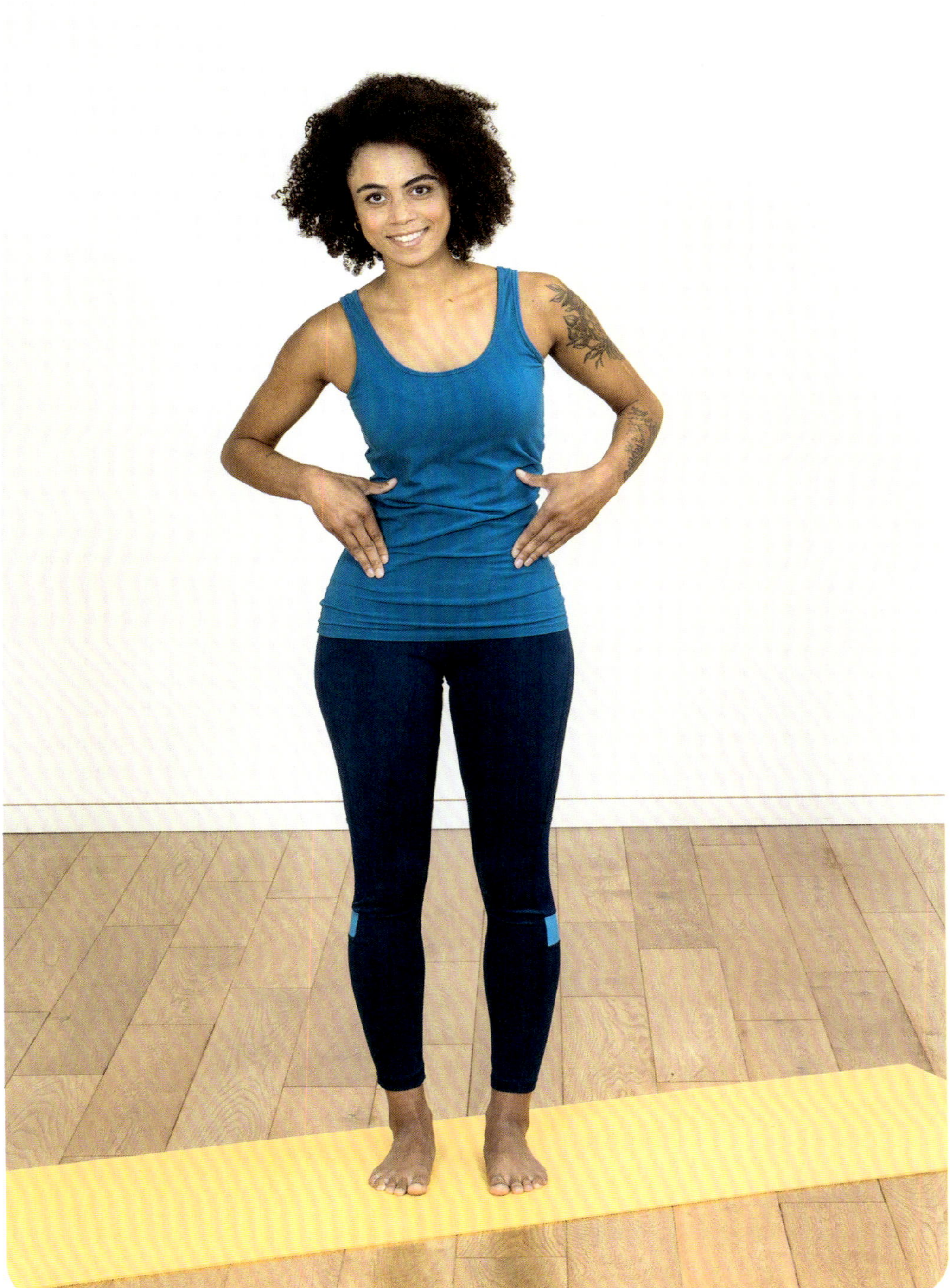

Rotation der Lendenwirbelsäule

Nun bewegen Sie Ihr Becken, um eine Drehbewegung in der Lendenwirbelsäule auszulösen.

Ausgangsstellung: Stand im Raum mit genügend Bewegungsfreiheit in alle Richtungen.

Durchführung: Bringen Sie zuerst den rechten äußeren Beckenkamm so weit nach vorne, wie Sie es schaffen, ohne dabei in ein Hohlkreuz zu kommen oder x-beinig zu stehen. Danach bewegen Sie ihn so weit wie möglich nach hinten, ohne das Becken nach hinten zu kippen oder ein O-Bein zu bilden. ❶

Beachten Sie: Die Bewegung, die Sie ausführen, ist klein. Um sie etwas besser zu spüren, können Sie die Fäuste auf Ihren seitlichen Beckenkamm legen und den Zeigefinger wie eine Pistole nach vorne strecken. Ihr Finger zeigt dann jeweils die Bewegung der Beckenseite nach vorne und hinten an. Konzentrieren Sie sich darauf, wirklich nur diese Beckenhälfte nach vorne zu bewegen. Dann erfolgt die, zugegeben recht kleine, Rotationsbewegung der Lendenwirbelsäule von ganz alleine.

Falls es Ihnen schwerfällt, die Bewegung so im Stand auszuführen, setzen Sie sich auf einen Tisch oder eine Küchenarbeitsplatte. Die Oberschenkel liegen in voller Länge auf der Oberfläche, die Unterschenkel hängen locker. Bewegen Sie im Wechsel erst die eine Beckenseite und dann die andere nach vorne. Zurück wandert die eine Seite von selbst, wenn Sie die andere Seite nach vorne bewegen. Wenn Sie das richtig machen, sollten Sie sehen, dass Ihr Knie durch die Bewegung des Oberschenkels nach vorne geschoben wird. ❷ Da er über die Hüfte am Becken befestigt ist, wird er durch die Bewegung des Beckens ebenfalls bewegt. Weil die LWS am Kreuzbein hängt, muss sie bei der Bewegung nach vorne und wieder zurück drehen.

Wenn Sie die Übung im Sitzen ausführen können, können Sie sich, wie anfangs erklärt, an die Ausführung im Stand wagen. Bewegen Sie das Becken erst auf einer Seite ein paar Mal nach vorne und hinten, damit Sie ein Gefühl für die Rotationsbewegung bekommen. Erst dann bewegen Sie die andere Seite.

Für diese Bewegung der Lendenwirbelsäule haben wir kaum ein Gefühl, weil wir sie eigentlich nie für sich allein so ausführen. Sie findet im Alltag immer zusammen mit Bewegungen der Wirbelsäule und Hüfte statt. Aber im Sinne von Schmerzfreiheit und voller Einsatzbereitschaft wollen wir alle Strukturen der LWS so gezielt wie möglich ansteuern. Je genauer Sie diesen Bereich anvisieren können, desto besser wird Ihre Bewegungssteuerung über die Tiefensensibilität.

Überprüfen Sie jeweils im Anschluss an die Drehbewegung Ihre Beweglichkeit über die Rumpfbeuge (Seite 84) und Ihr Befinden im Kreuz. Auch die Gleichgewichtsfunktion (Seite 86) könnte nun anders ausfallen.

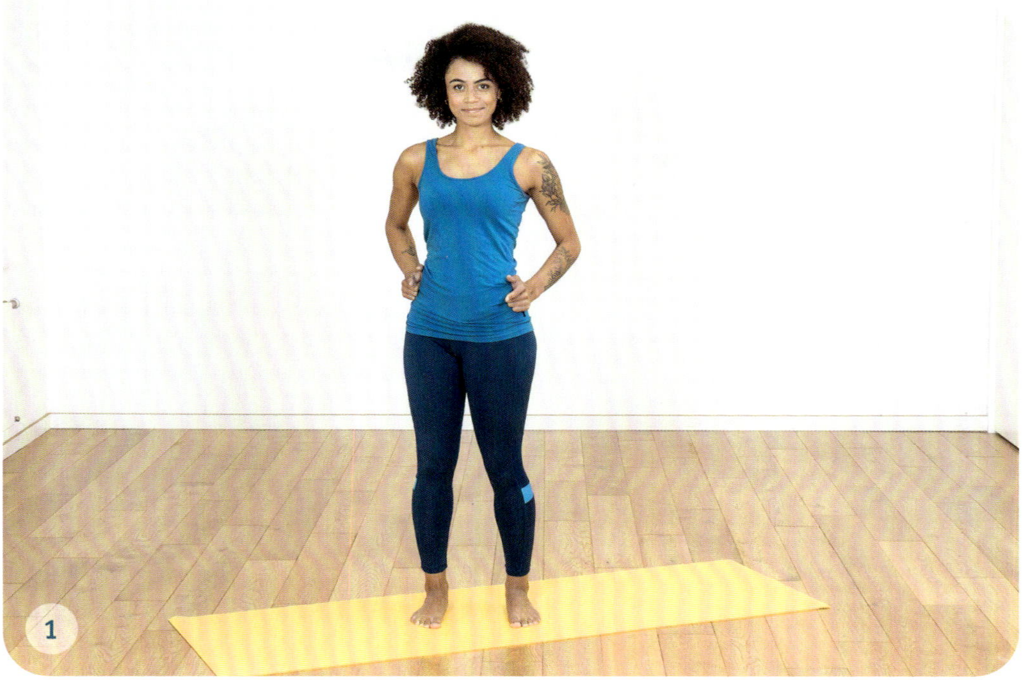
1

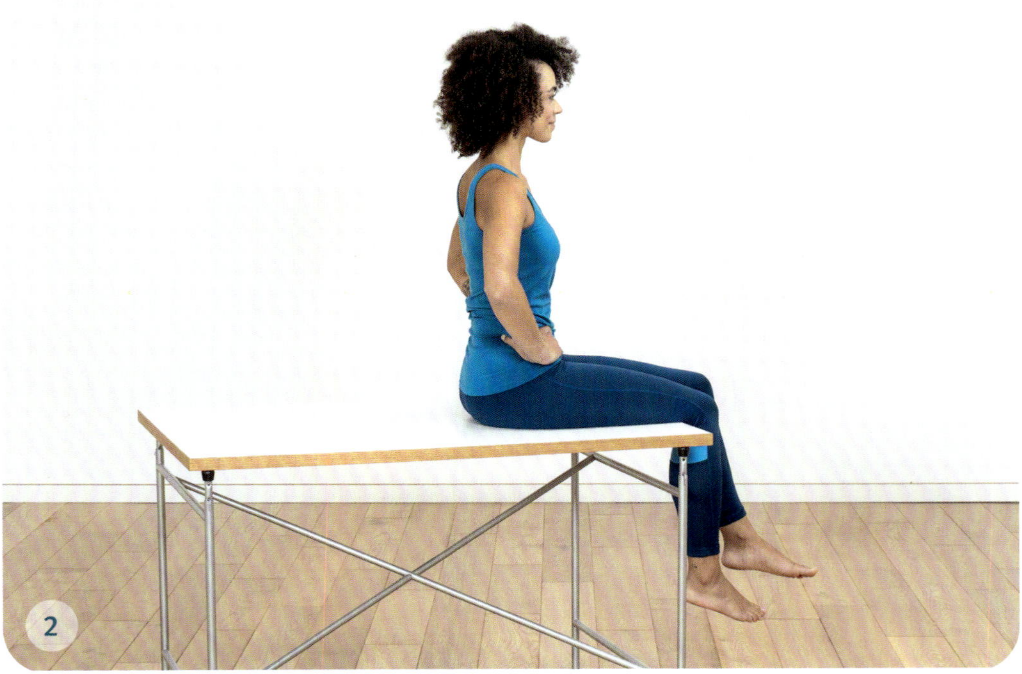
2

Beckenkreisen im Stand

Nun bringen wir alle Bewegungsrichtungen zusammen und lassen das Becken kreisen. Hatten Sie als Kind einen Hula-Hoop-Reifen? Wenn Sie den damals gut um Ihr Becken laufen lassen konnten, haben Sie nun einen entscheidenden Vorteil. Vielleicht kaufen Sie sich nach der Lektüre des Buchs wieder einen und bleiben so in Bewegung.

Ausgangsstellung: Stellen Sie sich etwas breiter als hüftbreit hin und achten Sie darauf, dass Ihre Knie und Füße nach vorne zeigen.

Durchführung: Bewegen Sie zunächst Ihr Becken wie eben in den vorherigen drei Übungen »Beugung und Streckung für die Lendenwirbelsäule« (Seite 120), »Seitneigung nach rechts und links« (Seite 122) und »Rotation der Lendenwirbelsäule« (Seite 124) in jede Richtung einzeln: kippen und aufrichten, seitneigen und abwechselnd nach vorne drehen.

Wenn Ihnen das gelingt, setzen Sie alle Richtungen zu einer flüssigen Bewegung zusammen. Das bedeutet, dass Sie Ihr Becken mit der Summe der Einzelbewegungen kreisen lassen.

Beginnen Sie zuerst mit einem Kreis in eine Richtung und wenn dieser rund läuft, führen Sie die vorgestellten Test-Übungen aus, um zu sehen, ob sich schon eine Veränderung eingestellt hat. Dann setzen Sie die einzelnen Bewegungen andersherum zusammen und lassen das Becken in die andere Richtung kreisen.

Überprüfen Sie nach ein paar Runden Ihr Befinden, Ihre Hüft- (Seite 24) und Ihre Rumpfbeweglichkeit (Seite 84). Da bei einer erfolgreichen Gleichgewichtsreaktion alle Rumpfanteile miteinander agieren müssen, um den Körper gegen die Schwerkraft zu sichern, ist diese Übung eine gute Vorbereitung dafür. Der Gleichgewichtstest (Seite 86) sollte im Anschluss also sicherer gelingen.

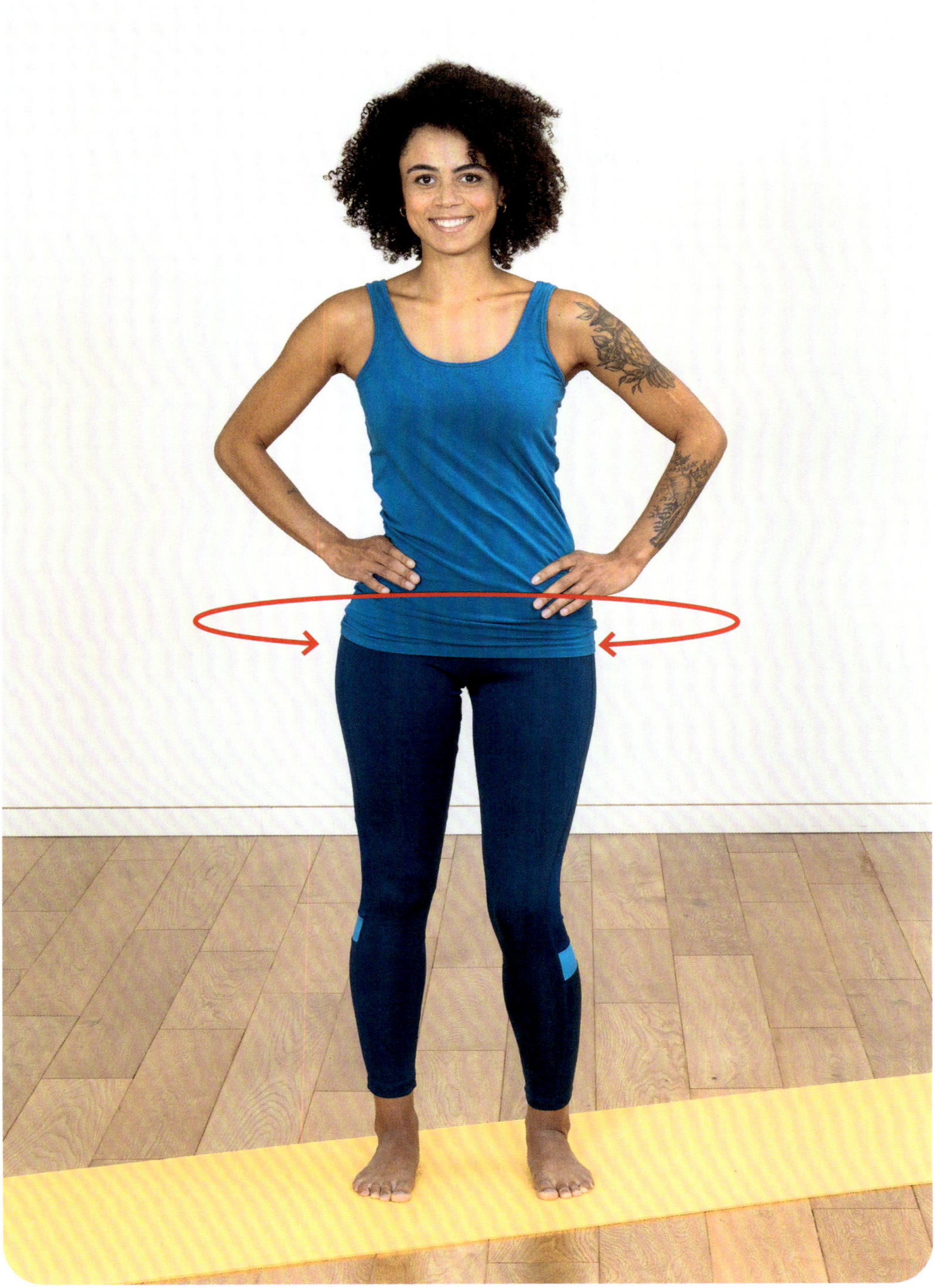

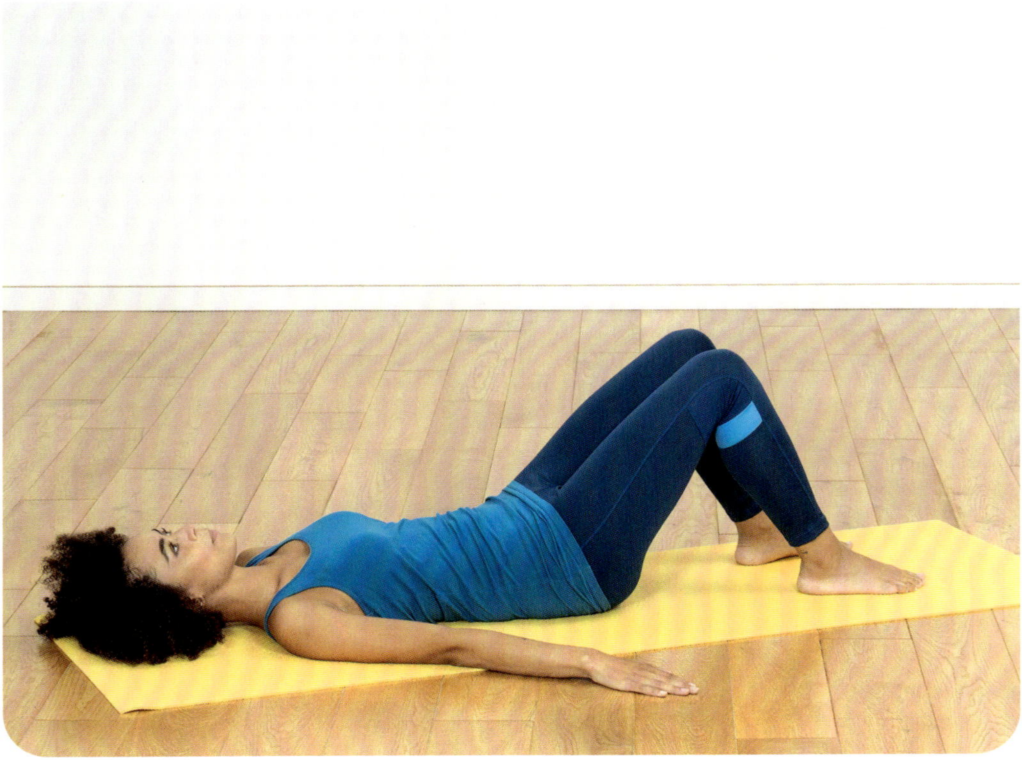

Aufnehmen der korrekten Ausgangsstellung

Für die Stabilisation des unteren Rumpfs.

Ausgangsstellung: Legen Sie sich in Rückenlage auf den Boden oder ein Bett. Stellen Sie beide Beine so an, dass Ihre Lendenwirbelsäule entspannt aufliegt.

Durchführung: Sobald Ihr Rücken entspannt aufliegt, erfühlen Sie Ihre Auflageflächen. Diesen momentanen Zustand vergleichen Sie mit dem Zustand nach der Übung. Machen Sie das nach jeder Trainingsserie, um reagieren zu können, falls Sie Verspannungen bemerken. Sie sollten nach jeder Einheit besser aufliegen und sich lockerer fühlen.

Kippen Sie nur Ihr Becken (wie bei Übung »Beugung und Streckung für die Lendenwirbelsäule«, Seite 120) mit der Einatmung nach vorne und richten Sie es mit der Ausatmung wieder auf. Lassen Sie sich Zeit mit der Aufrichtung und denken Sie dabei an die verlängerte Ausatmung.

Erfühlen Sie die Bewegung und die damit einhergehende Streckbewegung der Lendenwirbelsäule, wenn Sie das Becken nach vorne kippen. Legen Sie besonderen Wert auf das Aufheben der Hohlkreuzposition, wenn Sie das Becken mit der Ausatmung langsam nach hinten kippen. Finden Sie nach ein paar Wiederholungen in eine angenehme Mittelstellung des Beckens, in der sich Ihre Lendenwirbelsäule wohl fühlt und vor allem gut aufliegt.

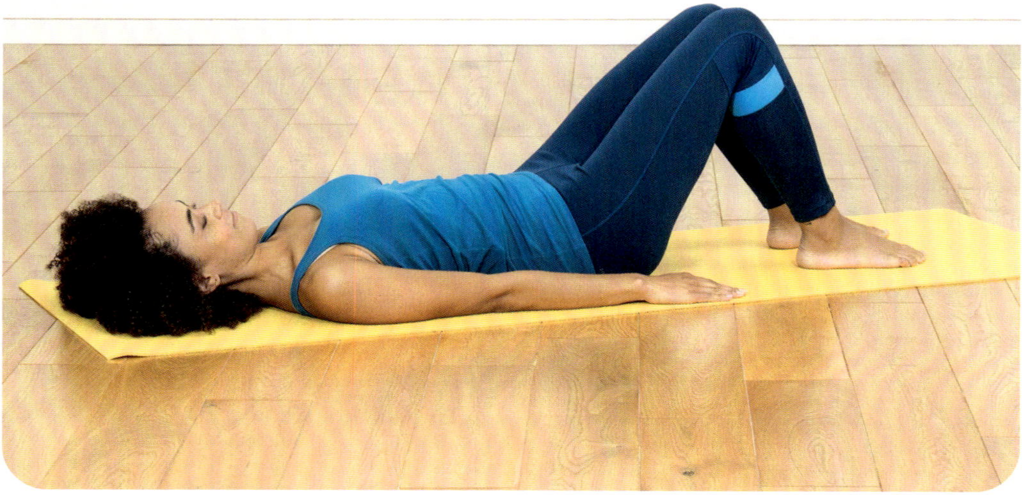

Vorübung

Ausgangsstellung: Legen Sie sich in Rückenlage auf den Boden oder auf eine Liege / ein Bett. Stellen Sie beide Beine so an, dass Ihre Lendenwirbelsäule entspannt aufliegt.

Durchführung: Wissen Sie noch, wie Sie Ihre »Lendenwirbelsäule verlängern« (Seite 102)?

Über die Starterfunktion des Musculus sphincter ani haben wir den Musculus transversus abdominis aktiviert und über ihn das Kreuzbein nach unten gezogen. Das hat Ihre LWS gelängt und entspannt. Wiederholen Sie dieses Vorgehen und kombinieren Sie es mit der langsamen Ausatmung (Seite 94). Konzentrieren Sie sich neben der neuen Atemtechnik auch auf die Verkürzung der Strecke zwischen Bauchnabel und Beckenkamm. Achten Sie darauf, dass Ihre Lendenwirbelsäule auf der Unterlage bleibt und Sie die Beine entspannt lassen. Man kann diese Beckenaufrichtung prinzipiell auch über die Gesäßmuskeln ausführen, das wollen wir in diesem Fall aber nicht. Lassen Sie Ihr Gesäß also bewusst locker und leiten Sie die Bewegung gezielt über die tiefe Bauchmuskulatur ein.

Erarbeiten einer funktionellen Bauchmuskelspannung

Bringen Sie sich die Übung »Lendenwirbelsäule verlängern in Rückenlage« (Seite 102) in Erinnerung. Dort haben Sie die Anspannung des Schließmuskels und der tiefen Bauchmuskulatur genutzt, um Ihr Steißbein nach vorne oben in Richtung Schambein zu ziehen. Diese Muskelaktivität entlastet die Strukturen, die an der LWS eventuell komprimiert werden. Sie sollten sie bei allen folgenden Übungen unbedingt benutzen. Dann registriert Ihr Gehirn, dass Ihre Lenden-Region in einer verlängerten Position schmerzfrei agieren kann und funkt Einsatzbereitschaft.

Ausgangsstellung: Legen Sie sich in Rückenlage auf den Boden oder auf eine Liege / ein Bett. Stellen Sie beide Beine so an, dass Ihre Lendenwirbelsäule entspannt aufliegt. ❶

Durchführung: Wenn Sie die beschriebene Spannung gut halten können, atmen Sie gleichmäßig weiter und heben Ihren Kopf etwas von der Unterlage ab. Machen Sie zuerst ein leichtes Doppelkinn und heben Sie den Hinterkopf mit verlängerter Halswirbelsäule maximal einen Zentimeter an. Achten Sie darauf, nicht Ihre Nasenspitze in Richtung Zimmerdecke zu schieben. ❷ Nur wenn die Bewegung aus der HWS kommt, erhöhen Sie Ihre Bauchmuskelspannung, ohne den Nacken zu belasten.

Halten Sie den Kopf 10–15 Sekunden und senken Sie ihn sanft wieder ab. Erst wenn er liegt, lösen Sie die Bauch- und Beckenbodenspannung und spüren nach, wie es Ihrer Lendenwirbelsäule geht. Weiterhin sollten Sie gleichmäßig weiteratmen und nicht beginnen, zu pressen. Eine Pressatmung sieht man häufig bei einem Bauchmuskeltraining. Doch machen Sie sich klar, dass Sie vor allem Aktivität im Unterbauch erreichen und kein Kind auf die Welt bringen wollen.

Um die Ausdauerkraft zu steigern, ist es notwendig, viele Wiederholungen durchzuführen. Dazu arbeiten Sie am besten in Serien, indem Sie die Spannung 10- bis 15-mal aufnehmen, eine kurze Pause machen und dieselbe Anspannung 10- bis 15-mal wiederholen. Insgesamt machen Sie 3–5 Übungsabfolgen. Das bezeichnet man als Trainingsserie.

Nutzen Sie die Pausen, um zu erfassen, ob Sie Veränderungen wahrnehmen können. Ist Ihre Auflagefläche größer oder kleiner geworden? Liegen Sie schwerer auf oder bemerken Sie ein Hohlkreuz?

Wenn Sie spüren, dass Ihre Lendenwirbelsäule in eine Streckung gezogen wurde oder nach der Anspannung schmerzt, haben Sie wahrscheinlich die falschen Muskeln aktiviert. Dann ist der Psoas-Muskel zum Zuge gekommen, der ein Hohlkreuz auslöst. Den wollen wir bei dieser Übung aber entspannen und nicht aktivieren.

Bauen Sie die Übung so langsam auf, dass der Hüftbeuger passiv bleibt. Nur so aktivieren Sie die richtigen Muskeln. Das sorgt dafür, dass sich Ihre Schmerzzone beruhigt. Das ist das Ziel dieser Übungsreihe. Wenn Sie alles richtig gemacht haben, wird die Rumpfbeuge (Seite 84) im Anschluss voraussichtlich besser ausfallen.

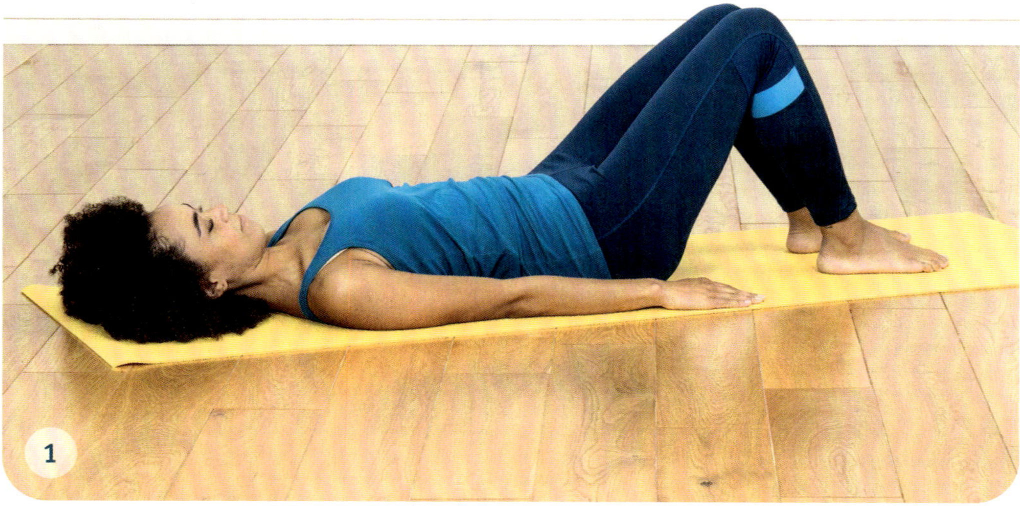
1

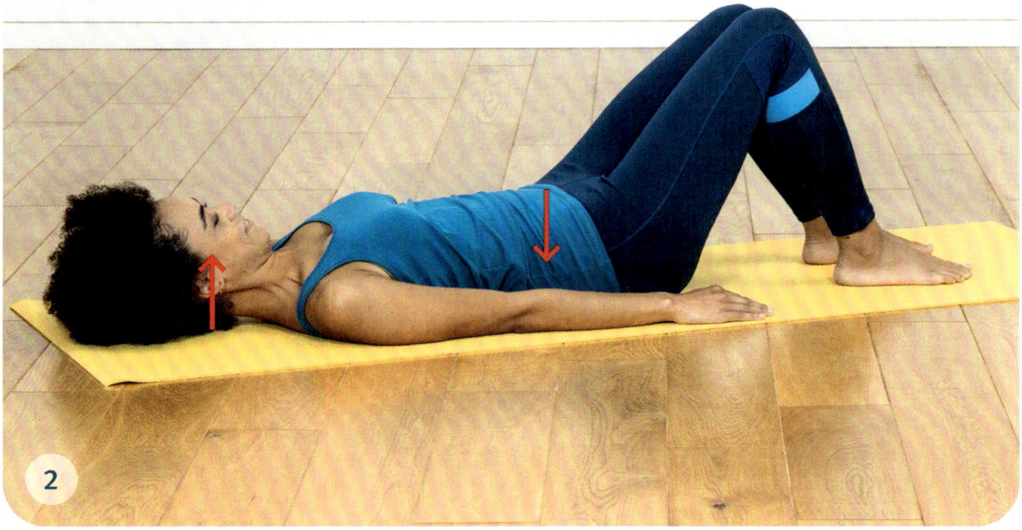
2

Aktivierung der Bauchmuskulatur

Ausgangsstellung: Legen Sie sich in Rückenlage auf den Boden oder auf eine Liege / ein Bett. Stellen Sie beide Beine so an, dass Ihre Lendenwirbelsäule entspannt aufliegt.

Durchführung: Sobald Ihre LWS bei der funktionellen Bauchspannung lang und schmerzfrei bleibt, heben Sie ein Bein in einer 90-Grad-Beugeposition von Knie und Hüfte ab. ❶

Überprüfen Sie, ob Ihre Lendenwirbelsäule noch schmerzfrei und am Ende des Abhebens noch langgezogen ist. Wenn ja, spannen Sie Ihre tiefen Bauchmuskeln an und heben Sie das zweite Bein so an, dass beide Beine nebeneinander in der Luft stehen. ❷

Wird Ihre Lendenwirbelsäule dabei ins Hohlkreuz gezogen oder treten Schmerzen im Kreuzbereich auf, sind Bauchmuskeln oder Ihre Koordinationsfähigkeit am Leistungslimit. Stellen Sie dann die Beine wieder ab und führen Sie die Übung nach einer kurzen Atempause konzentriert nur mit einem Bein aus. Nehmen Sie die Spannung unbedingt in der beschriebenen Reihenfolge auf.

Visieren Sie eine Serie von 3-mal 3–5 Wiederholungen an. Üben Sie nur so lange, wie Ihre LWS auch nach der Übung noch Entspannung funkt. Das ist das Zeichen dafür, dass Sie die wichtigen Muskeln gut kontrollieren. Eine saubere Ausführung bringt Ihnen mehr als hohe Wiederholungszahlen. Unser Ziel lautet, Ihr Gehirn davon zu überzeugen, dass Ihr Rücken wieder eingesetzt werden kann. Dazu muss er die richtigen Informationen ans Gehirn senden.

Erfühlen Sie in den Zwischenpausen nicht nur, wie es Ihrem LWS-Bereich geht, sondern nutzen Sie auch die Rumpfbeuge (Seite 84) für eine objektive Überprüfung. Klappt sie nach der Übung tiefer und weicher, ist es an der Zeit, im Übungsprogramm weiterzugehen. Wird das Bewegungsausmaß dagegen kleiner oder fühlt sich Ihr Rücken fester an, sind Sie und Ihr Gehirn noch nicht bereit für eine Steigerung. Es schaltet eine im theoretischen Teil erklärte Schutzspannung.

Wenn das der Fall ist, lockern Sie die verantwortlichen Strukturen mit den Übungen aus dem Kapitel »Rückenmuskulatur loslassen in Rückenlage« (Seite 100) oder »Entspannung der Hüftbeuger« (Seite 104). Erarbeiten Sie sich die Unterbauchspannung aus Übung »Aufnehmen der korrekten Ausgangsstellung« (Seite 128) und »Vorübung« (Seite 129). Führen Sie diese so lange aus, bis Ihr Gehirn Entwarnung signalisiert und Sie die Übungen schmerzfrei steigern können.

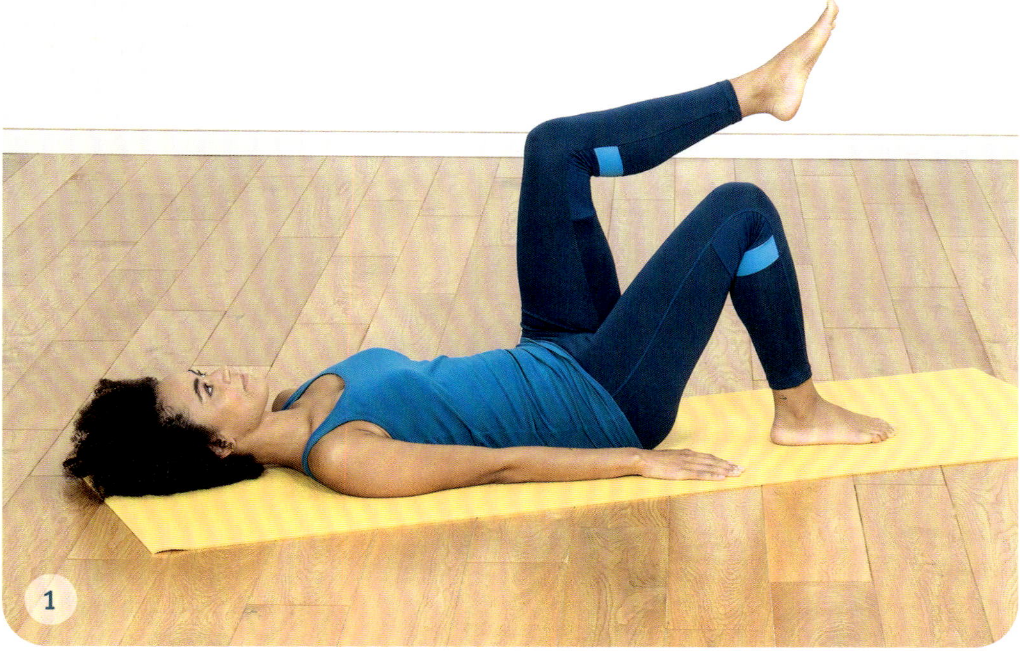
1

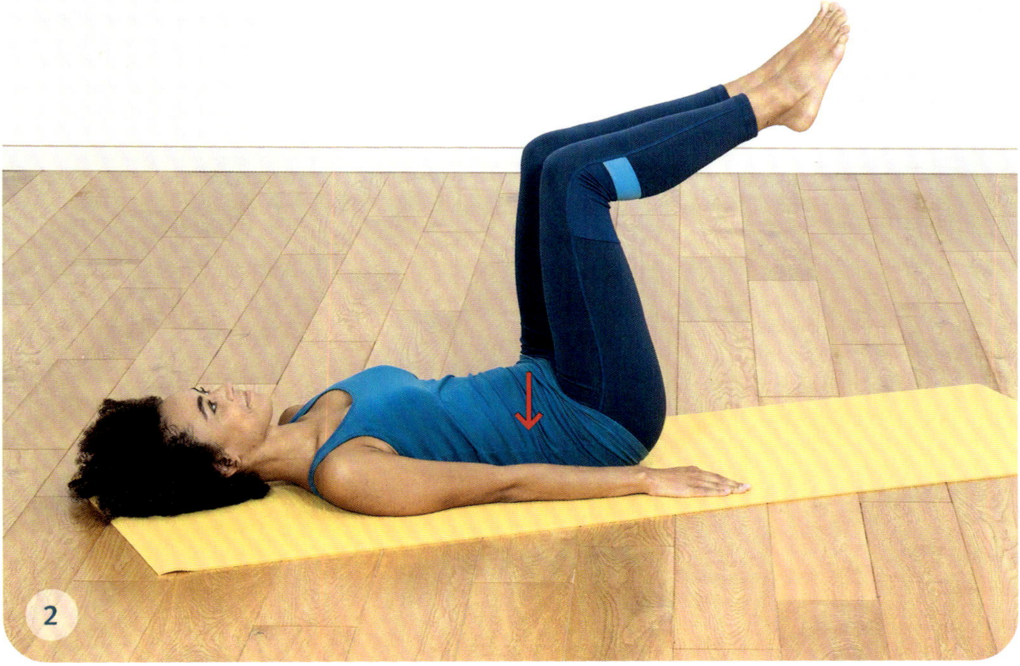
2

Kräftigung der Bauchmuskulatur

Schaffen Sie die vorherige Übung und fühlt sich Ihre Lendenwirbelsäule dabei wohl? Dann ist es an der Zeit, die Anforderungen zu erhöhen.

Ausgangsstellung: Legen Sie sich in Rückenlage auf den Boden oder auf eine Liege / ein Bett. Stellen Sie beide Beine so an, dass Ihre Lendenwirbelsäule entspannt aufliegt.

Durchführung: Spannen Sie zuerst den Musculus sphincter ani und nachfolgend die tiefen Bauchmuskeln an. Wenn das gut klappt, heben Sie Ihre Beine nacheinander in die 90-Grad-Position und spannen Sie vor jedem Anheben Ihren Unterbauch aktiv an. Erst wenn Sie diese Spannung sicher halten können und Ihre Lendenwirbelsäule lang bleibt, schieben Sie beide Knie gleichzeitig aus der Hüfte heraus in Richtung Zimmerdecke. Achten Sie darauf, dass Sie Ihre Knie wirklich gerade nach oben bringen und nicht in Richtung Nase ziehen. Mit dieser Ausführung würden Sie eher die Hüftbeuger aktivieren. Sie wollen aber Ihre Lendenwirbelsäule verlängern und die tiefe Bauchmuskulatur ansprechen. Dafür brauchen Sie keine große Bewegung in Richtung Zimmerdecke zu machen. Wenn sich Ihr Gesäß etwas abhebt, ist das völlig ausreichend.

Patienten bescheinigen mir oft, dass dies die anspruchsvollste Bauchmuskelübung ist, die sie kennen. Das sehe ich auch so. Sie ist ungemein wichtig, denn wenn man sie richtig ausführt, aktiviert sie alle für eine gute Rückenfunktion wichtigen Muskeln.

Wie viele Wiederholungen schaffen Sie?

Arbeiten Sie auch hier wieder in Form des Serientrainings, da Sie die Ausdauerkraft der unteren Rumpfmuskeln steigern möchten. Führen Sie also 3–5 Serien à 10–15 Wiederholungen aus. Ihr Rücken sagt Ihnen, wie oft Sie das Abheben der Beine ausführen dürfen. Er sollte sich nach den Serien besser anfühlen, nicht schlechter. So lange das der Fall ist, können Sie die Bewegung wiederholen und steigern.

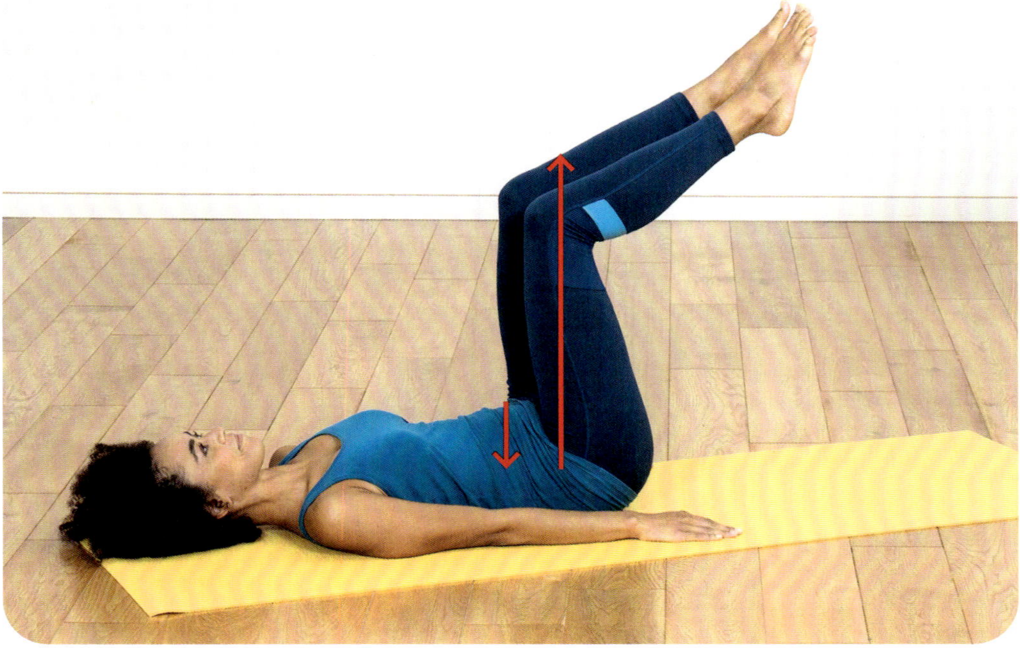

Kombinierte Bauch- und Hüftmuskelaktivität

Ich habe schon öfter erwähnt, dass eine Hüftaktivität mit der der Lendenwirbelsäule zusammen geht. Deshalb ist es gut, wenn wir für eine gute Stabilisation beides miteinander kombinieren. Wir bringen nun zusätzlich eine Lockerung der Beinheranzieher in die Aufgabenstellung, um diese Muskeln durch ein wechselseitiges Verkürzen und Verlängern reaktionsfähiger zu machen. Die Adduktoren werden reflektorisch immer dann aktiviert, wenn man unter Spannung steht oder Schmerzen hat (Überlebensmodus, Seite 46). Sobald man sie entspannt, können Hüften und Lendenwirbelsäule besser arbeiten.

Ausgangsstellung: Legen Sie sich in Rückenlage auf den Boden oder auf eine Liege / ein Bett. Stellen Sie beide Beine so an, dass Ihre Lendenwirbelsäule entspannt aufliegt.

Durchführung: Nehmen Sie die Darmschließmuskel- und Unterbauchspannung genau so ein, wie Sie es gelernt haben. Bringen Sie unter der bewussten Bauchmuskelkontrolle Ihre Beine in die 90-Grad-Position und achten Sie darauf, dass die Lendenwirbelsäule auch während der folgenden Bewegungen lang bleibt.

Wenn das klappt, spreizen Sie Ihre Oberschenkel wie eine Schere auseinander und ziehen Sie sie wieder zusammen. Unterschenkel und Füße machen diese Bewegung natürlich mit. Der Drehpunkt der Bewegung sitzt im Hüftgelenk, die Knie zeigen die Öffnung der Schere nur an: Sie bewegen sich zuerst nach außen und unten in Richtung Auflagefläche und dann wieder nach oben innen zur Zimmerdecke.

Verlassen Sie sich auf Ihr Körpergefühl, wie oft Sie diese Bewegung wiederholen können. Alle beteiligten Strukturen sollen sich lockern und mit Ausnahme der arbeitenden Bauchmuskulatur nicht fester werden. Sobald sich eine Struktur verspannt, machen Sie eine Pause und korrigieren die Grundspannung, damit Ihre LWS lang bleiben kann.

Wenn Sie das richtig machen, müssten Sie nach der Durchführung nicht nur im Rücken, sondern auch an der Innenseite Ihrer Oberschenkel eine Entspannung spüren. Auch die Hüften könnten sich lockerer anfühlen und bei der Überprüfung ihrer Beweglichkeit weiter ausschlagen. Prüfen Sie, wie die Rumpfbeuge (Seite 84) und Ihr Gleichgewicht (Seite 86) nach der Übung ausfallen.

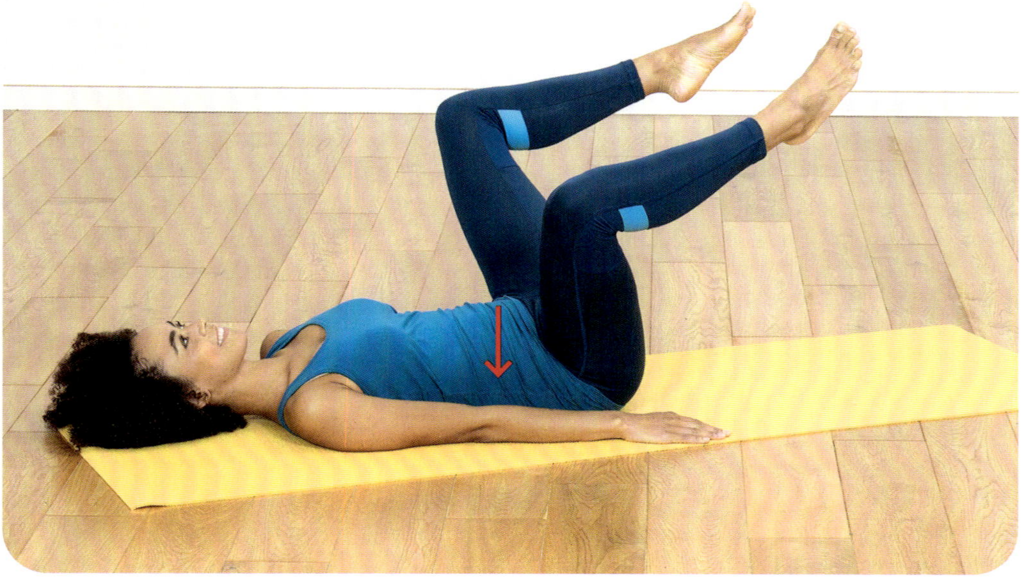

Kräftigung der Hüftaußenrotatoren

Die beiden folgenden Übungen sind außerordentlich wichtig, um Becken und Lendenwirbelsäule im Alltag erfolgreich stabilisieren zu können. Vielleicht werden Sie das Gefühl bekommen, diese Art der Bewegung noch nie gemacht zu haben. Sie brauchen sie aber, um Becken und Lendenwirbelsäule im Alltag erfolgreich stabilisieren zu können.

Ausgangsstellung: Legen Sie sich auf die Seite. Ihr unteres Bein befindet sich in Verlängerung der Wirbelsäule, das obere Kniegelenk in einer ca. 90-Grad-Beugung. Ihren Kopf können Sie mit Ihrem unteren Arm und/oder einem Kissen unterlagern. ❶

Durchführung: Richten Sie Ihr Becken über die Sphinkter-ani- und tiefe Bauchmuskulaturspannung auf. Heben Sie das obere Bein vom Unterschenkel her auf Beckenhöhe so an, dass sich Fuß und Knie auf einer Höhe befinden.

Senken Sie nur (!) Ihren Fuß etwas ab und bringen ihn wieder auf Beckenhöhe. ❷ Das ist für die Hüfte eine Rotationsbewegung. Durch die Schwerkraft arbeiten die Außendreher exzentrisch, wenn der Fuß nach unten absinkt. Sobald Sie den Fuß nach oben bewegen, müssen sich die Außendreher konzentrisch verkürzen. Dieser Wechsel lockert die Muskulatur und entlastet den Ischiasnerv an seiner Durchtrittsstelle.

Absolut wichtig bei der Durchführung ist, dass Ihr Becken senkrecht und die Lendenwirbelsäule lang bleibt. Ihr Knie sollte sich während der Wanderung des Fußes so wenig wie möglich bewegen und in der Position vor der Hüfte verbleiben.

Machen Sie eine Serie von 3-mal 5–10 Wiederholungen. Sie sollten sich im Anschluss besser fühlen. Ist Ihre LWS dagegen eher verspannt, richten Sie sich gerade aus und kontrollieren Sie Ihre Unterbauchspannung während der Durchführung. Bewegen Sie den Unterschenkel nur so lange, wie Sie Ihr Becken senkrecht und die LWS lang lassen können.

Überprüfen Sie Ihre Verfassung mittels der Rumpfbeuge (Seite 84), dem Test auf Hüftbeweglichkeit (Seite 24) und dem Gleichgewichtstest (Seite 86) und wechseln Sie dann die Seiten.

Steigerung: Bewegen Sie nun zeitgleich mit der Unterschenkelbewegung Ihr Knie aufwärts in Richtung Nase und wieder abwärts in Richtung Fuß des liegenden Beins. Während der Drehbewegung beugen und strecken Sie ebenfalls in der Hüfte, so dass Ihr oberes Bein vor dem Körper länger und kürzer wird. Es bleibt insgesamt auf Höhe Ihres Beckens!

Diese Ausführung erreicht alle fächerförmig angeordneten Anteile der Außendrehermuskeln. Mit ihrer Kräftigung beugen Sie einer Abnutzung des Hüftgelenks vor und üben ihre flexible Einsatzbereitschaft, die Ihnen bei einer schmerzfreien Belastbarkeit der LWS hilft.

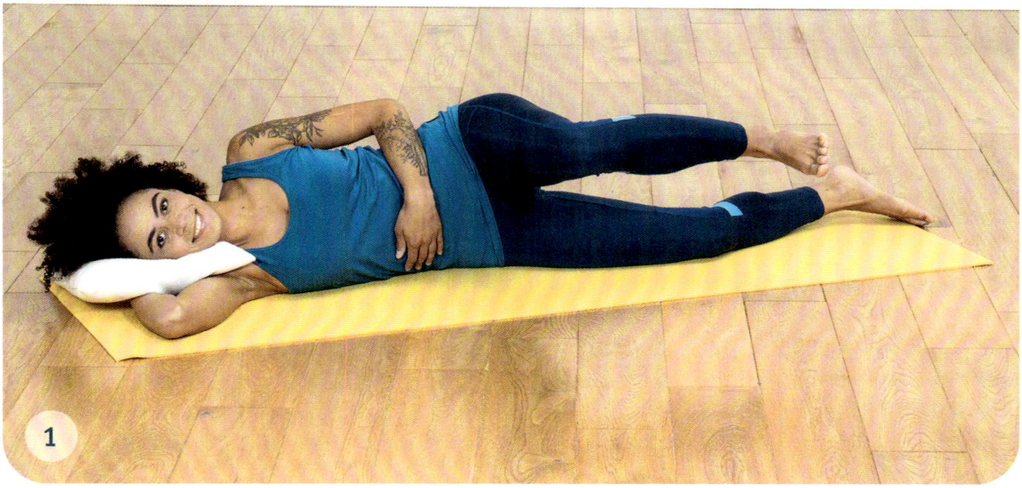

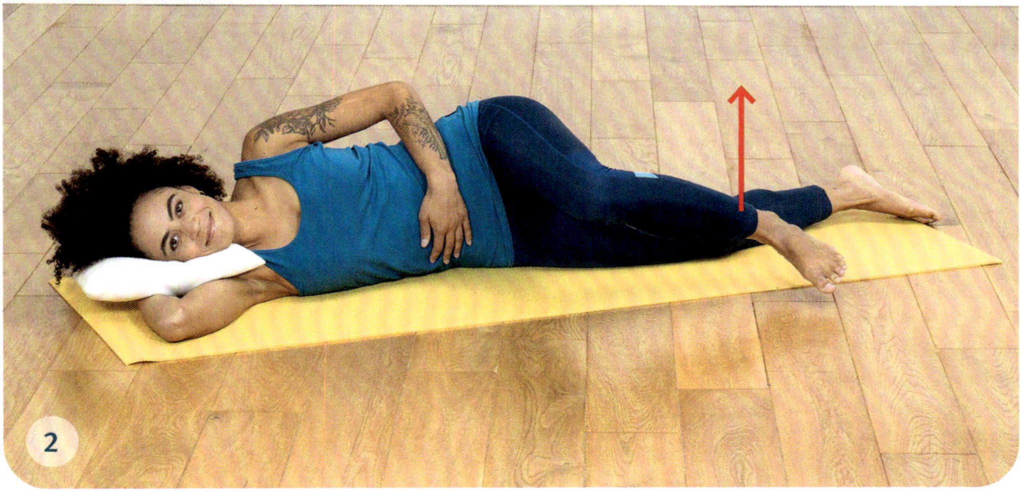

Das »Krokodil«

Wenn Sie nun wissen, wo und wie die Außendreher arbeiten, wird es Zeit, ihre Aktivität für die Lendenwirbelsäule zu nutzen.

Ausgangsstellung: Sie liegen auf der Seite und richten Ihr Becken senkrecht und die Wirbelsäule in alle Richtungen gerade aus. Ihr unteres Bein befindet sich in Verlängerung des Oberkörpers, das obere liegt in Hüfte, Knie und Fuß gebeugt. Ihren Kopf legen Sie entweder auf die Hand des unteren Arms oder auf ein kleines Kissen.

Durchführung: Bringen Sie Ihr Becken über die Sphincter-ani- und Unterbauchspannung in eine senkrechte und die Lendenwirbelsäule in eine verlängerte Position. Denken Sie an die Bewegung »Steißbein zieht zum Schambein«.

Bewegen Sie das Knie des oberen gebeugten Beins so in Richtung Zimmerdecke, dass der Oberschenkel in eine horizontale Position gelangt. Der Fuß bleibt mit der Innenkante auf dem Boden und wird im Sprunggelenk etwas hochgezogen, damit die Fußsohle den Boden nicht berührt. ❶ So steht das Hüftgelenk in der für diese Übung richtigen Position. Spannen Sie die Bauchmuskulatur an, um die Lendenwirbelsäule lang und den gesamten Oberkörper während der Übung stabil zu lassen.

Um die Becken stabilisierenden Muskeln zu aktivieren, bewegen Sie das Knie von der Waagerechten aus in einer sichelförmigen Bewegung in Richtung Zimmerdecke und lassen es wieder bis auf Hüfthöhe absinken. ❷ Die Hüfte bleibt während der Bewegung ungefähr 90 Grad gebeugt und Ihre Fußinnenseite bleibt im Sprunggelenk hochgezogen auf der Unterlage liegen. Nur dann arbeiten die Außenrotatoren wie gewünscht konzentrisch und exzentrisch.

Bringt die Übung Feuer in die seitlichen Gesäßmuskeln? Dann machen Sie es richtig. Dieses Gefühl der Muskelarbeit ist elementar, um Ihr Becken und damit die Lendenwirbelsäule unter Belastung zu stabilisieren.

Führen Sie 3–5 Serien mit zunächst nur 3–5 Wiederholungen aus. Das dürfte für den Anfang reichen. Steigern Sie langsam und spüren Sie vor allem im Anschluss an die Aktivierung nach, wie sich Ihre Lendenwirbelsäule anfühlt. Wichtig wäre auch zu erfassen, wie sich Ihr Rumpf beugen lässt (Seite 84) und wie das Gleichgewicht (Seite 86) ausfällt. Beides sollte nach der Übung besser sein. Das wäre das Ziel dieser Einheit. Wenn Sie das überprüft haben, wechseln Sie die Seiten.

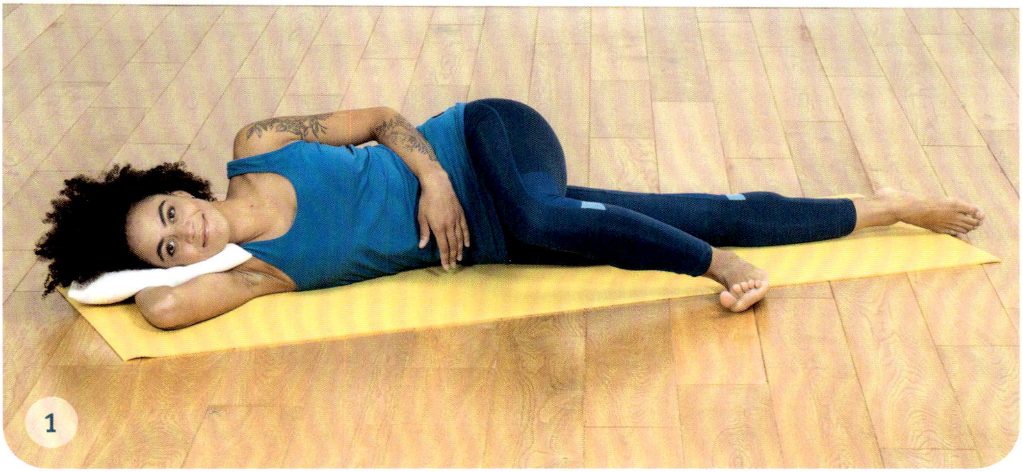

1

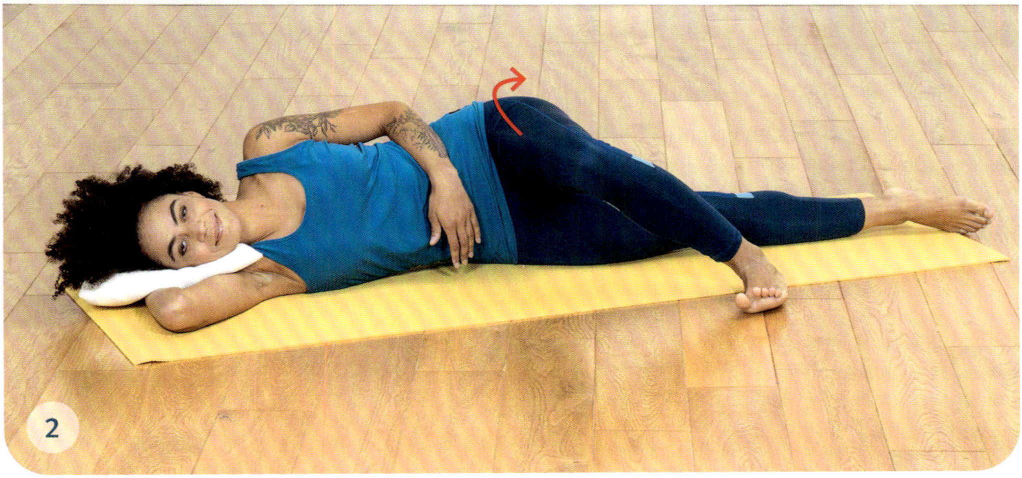

2

Spiralische Verschraubung der Wirbelsäule

Können Sie die Bewegung der vorherigen Übung nachvollziehen? Dann steigern wir noch etwas.

Ausgangsstellung: Sie liegen auf der Seite und richten Ihr Becken senkrecht und die Wirbelsäule in alle Richtungen gerade aus. Ihr Kopf liegt auf der Hand Ihres unteren Arms oder auf einem kleinen Kissen.

Durchführung: Richten Sie Ihr Becken über den Darmschließmuskel und die tiefe Bauchmuskulatur auf. Behalten Sie Länge in der Lendenwirbelsäule und bringen Sie Ihren Oberschenkel auf Beckenhöhe in eine waagerechte Position. Ihr Fuß bleibt mit der Innenkante auf dem Fußboden (nicht mit der Fußsohle, das verändert die Hüftrotation!).

Wenn Sie diese Position sicher stabilisiert haben, schieben Sie Ihr Knie aus der Hüfte heraus so weit es geht horizontal nach vorne und belassen es dabei auf Höhe des Beckens. Es darf nicht nach oben in Richtung Zimmerdecke drehen oder nach unten zum Fußboden absinken.

Denken Sie an die Übung »Rotation der Lendenwirbelsäule« (Seite 124). Die Bewegung, die die spiralische Verschraubung einleitet, ist wie das abgebildete Schieben des Oberschenkels aus der Hüfte heraus. Es bewegt das Becken und bewirkt eine Rotationsbewegung in der Lendenwirbelsäule.

Achten Sie auf die Spannung des Musculus sphincter ani und der tiefen Bauchmuskulatur, um Ihr Becken aufgerichtet und die LWS lang zu behalten.

Je weiter Sie das Knie nach vorne schieben, desto mehr muss sich das Becken gegen den Oberkörper drehen. Diese Bewegung leitet dort die dreidimensionale Verschraubung des Rumpfs ein. Denn um diese Position zu sichern, beginnt sich Ihre oben liegende Schulter nach hinten zu bewegen. Lassen Sie diese Bewegung reaktiv auf das Schieben des Knies nach vorne erfolgen und leiten Sie sie nicht aktiv ein. Nur dann erfolgt die koordinierte Verdrehung des Oberkörpers in der richtigen Reihenfolge. Wenn Sie die Bewegung mit der Schulter beginnen und die Länge in der Lendenwirbelsäule vernachlässigen, reagiert der Körper anders.

Wir möchten eine spiraldynamische Verschraubung der Wirbelsäule erarbeiten. Also stabilisieren Sie den Unterkörper peinlich genau über die Bauchaktivität, lassen das Becken senkrecht und arbeiten bei aufgestelltem Fuß aktiv über Knie und Oberschenkel. Dann passiert das gewünschte Ergebnis wie von selbst.

Lassen Sie sich Zeit und spüren Sie am Ende der Wiederholungen nach, wie es Ihrem Rücken geht. Kommen Sie in der Rumpfbeuge (Seite 84) weiter nach unten oder zieht es auf der Rückseite weniger? Dann haben Sie alles richtig gemacht: Die Verschraubung der Wirbelsäule bewirkt eine Entspannung. Steigern Sie in nächster Zeit Ihre Ausdauer, indem Sie die Wiederholungszahlen erhöhen und in Serien arbeiten. Nachdem Sie die Wirkweise dieser Übung überprüft haben, legen Sie sich auf die andere Seite und üben die Oberkörperverschraubung in die Gegenrichtung, die Sie wieder über Unterbauch, Becken und Bein einleiten.

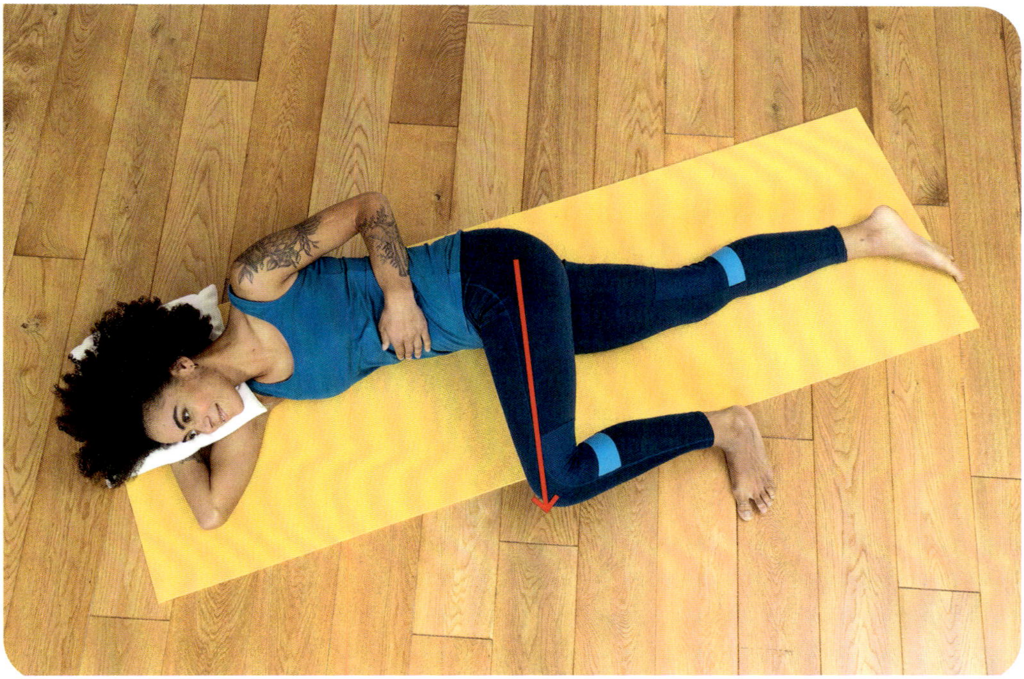

Lockerung durch Mobilisation der Lendenwirbelsäule

Erinnern Sie sich an die Übung »Beugung und Streckung für die Lendenwirbelsäule« (Seite 120)? Diese Bewegung führen wir jetzt im Sitzen durch und nutzen die Veränderung der Beckenstellung, um dem Gehirn tiefgründige Informationen aus der Lendenwirbelsäule zu vermitteln.

Ausgangsstellung: Sie sitzen auf einem (harten) Stuhl, auf dem Sie Ihre Gesäßknochen gut spüren können.

Durchführung: Erfühlen Sie die Auflageflächen Ihrer Gesäßknochen auf der Sitzfläche. Das sind die Knochen tief in der Gesäßbacke, die Sie spüren, wenn Sie lange auf einem harten Hocker gesessen haben.

Bewegen Sie Ihr Becken nach vorne und machen Sie ein Hohlkreuz: Stellen Sie sich vor, wie Sie Ihren Bauch ganz unvorteilhaft nach vorne herausstrecken, was über die Beckenkippung eine Streckbewegung für die Lendenwirbelsäule bedeutet. Sie können auch wieder an eine Wasserschüssel denken und Wasser über den vorderen Rand herauslaufen lassen. ❶

Sorgen Sie dann wieder für eine gerade Wasseroberfläche, so gelangt das Becken in die Mittelstellung. ❷ Wenn Sie Wasser über den hinteren Rand der Schüssel laufen lassen wollen, müssten Sie im unteren Rücken rund werden. Die Lendenwirbelsäule beugt sich, weil sich das Becken aufrichtet oder nach hinten kippt.

Lassen Sie die Bewegung nun vom Becken auf den gesamten Oberkörper übergehen: Richten Sie sich mit dem Rumpf komplett auf ❶ und lassen Sie sich danach in eine lockere »Kartoffelsackposition« sinken. ❷ Achten Sie darauf, dass Ihr Gewicht über dem Gesäß bleibt und sich weder nach vorne in Richtung Knie noch hinter den Schwerpunkt verlagert. Erfühlen Sie, wie Ihr Becken über die Gesäßknochen rollt und sich dadurch auch die Belastung der Füße verändert.

Wohin bewegen sich die runden Knochenkufen auf der Sitzfläche während der Bewegung? Wann sitzen Sie ganz auf den Knochen?

Wenn Sie vorne im Hohlkreuz sind, müsste Ihr Gewicht vor den Gesäßknochen sein. Testen Sie, ob Ihr Oberkörper ganz auf den Gesäßknochen ruht, wenn Sie in einer für Sie angenehmen Mittelstellung sind. Genau deshalb heißen diese Knochenbögen auch Gesäßknochen: Man sitzt auf ihnen, wenn sich die Wirbelsäule in einer lockeren Mittelstellung befindet. Aus dieser Position heraus können Sie gut arbeiten und sie auch längere Zeit aufrechterhalten. Sobald Sie im Oberkörper zusammensacken und rund werden, sitzen Sie hinter Ihren Gesäßknochen.

Wiederholen Sie diese Mobilisation so lange Sie Ihnen angenehm ist und bauen Sie sie immer wieder in Ihren Tagesablauf ein. So bleiben Sie beweglich und einsatzbereit.

Wie gut verlaufen die Rumpfbeuge (Seite 84) und die Überprüfung von Hüftbeweglichkeit (Seite 24) und Gleichgewicht (Seite 86) nach der Übung?

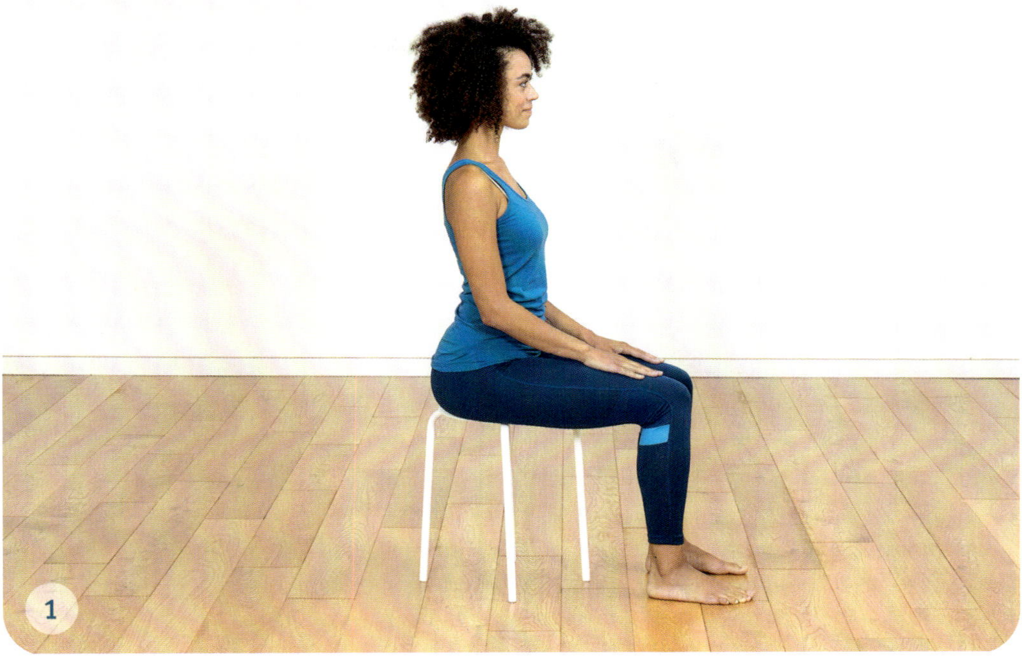
1

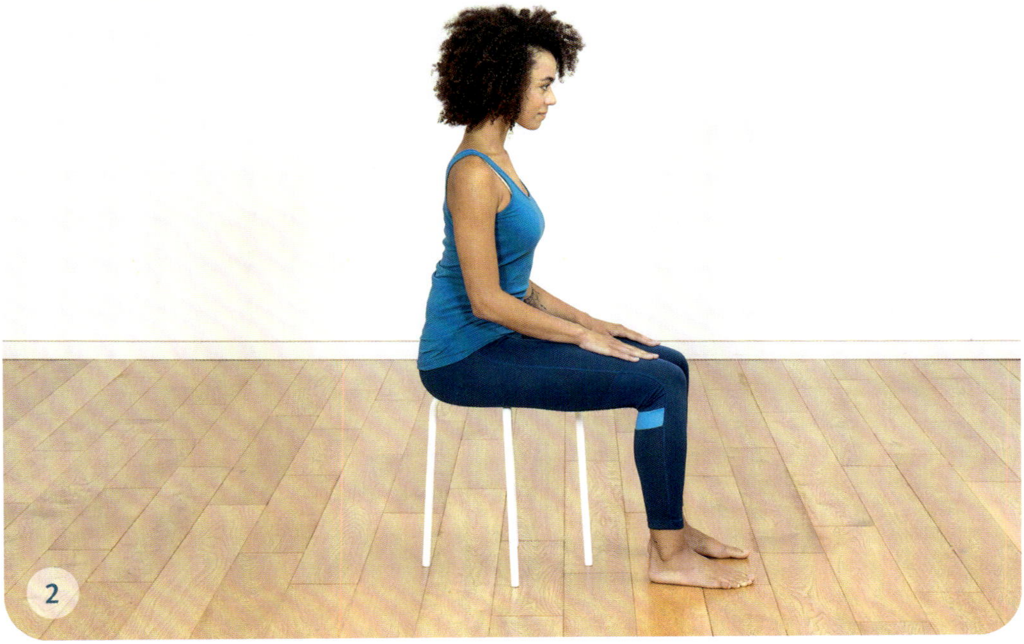
2

Seitneigebewegung der Lendenwirbelsäule

Ausgangsstellung: Sie sitzen auf einem (harten) Stuhl, auf dem Sie Ihre Gesäßknochen gut spüren können. Drehen Sie ein Stuhlbein nach vorne zwischen Ihre Oberschenkel, sodass der Stuhl beim Bewegen nicht wackeln kann.

Durchführung: Wissen Sie noch, wie Sie in der Übung »Seitneigung nach rechts und links« (Seite 122) den Abstand zwischen Rippenbogen und Beckenhälfte vom Brustkorb her verkleinert haben? Auch bei der Ausführung im Sitzen lassen Sie Ihr Becken stabil stehen und neigen sich von oben in Richtung Beckenkamm. Sie starten wieder von den unteren Rippen, damit Sie eine echte Seitneigung für die LWS erreichen.

Machen Sie das für jede Seite so oft, bis sich Ihr unterer Rücken gut und locker bewegt. Das Gewicht Ihres Körpers hilft Ihnen dabei, weil es das Becken im Sitzen fixiert. Konzentrieren Sie sich darauf, die Gesäßknochen auf der Sitzfläche und das Becken insgesamt in alle Richtungen gerade zu lassen, während Sie den Brustkorb von oben annähern.

Dabei soll Ihr Gewicht gleichmäßig auf beiden Gesäßknochen und Füßen bleiben. Bewegen Sie auch den Schultergürtel so wenig wie möglich, damit Sie die Seitneigung in der Lendenwirbelsäule nachspüren können.

Welche Auswirkung hat diese Mobilisation auf die Bewegungsfähigkeit von Hüfte (Seite 24) und Rücken (Seite 84)? Gibt es Veränderung in Bewegungsausmaß und Gefühl?

Machen Sie diese Bewegung dann auch zur anderen Seite.

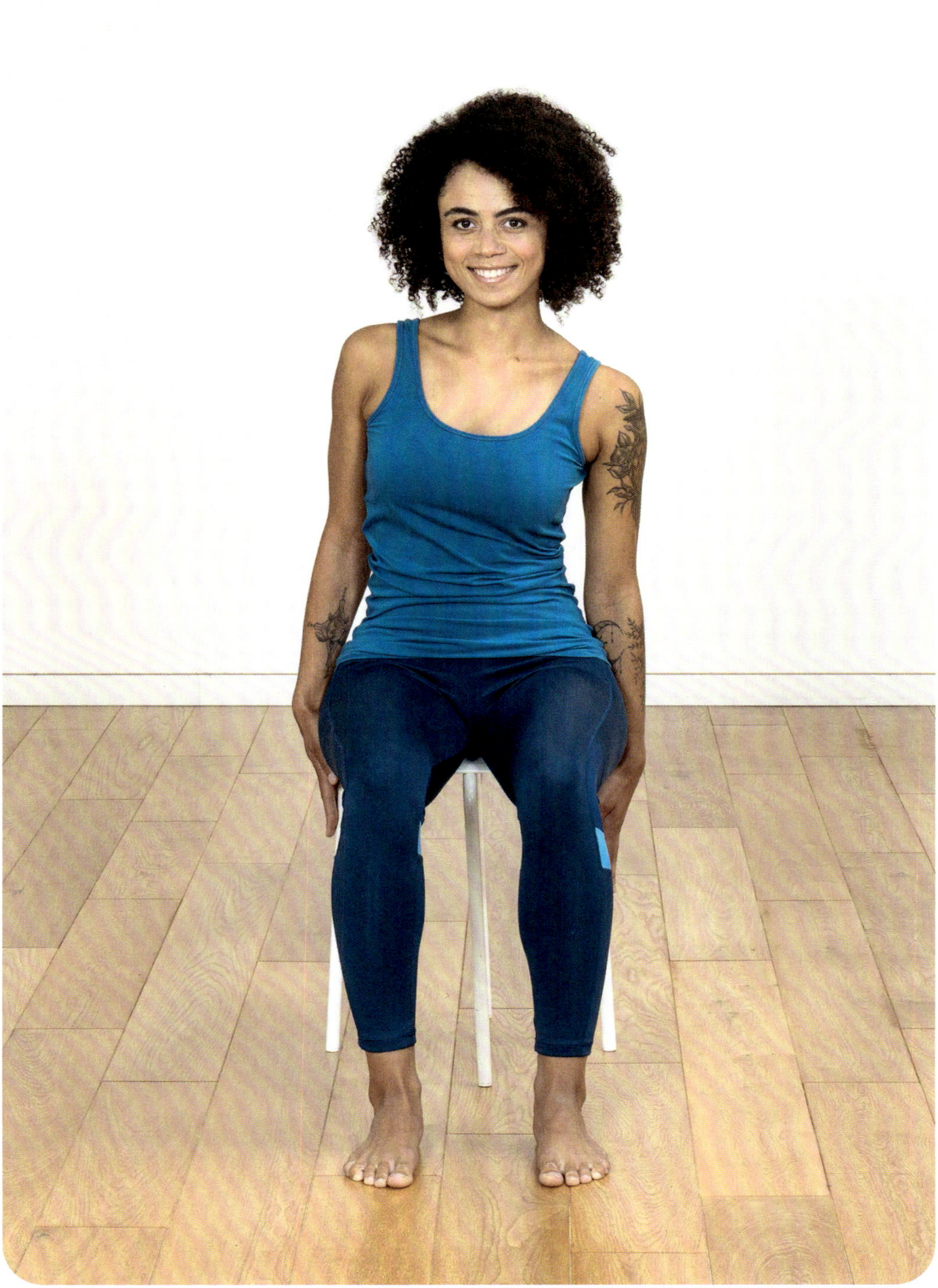

Lockerung der Lendenwirbelsäule durch Rotationsbewegungen

Ausgangsstellung: Setzen Sie sich auf die vordere Sitzfläche eines Hockers oder Stuhles mit harter Sitzfläche. Drehen Sie ein Stuhlbein nach vorne zwischen Ihre Oberschenkel, sodass der Stuhl beim Bewegen nicht wackeln kann.

Durchführung: Wiederholen Sie zunächst die Übung »Rotation der Lendenwirbelsäule« (Seite 124) im Stehen oder im Sitzen auf dem Tisch, dass Ihnen diese Bewegung wieder ins Gedächtnis kommt.

Auch bei der Ausführung auf dem Stuhl nutzen Sie die Becken- und weiterlaufende Oberschenkelbewegung, um den gesamten unteren Rumpf zu lockern.

Bringen Sie zuerst den rechten Beckenkamm so weit Sie können nach vorne. Holen Sie ihn dann so weit wie möglich nach hinten. Fühlen Sie, wie die Beckenhälfte Ihren gleichseitigen Oberschenkel erst nach vorne und dann nach hinten bewegt.

Achten Sie darauf, dass Sie weder Ausweichbewegungen über die Lendenwirbelsäule ins Hohlkreuz noch über das Knie als X-Bein machen. Bei der Bewegung nach hinten kann es zu einem runden Rücken oder einer O-Bein-Stellung kommen. Beides sollten Sie für eine echte Mobilisation der Lendenwirbelsäule vermeiden.

Führen Sie das Becken erst auf einer Seite ein paar Mal nach vorne und hinten, damit Sie ein Gefühl für die Rotationsbewegung bekommen. Erst danach führen Sie die Bewegung zur anderen Seite aus.

Machen Sie diese tiefensensorische Aktivierung so lange sie sich angenehm anfühlt. Testen Sie, wie sich die Rumpfbeuge (Seite 84) und die Gleichgewichtsfunktion (Seite 86) danach ausführen lassen. Auch Ihre Hüftbeweglichkeit (Seite 24) kann sich verändert haben. Sie können die Rotationsbewegung im Sitzen während des Tages immer wieder zwischendurch durchführen, um sich locker zu machen.

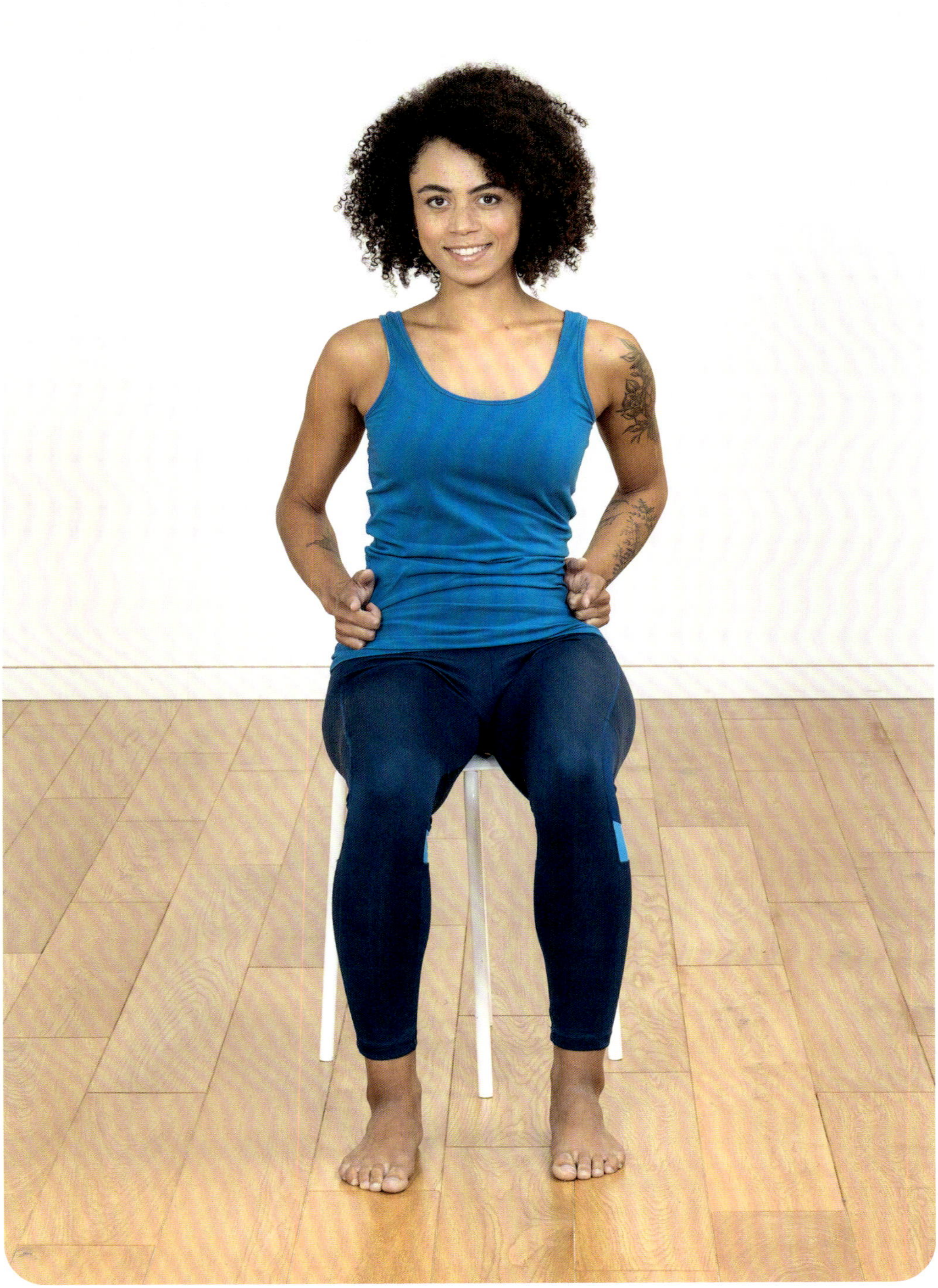

Stabilisation der Lendenwirbelsäule im Sitz

Wir modernen Menschen sitzen tagsüber viel häufiger, als dass wir liegen. Deshalb ist es eine gute Idee, den Rücken in dieser Haltung anzusprechen.

Ausgangsstellung: Sie sitzen auf der vorderen Sitzfläche eines Hockers oder Stuhles mit harter Sitzfläche. Ein Stuhlbein befindet sich vorne zwischen Ihren Oberschenkeln, sodass der Stuhl beim Bewegen nicht wackeln kann.

Durchführung: Bringen Sie Ihr Becken über die in der »Vorübung« (Seite 129) vorgestellten Anspannung des Musculus levator ani in eine senkrechte Position. Der Darmschließmuskel dient als Starter für eine funktionelle Bauchmuskelaktivität, die Sie in Ihrem Alltag immer wieder unauffällig einsetzen können. Fühlen Sie genau nach, wie sich Ihr Becken aufrichtet und die tiefen Bauchmuskeln anspringen. Dadurch kommen die Gesäßknochen tiefer auf die Sitzfläche und Ihre LWS gelangt in eine echte Verlängerung.

Der Beckenboden leitet eine konstruktive Bauchmuskelspannung ein. Das ist der Fall, wenn die tiefen Unterbauchmuskeln ohne Gesäßanspannung und oberflächliche Bauchmuskeln arbeiten. So können Sie entspannt atmen. Achten Sie also darauf, dass Sie wirklich nur die tiefen Bauchmuskeln benutzen, Ihr Gesäß locker lassen und nicht anfangen, die Atmung zu pressen. Wie besprochen bedeutet die konzentrische Aktivität der tiefen Bauchmuskeln ein aktives Loslassen der Rückenmuskeln. Das Becken richtet sich dadurch auf und im Gegenzug senkt sich das Steißbein exzentrisch ab. So bekommen Sie Länge in Ihre Lendenwirbelsäule. Die dadurch entstehende Entlastung der Strukturen ist das Ziel dieser Übung und auch der Folgenden.

Spüren Sie nach, wie es Ihnen nach der Anspannung geht und wiederholen Sie die Übung in 3–5 Serien à 5–10 Wiederholungen. Überprüfen Sie zur Objektivierung und vor allem für eine Information ans Gehirn auch, ob sich danach Ihre Ausführung der Rumpfbeuge (Seite 84) verändert hat. Durch die Aktivierung des unteren Rumpfes sollte auch die Gleichgewichtsfunktion (Seite 86) besser ausfallen.

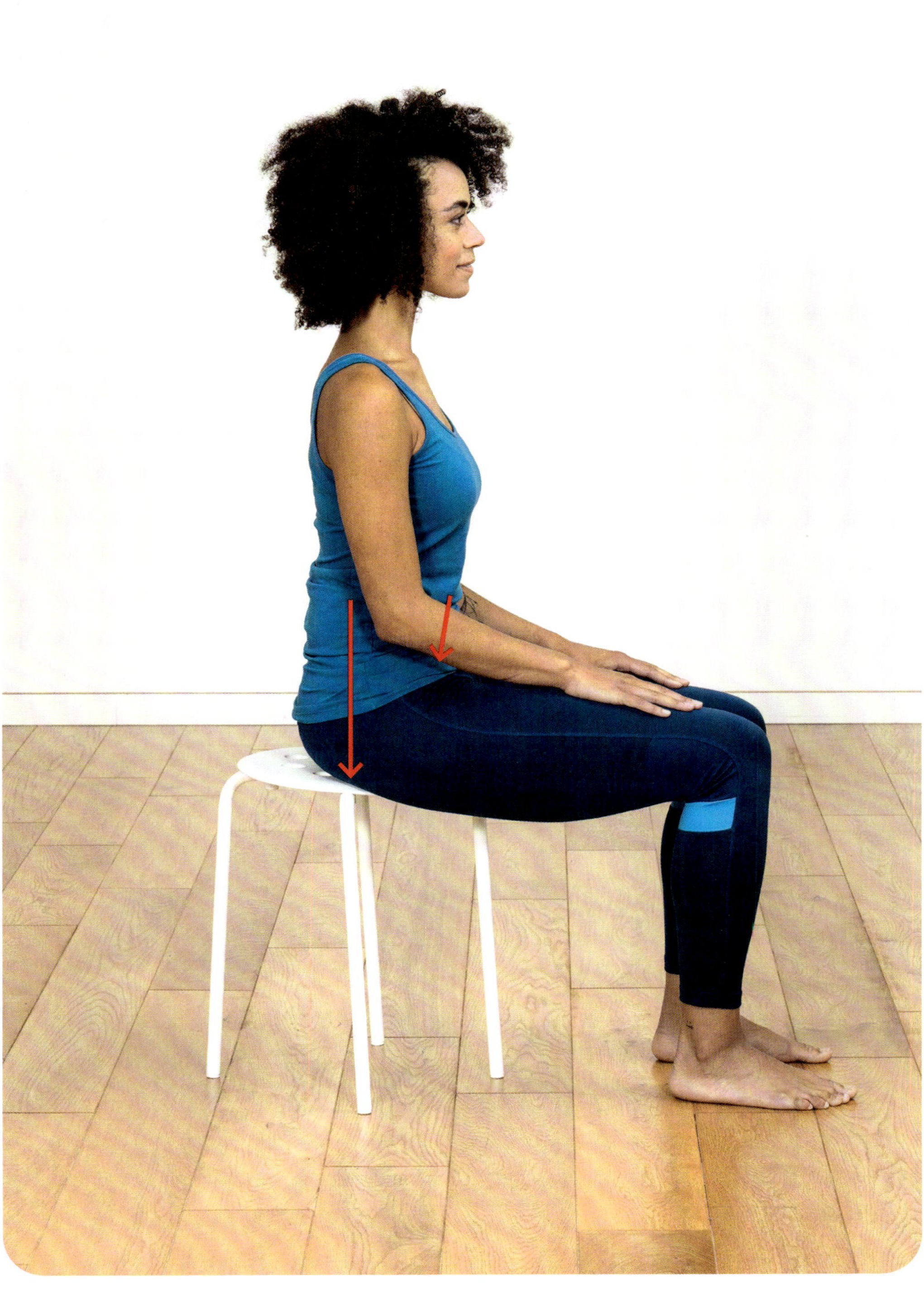

»Himmelsschraube« im Sitz

Jetzt wird die eben indirekt gelockerte autochthone (tiefe) Rückenmuskulatur aktiv. Sie sorgt für eine gute Funktionsweise von Rückenmark und Nervensystem, indem sie die einzelnen Wirbel übereinander aufrichtet. Dort liegt nicht nur das Rückenmark, sondern auch Zellkörper, aus denen Spinalnerven austreten und durch den Körper ziehen. Die tiefen Rückenmuskeln beeinflussen mit ihrer Aktivität also auch die kleinen Wirbelgelenke und Spinalnerven. Wenn diese Nerven durch verspannte Muskeln oder eine ungünstige Haltung gedrückt werden, vermitteln sie irritiert Schmerzausstrahlungen in Richtung Arm oder Bein.

Die Vorstellung, die der Himmelsschraube zugrunde liegt, ist, den Körper in einem ihn umgebenden engen Rohr nach oben zu schieben.

Ausgangsstellung: Setzen Sie sich auf die vordere Sitzfläche eines Hockers oder Stuhles mit harter Sitzfläche. Ein Stuhlbein befindet sich vorne zwischen Ihren Beinen, sodass der Stuhl beim Bewegen nicht wackeln kann.

Durchführung: Richten Sie Ihr Becken auf und starten Sie die funktionelle Bauchmuskelaktivität über die Aktivität des Musculus levator ani. Warten Sie, bis Ihre Gesäßknochen tiefer in die Sitzfläche drücken und sich die Lendenwirbelsäule aktiv verlängert. Wenn Sie sich die Abbildung (Seite 38) des Musculus transversus abdominis anschauen, wissen Sie, wo Sie Anspannung spüren sollten.

Stellen Sie sich vor, dass Ihr Oberkörper in einem engen Rohr steckt. Versuchen Sie durch den oberen Durchlass herauszukommen. Geben Sie alles, um die in Ihrer Vorstellung existierende Öffnung zu erreichen und drücken Sie dafür beide Fersen fest in den Boden.

Fühlen Sie, wie sich Ihr Rumpf aufrichtet und Lenden- und Halswirbelsäule durch die Aktivität der tiefen Rückenmuskeln lang werden? Das ist das Ergebnis der Arbeit der autochthonen Rückenmuskulatur. Falls Sie also unter Schmerzen oder Taubheitsgefühlen im Bein (oder Arm, wenn sie von der Halswirbelsäule ausgehen) leiden, sollte diese Übung Ihr täglicher Begleiter werden. Diese aktive Aufrichtung sorgt dafür, dass die Spinalnerven wieder Luft bekommen. Je mehr sie entlastet werden, desto eher wird sich Ihr Schmerzgeschehen verbessern.

Wie fühlen Sie sich nun? Findet Ihr Rücken diese Anspannung gut? Lassen eventuell bestehende Schmerzen in Arm oder Bein nach?

Dann machen Sie diese aktive Aufrichtung noch 3- bis 5-mal. Testen Sie dann, ob sich die Ausführung von Rumpfbeuge (Seite 84) und Gleichgewicht (Seite 84) verändert hat.

Um die verantwortliche Muskulatur auf Ausdauerkraft zu trainieren, führen Sie wieder 3–5 Durchgänge mit 3–5 Wiederholungen durch. Wenn Ihnen diese Übung guttut, können Sie die Wiederholungszahlen selbstverständlich auch erhöhen.

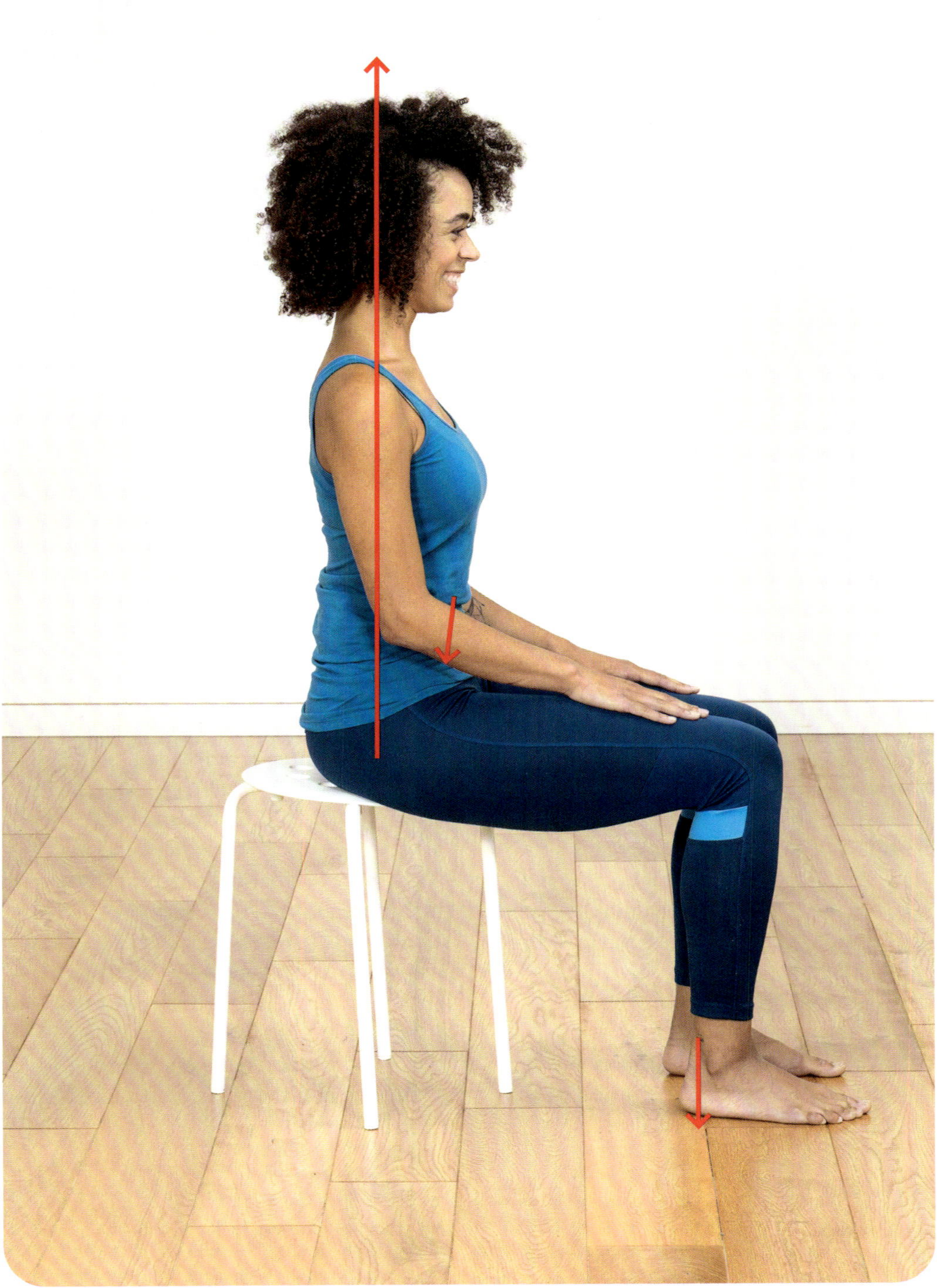

Spiralische Verschraubung der Wirbelsäule im Sitzen

Wissen Sie noch, wie die auf den ersten Blick schwierige Übung »Spiralische Verschraubung der Wirbelsäule« (Seite 142) ging? Nun nutzen wir diese Aktivität im Sitzen.

Ausgangsstellung: Sitz auf einer festen Unterlage, beispielsweise auf einem Hocker, Tisch oder einer Küchenarbeitsplatte.

Durchführung: Die einleitende Bewegung für die spiralische Verschraubung ist das nach-vorne-Schieben des Oberschenkels aus der Hüfte heraus, genau wie bei der Rotationsmobilisation (Seite 124).

Nehmen Sie zuerst die Spannung des Musculus sphincter ani und die der tiefen Bauchmuskulatur (Musculus transversus abdominis) auf. So bringen Sie über das Becken Länge in die Lendenwirbelsäule.

Schieben Sie bei aktiv stabilisiertem Becken (das ist wichtig, damit die richtige Reaktion erfolgt) Ihr Knie so weit nach vorne, bis Sie merken, dass Ihr Oberkörper ausgleicht. Das tut er, indem er die gegenüberliegende Schulter auch nach vorne und die gleichseitige Schulter nach hinten bewegt.

Diese gegenläufige Bewegung kennen Sie vom Gehen, da wir Kreuzgänger sind. Sobald wir einen Schritt nach vorne machen, geht der gegenüberliegende Arm auch nach vorne. Die Drehung des Schultergürtels lässt es so aussehen, als geht der gleichseitige Arm etwas nach hinten. Eigentlich bleibt er eher in der Bewegung stehen und der Körper überholt ihn in der Vorwärtsbewegung. Dafür sorgen reflektorische Schaltungen in Gehirn und Rückenmark und die Rumpfmuskeln, die für die Kontrolle des Oberkörpers zuständig sind.

Wenn Sie die richtigen Muskeln aktivieren, muss sich der für ein ökonomisches Gehen wichtige Musculus quadratus lumborum (Abbildung, Seite 38) verlängern. Er verspannt häufig bei Rücken- oder Atemwegsproblemen, weshalb wir ihn in der Übung »Entspannung des Musculus quadratus lumborum« (Seite 106) über die wechselnde Bewegung der Beckenschaufeln entspannt haben.

Fühlen Sie nach, wie Sie sich bei der Übung wie von Zauberhand aufrichten und größer werden, sobald Sie diese Spannung so kräftig wie möglich ausführen. Geben Sie noch ein bisschen Länge dazu, indem Sie mit etwas angezogenem Kinn Ihren Hinterkopf in Richtung Zimmerdecke ziehen. Auch Ihr Brustbein schieben Sie, so weit es geht, nach vorne oben. Sie können sich vorstellen, wie Sie wie bei der Übung »Himmelsschraube im Sitz« (Seite 152) lang werden und Ihr Hinterkopf wie von einem Marionettenfaden nach oben zur Zimmerdecke gezogen wird.

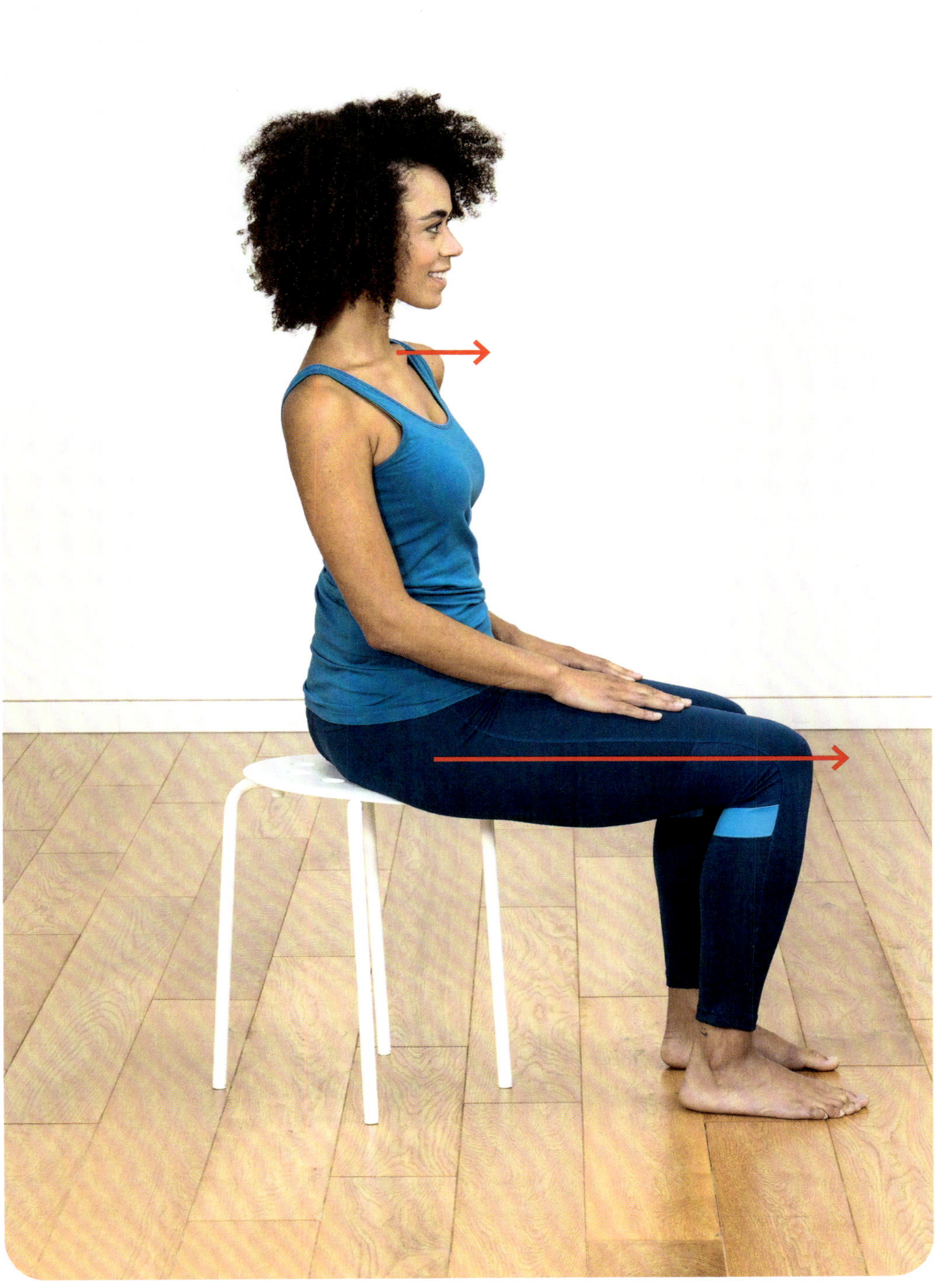

Beckenachter im Sitzen

Das Becken überdacht die Hüfte in allen Phasen der Bewegung und sorgt dafür, dass sich ihr Knorpel nicht einseitig abnutzt. Das Zusammenspiel von Hüftkopf und Hüftpfanne, die aus Anteilen des Beckenknochens besteht, entscheidet über den Grad der Beweglichkeit.

Ausgangsstellung: Sitz auf einer harten Unterlage.

Durchführung: Setzen Sie sich gleichmäßig auf beide Gesäßknochen.

Wiederholen Sie die Beckenbewegungen, die Sie ins Hohlkreuz und in eine gebeugte Position bringen. Stellen Sie Ihr Becken dann in einer Mittelstellung ein, dass der Druck beider Gesäßknochen auf die Sitzfläche gleichmäßig ist.

Bringen Sie über die Anspannung des Musculus sphincter ani und der tiefen Bauchmuskulatur Länge in Ihre Lendenwirbelsäule.

Verlagern Sie Ihr Gewicht auf die linke Seite und drücken den Gesäßknochen über die Anspannung der tiefen Bauchmuskulatur auf die Sitzfläche. Verstärken Sie diese Spannung, bis Ihr Becken nach hinten unten arbeitet. Gegenüber sollte es leichter werden, da die Anspannung die Beckenhorizontale verändert.

Bringen Sie Ihre rechte Beckenseite über diese Spannung nach vorne oben in Richtung gegenüberliegende Schulter. Ihre Hände können die Bewegung auf dem äußeren Beckenkamm verstärken. Lassen Sie Ihre rechte Beckenseite vorne auf die Sitzfläche absinken. Bauen Sie die Spannung nach einer Pause über links in die Unterlage auf und bewegen Sie die linke Beckenseite nach oben und wieder zurück auf die Sitzfläche. Sobald Ihr Gewicht gleichmäßig auf beiden Gesäßknochen lastet, entspannen Sie sich.

So lockern Sie Ihre untere Rumpfmuskulatur und den Musculus quadratus lumborum. Er muss sich wechselseitig verkürzen und verlängern, was seiner Funktion beim Gehen entspricht. Diese Übung verbessert die Spannungsverhältnisse im unteren Rumpf und bereitet ein ökonomisches Gangmuster vor.

Fühlen Sie in sich hinein, was die beteiligten Strukturen zu dieser Übung sagen. Testen Sie nach, wie es sich mit Hüftbeweglichkeit (Seite 24) und Rumpfbeuge (Seite 84) verhält und wie Ihr Gleichgewicht (Seite 86) ausfällt.

Testen Sie auch, nachdem Sie so mit der anderen Seite gearbeitet haben.

Erlauben die Testergebnisse das Gefühl, alles gut kontrollieren zu können, weiten Sie diese Übung zum sogenannten »Schinkengang« aus: Sie führen den gesamten Ablauf im Wechsel rechts/links aus und bewegen sich so auf der Unterlage so weit wie möglich nach vorne. Den Bewegungsimpuls gibt immer die Aktivität der Beckenhälfte in die Unterlage. So wandern Sie auf Ihren »Schinken« erst nach vorne und genauso wieder nach hinten.

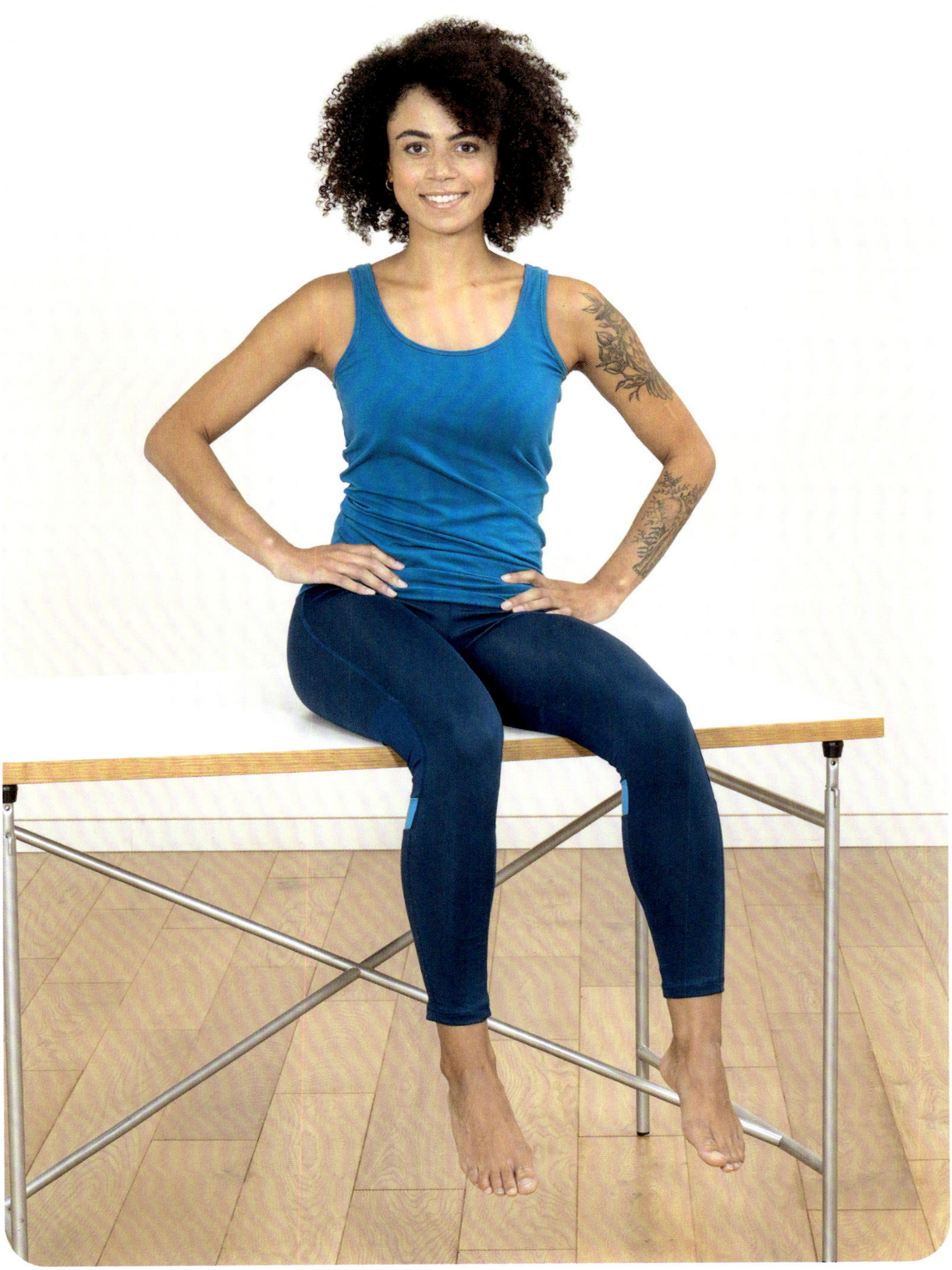

»Himmelsschraube« im Stand

Um diese wichtige Wirbelsäulenfunktion zu verinnerlichen, machen wir diese Übung nun im Stand. Die Vorstellung, den Körper in einem engen Rohr nach oben in Richtung Himmel zu schieben, bleibt dieselbe.

Ausgangsstellung: Stand, mit genügend Platz in alle Richtungen.

Stellen Sie Ihre Beine mindestens hüftbreit, maximal beckenbreit auseinander. Hüftbreit heißt, dass Sie Ihre Faust quer zwischen den Innenknöchel platzieren können, nicht mehr. Achten Sie darauf, dass beide Knie und Füße nach vorne zeigen. Diese Position soll bei der Übung unbedingt bestehen bleiben.

Durchführung: Bringen Sie Ihr Becken in eine aktiv aufgerichtete Position und Ihre LWS über die Sphincter-ani- und Bauchmuskelanspannung in die schon erarbeitete Länge.

Stellen Sie sich wieder vor, dass Ihr Oberkörper in einem langen, engen Rohr steckt. Versuchen Sie, oben herauszukommen. Sie wollen unter allen Umständen den in Ihrer Vorstellung existierenden oberen Ausgang erreichen. Lassen Sie beide Füße fest auf dem Boden und drücken Sie sich über die Fersen hoch.

Ihr Rumpf und vor allem die Wirbelsäule sollten durch die Aktivität der tiefen Rückenmuskeln lang werden. Halten Sie diese maximale Aufrichtung so lange Sie können. Wiederholen Sie sie 3- bis 5-mal und fühlen nach, wie es Ihnen geht. Sie können mit den drei Testbewegungen (Rumpfbeuge [Seite 84], Gleichgewicht [Seite 86] und Hüftbeweglichkeit [Seite 24]) objektiv überprüfen, was sich verändert hat.

Machen Sie 3–5 Übungsserien der maximalen Anspannung, um auch die Rückenmuskulatur auf Ausdauerkraft zu trainieren. Sie hält uns den ganzen Tag über aufrecht, daher sollte sie auch über die dafür notwendige Kraft verfügen. Je besser Sie werden, desto häufiger können Sie diese aktive Aufrichtung in einer Übungseinheit wiederholen. Beispielsweise auch, wenn Sie an einer Bushaltestelle oder Kasse stehen und warten.

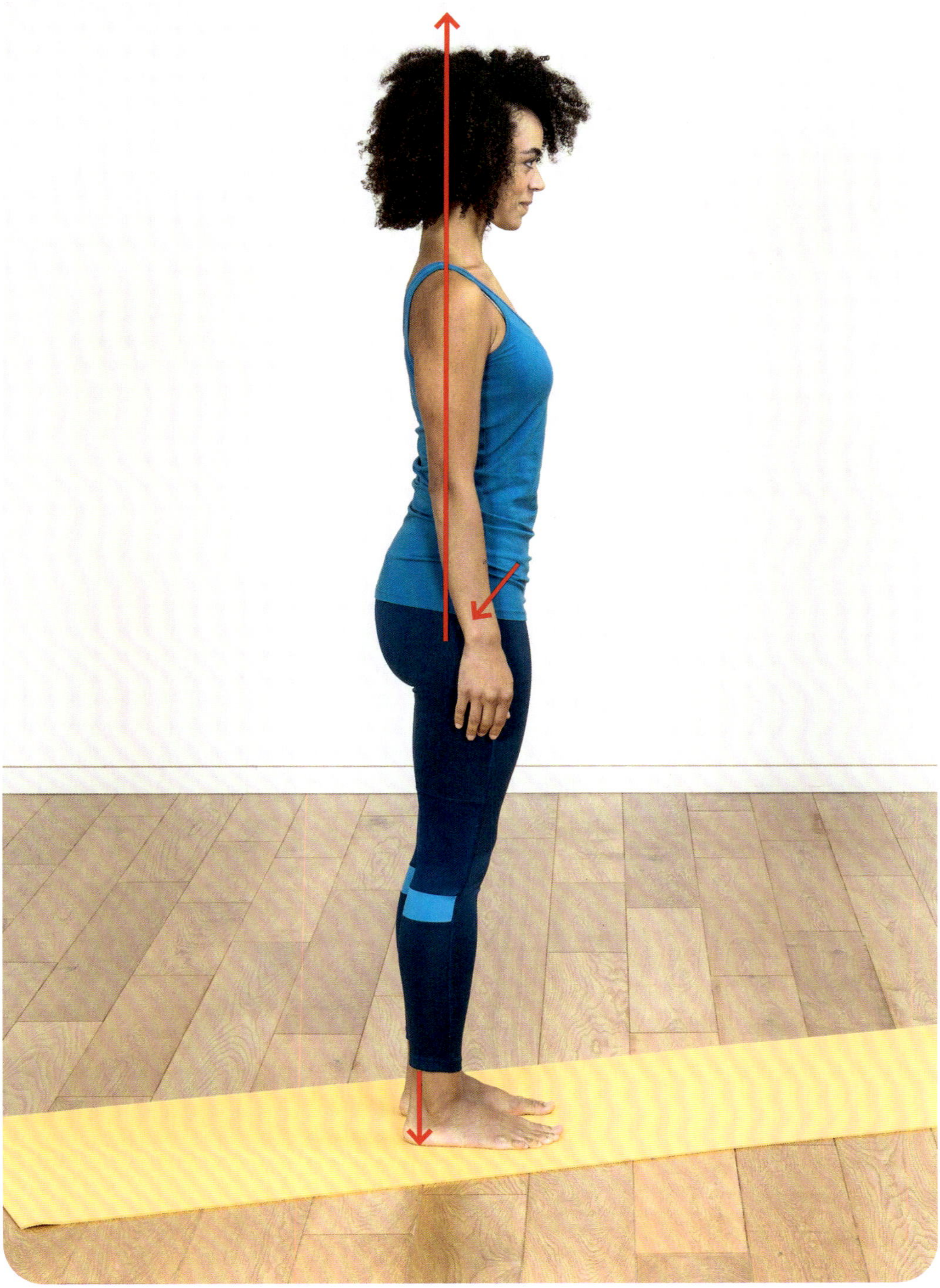

Erarbeitung der Hüftstreckung im Stand

Diese Bewegung kennen Sie vom Anfang des Übungsteils. Dort haben Sie im Liegen Ihre Hüftbeugemuskulatur gelockert.

Ausgangsstellung: Stellen Sie sich ungefähr hüftbreit so hin, dass Sie genug Platz in alle Richtungen haben, falls Sie sich ausbalancieren müssen.

Durchführung: Bringen Sie wie immer Becken und Lendenwirbelsäule über den Darmschließmuskel und die tiefe Bauchmuskulatur in eine aufgerichtete Position. Lassen Sie Ihre gesamte Wirbelsäule lang werden und verlagern Sie unter Beibehaltung der Spannung Ihr Gewicht auf ein Bein, bis Sie zu ungefähr 90 % darauf stehen. Schieben Sie Ihren Kopf wie eben bei der Himmelsschraube in Richtung Zimmerdecke und gleichzeitig die Ferse des Standbeins fest in den Fußboden, sodass sich Ihre gesamte Standbeinseite verlängert. Ihr Gewicht bleibt dabei mittig auf dem Fuß. Achten Sie darauf, dass Sie im Sprunggelenk nicht nach innen oder außen kippen, sprich weder die Fußinnen- noch die Außenkante mehr belasten.

Wenn Sie Ihr Gewicht auf ein Bein verlagern, sollten Sie darauf achten, dass das Becken in einer horizontalen Position und die Wirbelsäule gerade bleibt. Bei dieser aktiven Verlängerung einer Rumpfseite kann ein Ziehen in der Leiste auftreten. Wir wollen mit dieser Übung eine maximale Hüftstreckung mit lockerer und langer LWS erreichen.

Wenn Sie genau hineinspüren, merken Sie, dass sich Ihr Fußgewölbe im Standbein aufgerichtet hat. Die Aktivierung der gesamten Stabilisationskette zieht die innere Fußsohle nach oben. Diese Anspannung bedeutet eine Entlastung aller Fußstrukturen und auch des Kniegelenks, weil es nun von unten und oben in einer stabilen Position gehalten wird.

Wie fühlt sich Ihr Rücken nach der Übung und wie fallen die bekannten Testbewegungen (Rumpfbeuge [Seite 84], Gleichgewicht [Seite 86] und Hüftbeweglichkeit [Seite 24]) nun aus?

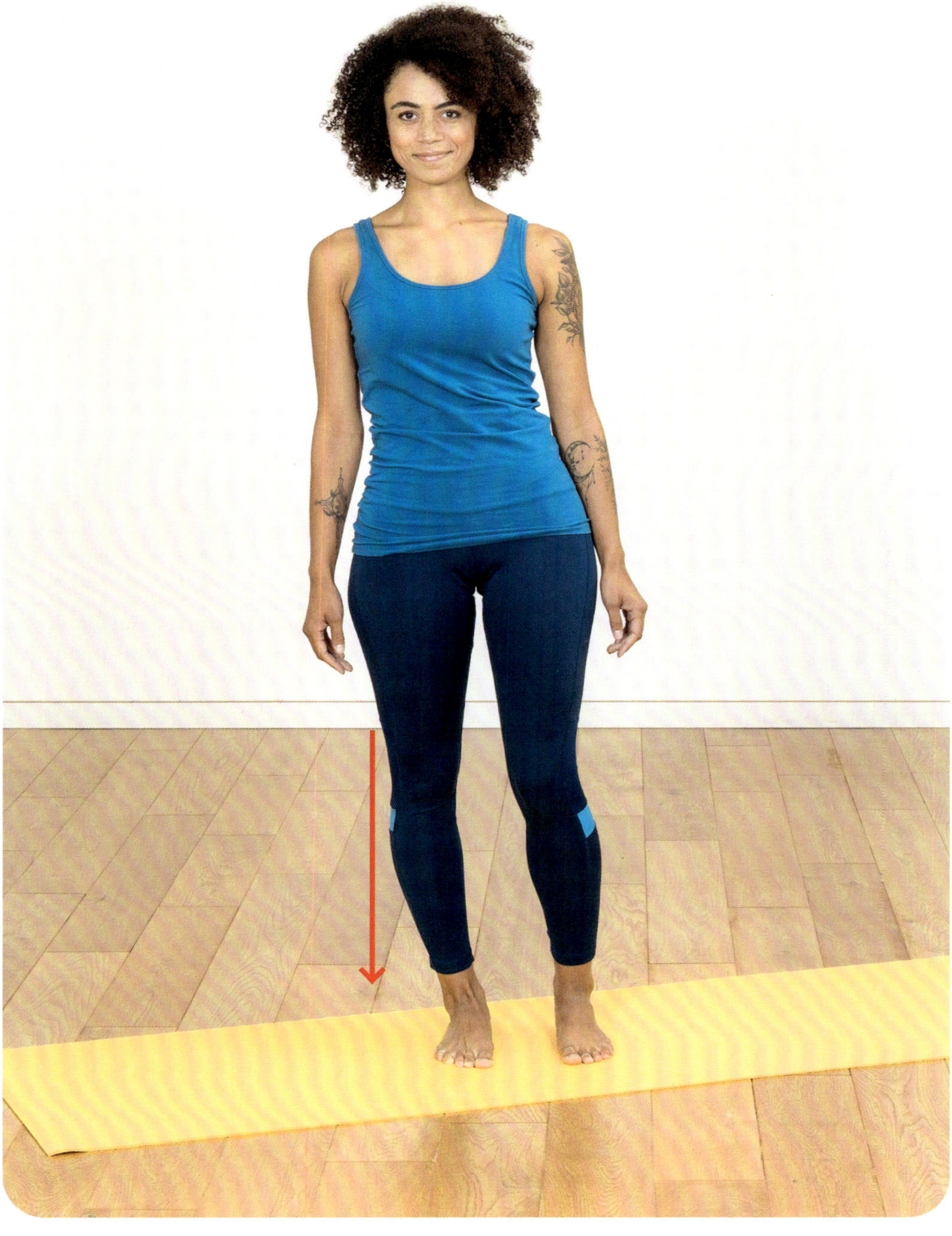

Maximale Hüftstreckung

Bei einer aktiven Hüftstreckung wollen wir über die Rumpfmuskeln mehr Stabilität in Becken, Bein und Wirbelsäule bringen.

Ausgangsstellung: Stellen Sie sich hüftbreit hin. Lassen Sie ein Bein als Standbein auf dem Fußboden und stellen das andere entweder zu Beginn oder später als Steigerung im Verlauf der Übung etwas erhöht ab. Knie und Füße beider Beine zeigen geradeaus.

Durchführung: Richten Sie Ihr Becken über den Darmschließmuskel und die tiefe Bauchmuskulatur auf. Lassen Sie Ihre gesamte Wirbelsäule lang werden. Verlagern Sie Ihr Gewicht auf das Standbein und schieben Sie seine Ferse in die Unterlage. Machen Sie diese Körperseite so lang wie möglich, indem Sie Ihren Kopf in Richtung Zimmerdecke schieben. Halten Sie mit dieser Anspannung Ihre LWS über das aufgerichtete Becken lang.

Merken Sie, dass sich der leichtere Fuß abheben möchte, wenn das Becken über den Druck der Ferse nach hinten unten arbeitet? Das können Sie bewusst verstärken, indem Sie Ihre seitlichen Gesäßmuskeln mit einbeziehen. Wringen Sie diese Muskeln in Ihrer Vorstellung wie ein nasses Handtuch aus. So gelangt Ihr Becken auf der Standbeinseite noch tiefer nach hinten unten. Das macht die Spielbeinseite leicht und Sie können mit dieser Anspannung den Fuß auf einen bereit gestellten Hocker setzen.

Dann wandert die Beckenseite auf der Spielbeinseite nach vorne oben und bewegt so die Wirbelsäule. So sollte ein funktionell ökonomisches Gehen erfolgen. Dafür ist es wichtig, dass Sie sich dieses Bewegungsmuster erarbeiten und automatisieren.

Spannen Sie den Oberkörper und das Standbein an und stellen Sie das angehobene Bein wieder auf den Boden. Sie lösen die gesamte Anspannung erst, wenn es unten ist. Heben Sie das Bein direkt wieder ab, nachdem Sie es nur kurz aufgesetzt haben.

Oder Sie spüren in einer kurzen Pause nach, wie sich Ihr Körper anfühlt. Ist Ihre LWS nun lockerer? Sollte sie fester sein, haben Sie wahrscheinlich in der Anspannung im unteren Rumpf nachgelassen. Das passiert dann vermutlich auch in Ihrem Alltag und könnte dann Probleme auslösen.

Wiederholen Sie diese Übung noch 3- bis 5-mal und wechseln Sie erst dann die Seite. Vermutlich wird Ihnen die Übung mit dem Bein, das auch im Alltag Ihr Standbein ist, leichter fallen als mit dem Bein, das Ihr Schwungbein ist.

Testen Sie nach der Übung, wie gut die Rumpfbeuge (Seite 84) geht und ob sich Ihre Gleichgewichtsfunktion (Seite 86) verändert hat.

Streben Sie auch bei dieser Übung 3–5 Serien an. Welche Seite besser stabilisiert, können Sie daran erkennen, wann die Rumpfbeuge im Anschluss leichter geht. Entsprechend wäre es eine gute Idee, die schwächere Seite einmal mehr zu trainieren, damit Sie im Alltag symmetrischer agieren und so Ihre Lendenwirbelsäule entlasten.

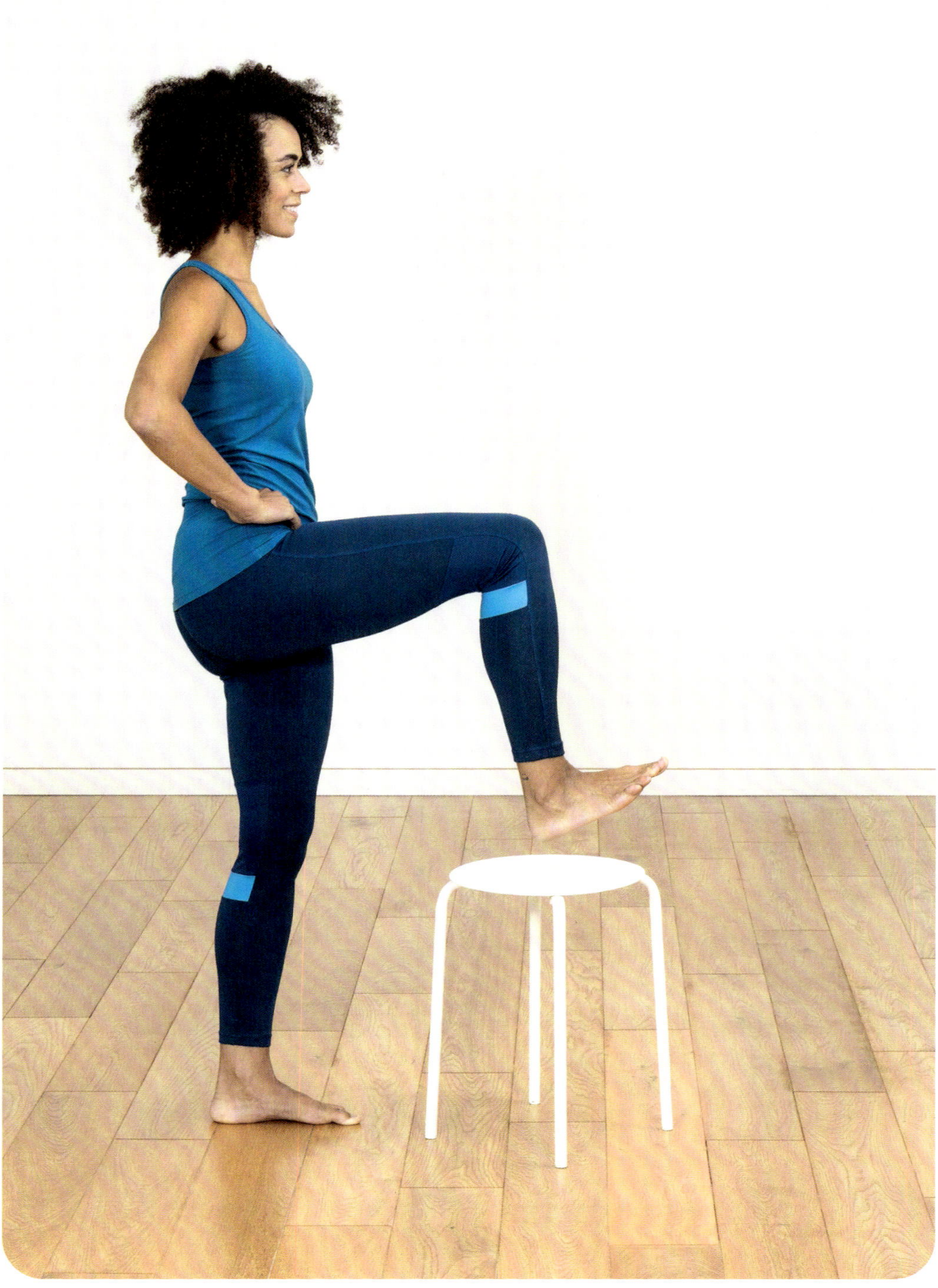

Spiralische Verschraubung im Stand

Die spiralische Verschraubung kennen sie bereits aus dem Sitzen. Nach der maximalen Hüftstreckung erarbeiten wir nun die aktive Sicherung der Wirbelsäule im Stand.

Ausgangsstellung: Wie eben stehen Sie hüftbreit. Das Standbein ist auf dem Fußboden, das andere ruht erhöht auf einer Stufe oder einem Hocker. Beide Knie und Füße zeigen geradeaus. Die Höhe des Hockers hängt davon ab, wie lang Ihre Beine sind. Wenn Ihr Bein darauf abgestellt ist, sollte Ihr Becken waagerecht ausgerichtet sein.

Mit Ihrer spielbeinseitigen Hand kontrollieren Sie, was in der LWS passiert. Legen Sie sie mit dem Handrücken auf die Stelle der stärksten Hohlstellung. Sollten Sie merken, dass sich das Hohlkreuz verstärkt oder sie dort kürzer werden, spannen Sie Ihren unteren Rumpf nach und korrigieren Sie den Rücken wieder in die Länge.

Durchführung: Bauen Sie die bekannte Spannung Schritt für Schritt auf, sodass sich Ihr Becken aufrichtet und die Lendenwirbelsäule lang wird. Nachdem Sie Ihre gesamte Wirbelsäule gestreckt haben, schieben Sie die Ferse des Standbeins in den Fußboden und den Kopf in Richtung Zimmerdecke. Weil sich Ihr Becken dadurch nach hinten unten dreht, können Sie das leichter werdende Bein vorne etwas in Richtung gegenüberliegende Schulter anheben.

Halten Sie diese Position und schieben Sie den gegenüberliegenden Arm mit der Hand nach oben zur Zimmerdecke. Ihr Ellenbogen befindet sich mit der Innenseite ungefähr auf Nasenhöhe, sodass Sie Ihre Ellenbeuge sehen können. Bringen Sie die Hand mit zu Ihnen zeigender Innenfläche etwas diagonal nach oben, dass Ihre Schulter nach vorne oben gezogen wird. Sie sind jetzt in der Rumpfaktivität, die man beim Gehen aufbringt.

Diese Spannung verschraubt den Rumpf effektiv in sich und Sie bekommen das Gefühl, dass sich Ihr Standbein durch das Abheben des anderen Beins und gleichseitigen Arms noch fester in die Unterlage gräbt, oder?

Wenn Sie zusätzlich noch merken, dass sich der innere Fußrand des Standbeins nach oben wölbt, sich Ihr Fußgewölbe also von selbst aufbaut, machen Sie die Übung perfekt. Jetzt haben Sie die maximale Kontrolle über Ihre Standbeinaktivität und die begleitenden Rumpfreaktionen. Beides ist wichtig, um die Wirbelsäule bei allen Aktivitäten in einer aufrechten Position wirksam zu unterstützen.

Wie oft schaffen Sie die Bewegung pro Seite? Wenn Sie in der Standbeinmuskulatur müde werden und die Position nicht mehr gut stabilisieren können, wechseln Sie die Seite.

Wie fallen Rumpfbeuge (Seite 84) und Gleichgewicht (Seite 86) im Anschluss an die Übung aus und wie fühlt sich Ihre Lendenwirbelsäule an? Auch diese Übung sollten Sie in Richtung Ausdauerkraft trainieren und nach und nach auf mehrere Serien mit mehreren Wiederholungen kommen.

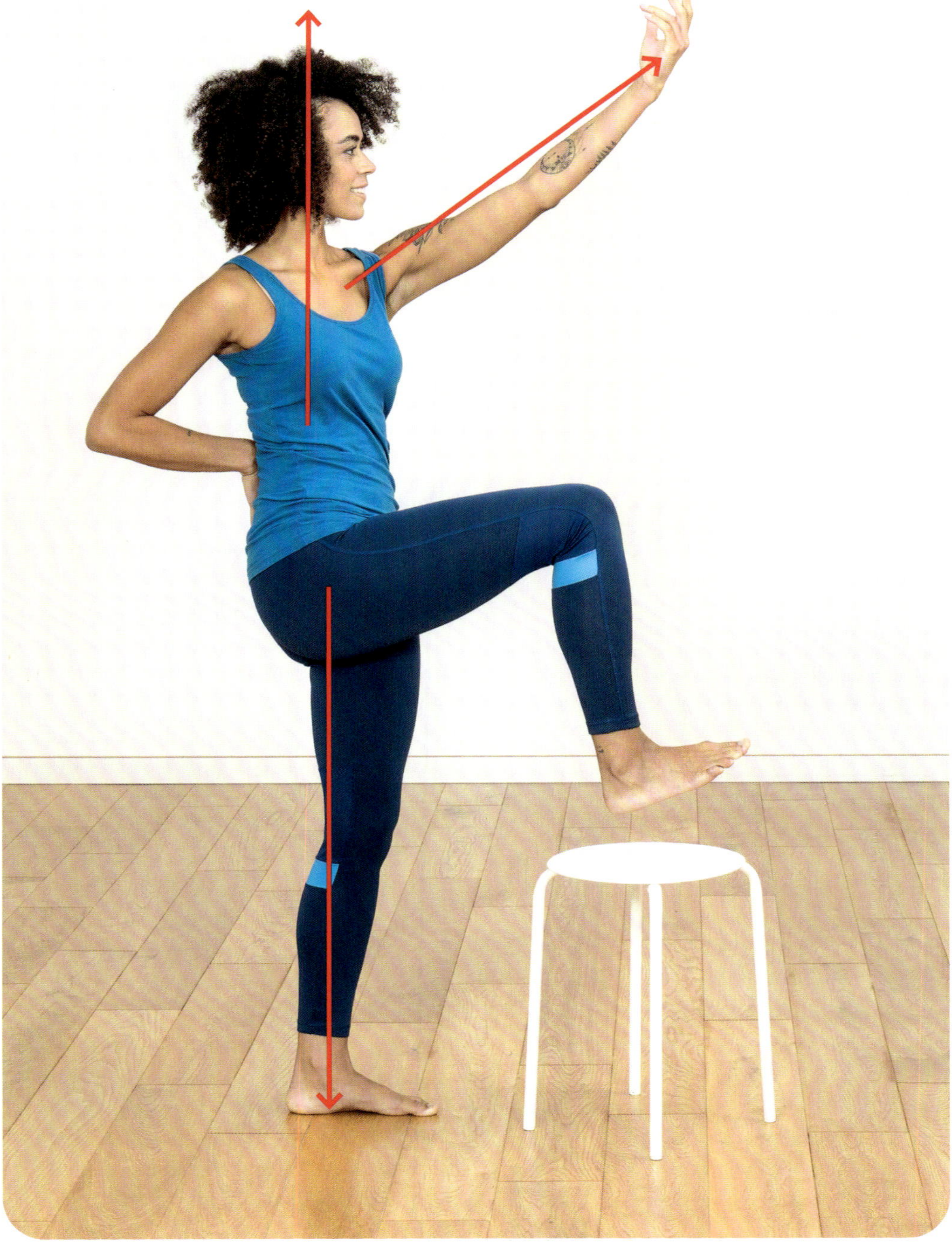

Gehen wie von Zauberhand

Sie können Ihren Rücken auch bei ganz normalen Tätigkeiten unterstützen. Richten Sie ihn so häufig wie möglich aktiv auf und nutzen Sie Ihre volle Hüftstreckung aus. Wir übertragen dieses Muster nun auf das Gehen.

Ausgangsstellung: Aufrechter Stand.

Durchführung: Machen Sie Ihre Wirbelsäule im Stand mit der Schließmuskel- und tiefen Bauchspannung über Becken und Kreuzbein so lang wie möglich.

Sie können Ihre Hände zu Hilfe nehmen: Legen Sie eine auf den Bauch, um ihn vorne oben zu halten und bringen das Kreuzbein mit der anderen nach hinten unten. Richten Sie dabei Ihr Becken aktiv auf.

Gehen Sie nun mit so langen Schritten vorwärts, dass Sie am Ende jedes Vorsetzens eine leichte Dehnung in der Leiste fühlen. Das geht nur in einer aufgerichteten Beckenposition. Nehmen Sie die entstehende Öffnung Ihrer Leiste und die Streckung im Hüftgelenk bewusst wahr.

Kippen Sie Ihr Becken nun nach vorne. Das müsste eine verstärkte Streckstellung der LWS und eine Beugeposition der Hüften bewirken. Gehen Sie in dieser Beckenstellung weiter und spüren Sie, was in Ihrem Körper passiert. Fühlt es sich anders an als vorher?

Die Aufrichtung findet dabei hauptsächlich im Kreuz statt: Je weniger die Hüftgelenke ihre Streckung ausnutzen, desto mehr muss der Rücken das Aufsetzen der Fersen im Hohlkreuz abfedern.

Gehen Sie anschließend ein paar Schritte mit einem übertrieben aufgerichteten Becken. Das bringt Ihren unteren Rücken in eine eher gebeugte Position. Wie wirkt sich diese Haltung auf Ihre Stoßdämpfung und das Abrollverhalten aus?

Wichtig ist, dass Sie die Unterschiede im Bewegungsablauf wahrnehmen. Nur dann wissen Sie, was Sie verändern müssen, um locker durch den Tag zu kommen. Machen Sie ein paar Schritte in der »richtigen« Beckenaufrichtung und spüren Sie, wie sich Ihre Leisten öffnen. Das ermöglicht die gewünschte Länge in der Lendenwirbelsäule und ein volles Ausnutzen der Streckfähigkeit in den Hüften. An der Ausdauer müssen Sie wahrscheinlich noch ein bisschen feilen, aber schon wenige Meter mit einer zauberhaft leichten Lendenwirbelsäule werden Sie bald in die Lage versetzen, wieder längere Strecken durchzuhalten. Wenn Sie nun wissen, wie sich die richtige Stellung anfühlt, werden Sie motiviert sein, diesen Zustand immer wieder einzunehmen, um Ihr Kreuz wirkungsvoll zu entlasten. Üben Sie das kontrollierte Gehen konzentriert und regelmäßig. Das wird Ihre Beschwerden lindern.

Wie fühlen Sie sich? Nun wäre es an der Zeit, die Achtsamkeitsübungen »Erspüren der Auflageflächen« (Seite 82) durchzuführen und zu erfassen, wie sich Ihr Befinden gegenüber dem am Anfang des Programms verändert hat. Nutzen Sie die drei Testbewegungen Rumpfbeuge (Seite 84), Gleichgewicht (Seite 86) und Hüftbeweglichkeit (Seite 24), um diesen Empfinden zu objektivieren, und notieren Sie alles in Ihrem Journal.

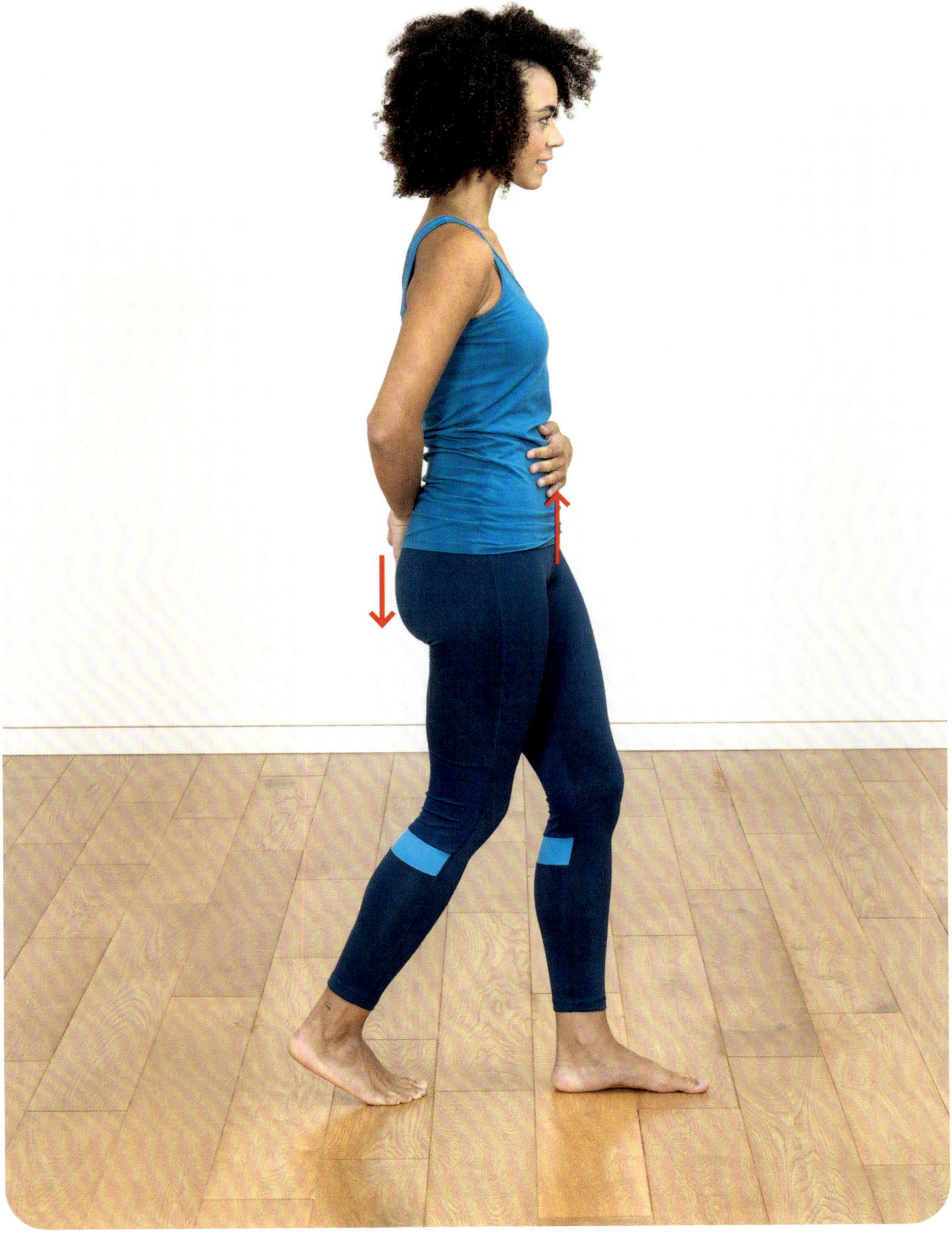

Treppe steigen als Alltagstraining

Wenn Sie mit aufgerichtetem Becken und langer Lendenwirbelsäule gut gehen können, ist es an der Zeit, auch Ihr Verhalten beim Treppensteigen unter die Lupe zu nehmen.

Ausgangsstellung: Aufrechter Stand.

Durchführung: Bauen Sie die erlernte Anspannung Schritt für Schritt auf und übertragen das, was Sie sich in bei der »Maximalen Hüftstreckung« (Seite 162) erarbeitet haben, auf das Treppensteigen. Verlagern Sie Ihr Gewicht ganz bewusst im Wechsel auf das rechte und das linke Bein und erklimmen Sie die Treppe, indem Sie die volle Standbeinspannung ausschöpfen. So können Sie jede einzelne Stufe nutzen, um Ihren unteren Rumpf zu trainieren und den Rücken zu lockern.

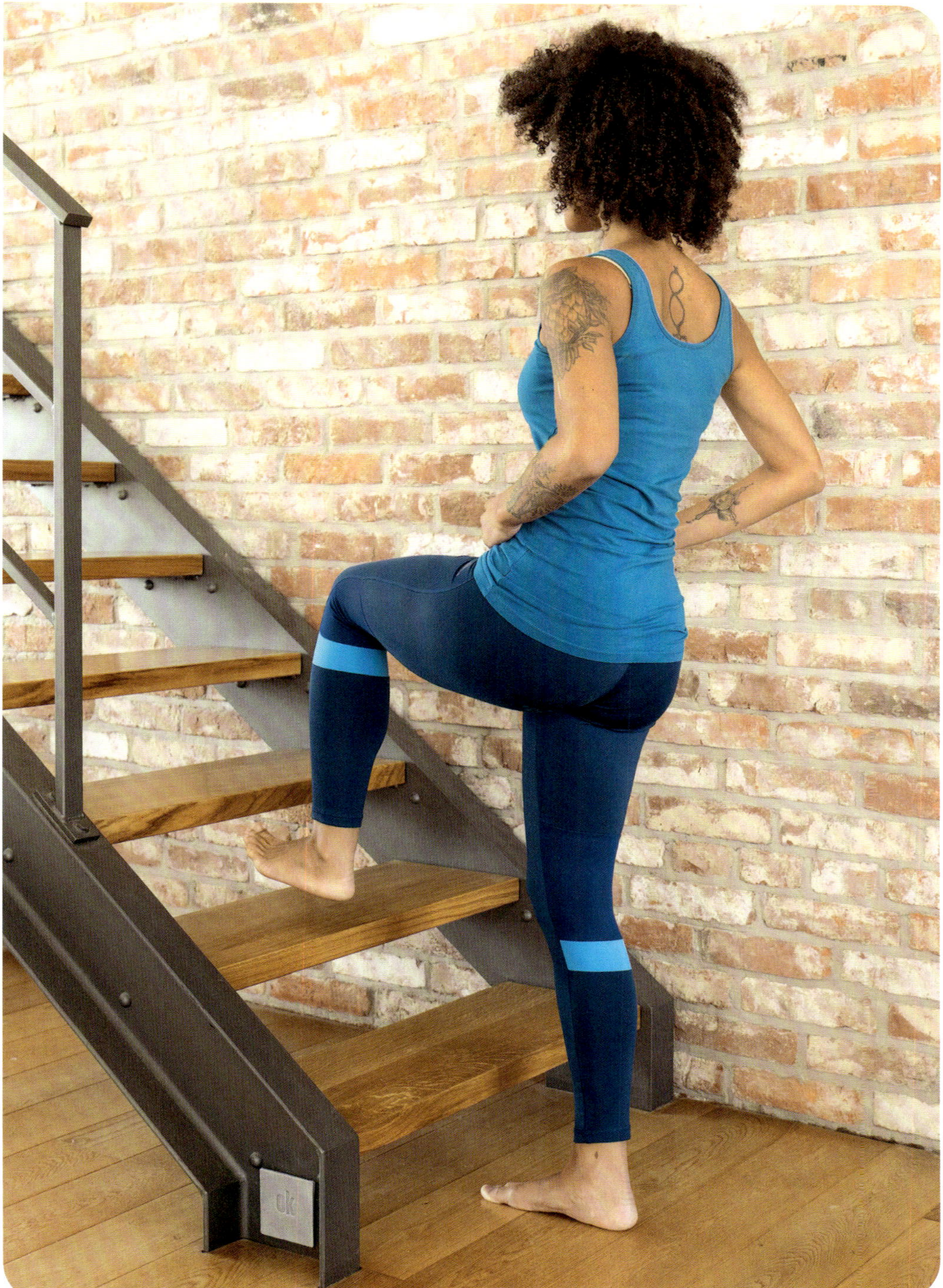

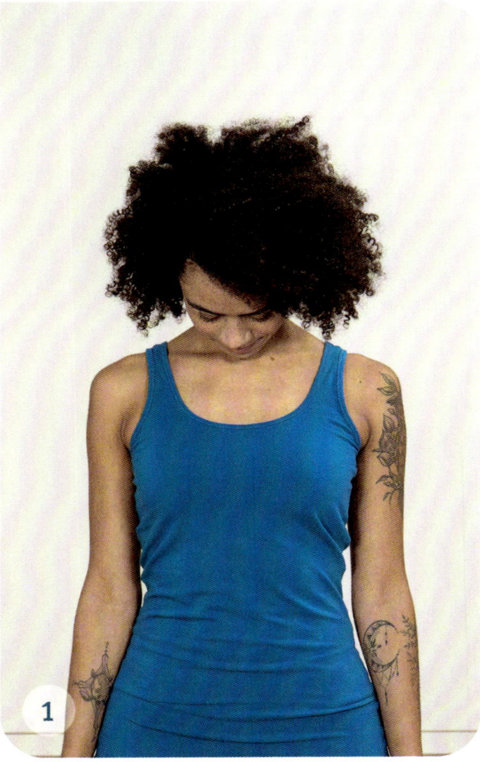

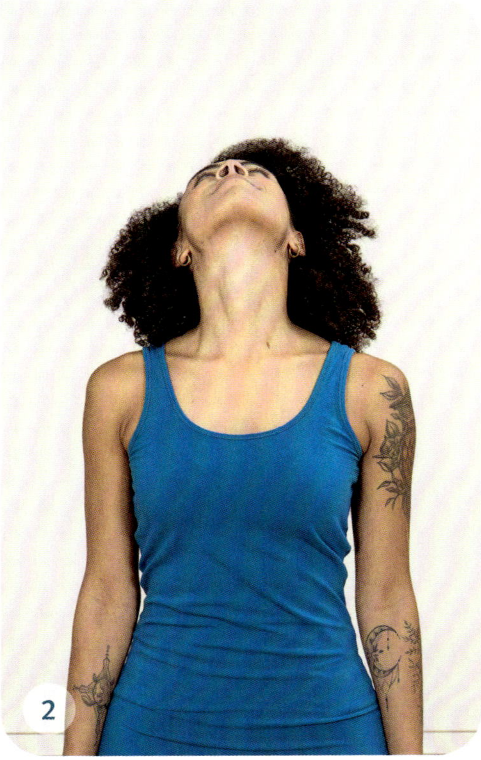

Ja sagen

Für ein gutes Gleichgewicht müssen Sie zuerst die Kopffunktionen verbessern. Die Halswirbelsäule ermöglicht über den Kopf, dass wir unsere Umgebung über Augen und Ohren wahrnehmen können. Im oberen Nacken sitzen viele Rezeptoren, die Lage- und Spannungsveränderungen melden.

Ausgangsstellung: Stellen Sie sich hüftbreit hin und belasten Sie beide Füße gleichmäßig. Bringen Sie über die bekannte Anspannung Becken und Lendenwirbelsäule in eine für Sie angenehme Mittelstellung.

Durchführung: Neigen Sie Ihren Kopf langsam nach vorne zur Brust ❶ und dann über die Mittelstellung hinaus nach hinten in den Nacken. ❷ Fangen Sie mit einer kleinen Amplitude an, ohne dass die Bewegung irgendwo zieht oder unangenehm ist. Werden Sie im Bewegungsausmaß von Wiederholung zu Wiederholung größer und später auch schneller. Wenn Sie im Schulter-Nacken-Bereich verspannt sind oder dort Funktionsstörungen vorliegen, sollten Sie darauf achten, kein Schwindelgefühl auszulösen. Bewegen Sie Ihren Kopf dann wenig, langsam und kontrolliert und machen Sie häufig kleine Pausen.

Halten Sie nach einigen Wiederholungen inne und überprüfen Sie mittels Ihrer Wahrnehmungsfunktion (Seite 82) und den Bewegungstests (Rumpfbeuge [Seite 84], Gleichgewicht [Seite 86]), ob die Nickbewegungen etwas verändert haben.

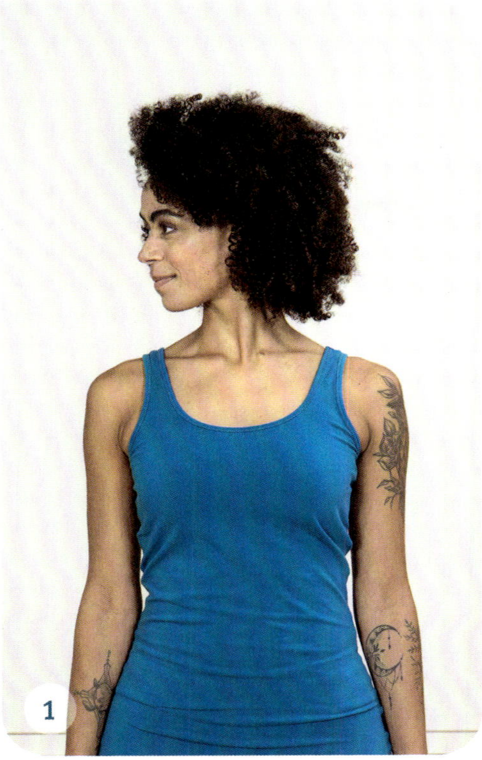

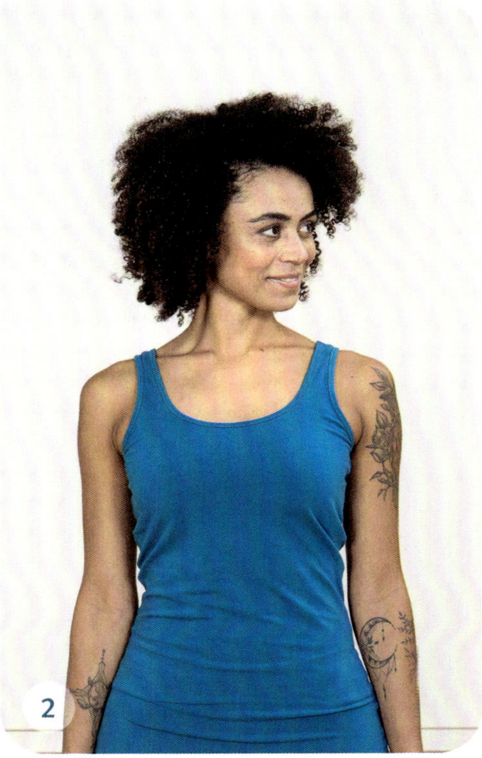

Nein sagen

Ausgangsstellung: Stellen Sie sich hüftbreit auf beide Füße. Bringen Sie über die Anspannung von Darmschließ- und Bauchmuskulatur Ihr Becken in eine leichte Aufrichtung.

Durchführung: Drehen Sie Ihren Kopf langsam nach rechts ❶ und nach links ❷. Machen Sie dafür ein leichtes Doppelkinn und schieben Sie den hinteren Scheitel in Richtung Decke. Achten Sie darauf, den Kopf während der gesamten Drehbewegung in einer Mittelstellung zu halten. Er soll also weder nach vorne noch in den Nacken hängen.

Drehen Sie erst wenig nach rechts und links, ohne dass es dabei irgendwo unangenehm wird. Werden Sie größer und schneller, sobald sie die Bewegung flüssig ausführen können. Tritt ein Schwindel auf, machen Sie eine Pause und drehen Ihren Kopf langsamer und kontrollierter.

Führen Sie die Nein-Bewegung so lange aus, wie es Ihnen angenehm ist, und nutzen Sie Wahrnehmung (Seite 82) und Bewegungstests (Rumpfbeuge [Seite 84], Gleichgewicht [Seite 86]), um zu erfassen, ob sie Ihren Zustand verändert.

Variante: Strecken Sie Ihre Arme vor dem Körper aus. Spreizen Sie sie so weit auseinander, dass die Hände Ihr seitliches Gesichtsfeld markieren. Nehmen Sie die Finger als optische Hilfe und bewegen Ihren Kopf so weit nach rechts und links, bis Sie den anvisierten Finger mit beiden Augen scharf sehen.

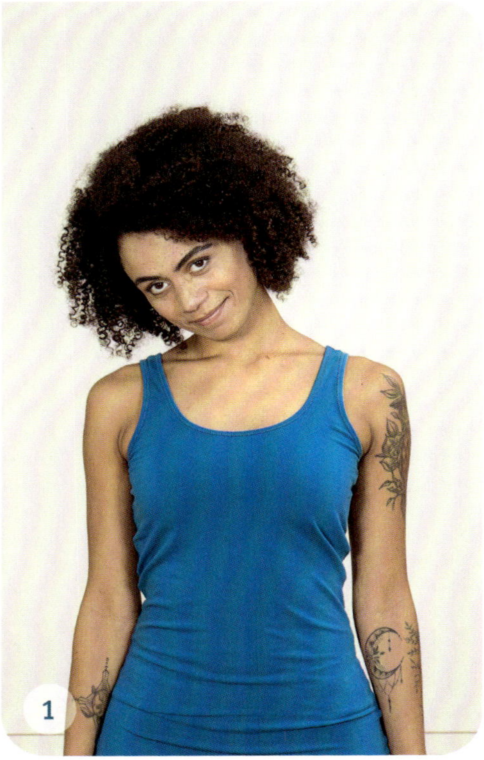
1

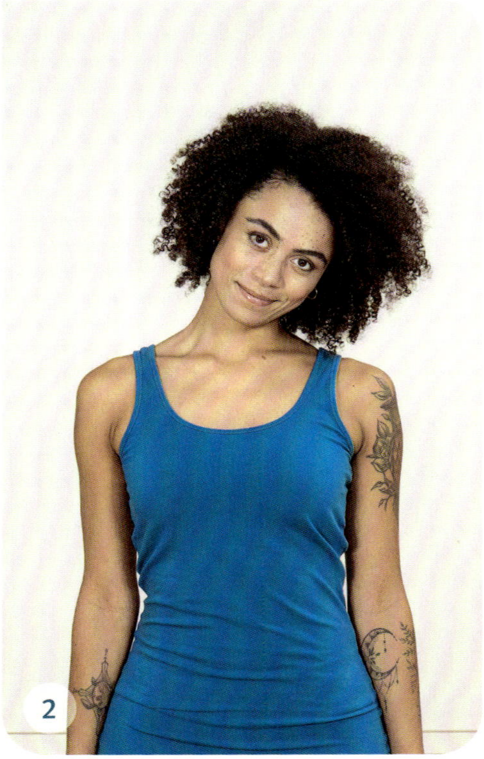
2

Bedenklich den Kopf neigen

Ausgangsstellung: Stellen Sie sich hüftbreit hin und belasten Sie beide Füße gleichmäßig. Bringen Sie über die bekannte Anspannung Becken und Lendenwirbelsäule in eine für Sie angenehme Mittelstellung.

Durchführung: In Romanen ist manchmal beschrieben, wie ein älterer oder weiser Mensch seinen Kopf bedenklich hin und her bewegt, wenn er etwas abwägt. Genau das tun Sie jetzt auch. Sie bewegen Ihr Ohr langsam in Richtung gleichseitiger Schulter und dann das andere Ohr zur anderen Seite. Sie sollten dabei die ganze Zeit nach vorne schauen, um zeitgleich keine Drehbewegung des Kopfes entstehen zu lassen. Beginnen Sie mit einer kleinen Bewegung und vergrößern Sie die Neigung, wenn alles gut läuft. Sie können auch schneller werden, wenn Ihr Befinden das zulässt.

Wiegen Sie Ihren Kopf so lange hin und her, wie Sie sich gut damit fühlen und erspüren und testen Sie im Anschluss, was sich verändert hat (Rumpfbeuge [Seite 84], Gleichgewicht [Seite 86]).

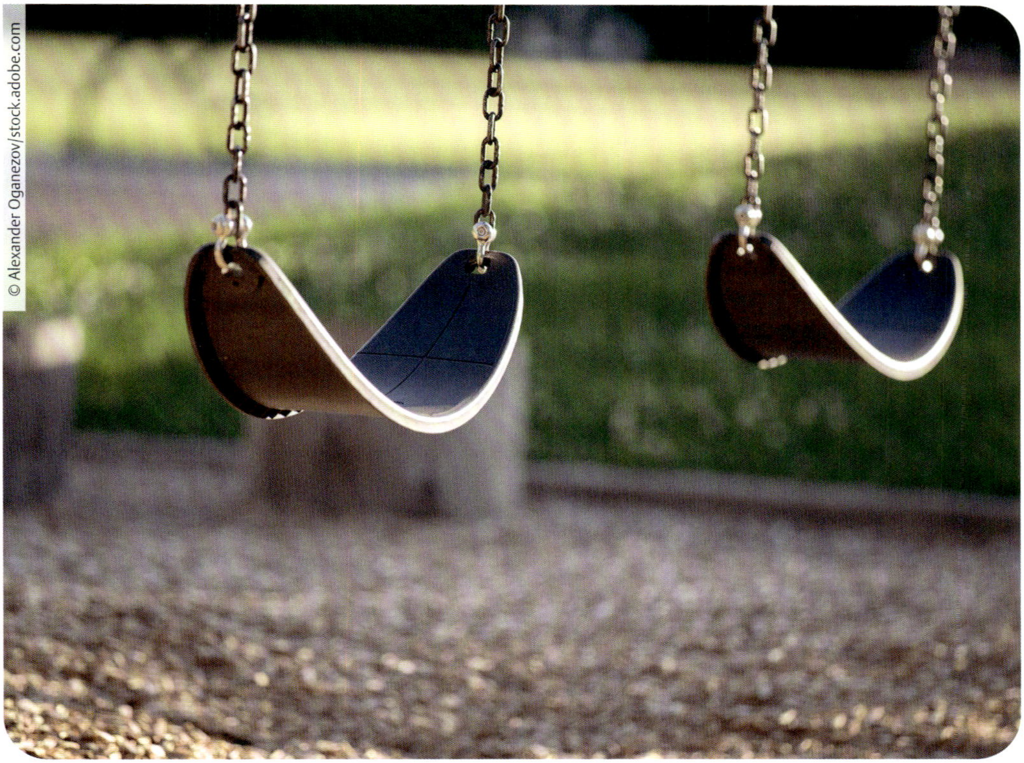

Schaukeln

Gehen Sie auf einen Kinderspielplatz und setzen sich auf eine Schaukel. Dort können Sie ganz normal vorwärts und rückwärts schaukeln oder auch kreiseln. Das ist eine einfache und schöne Möglichkeit, Ihr Gleichgewichtssystem anzuregen. Baumeln sie so lange und wie es Ihnen gefällt und probieren Sie ruhig auch ungewohnte Varianten aus.

Schaukeln Sie mal mit offenen Augen und freiem Blick, mal mit geschlossenen Augen und, indem Sie einen Punkt fixieren.

Einen Unterschied macht es ganz sicher auch, ob Sie im Sitzen, Liegen oder Stehen schwingen. Auf manchen Spielplätzen gibt es große Ringe oder Körbe, auf denen Sie liegen können.

Spüren Sie danach in sich hinein und testen Sie mit dem Bewegungstest, welchen Unterschied Schaukeln für Ihre Wahrnehmung macht. Interessant in der Beurteilung ist auch, in welcher Ausgangsstellung Sie schlingern und wann Ihr Gehirn am besten darauf reagiert. Fallen Ihre Tests im Anschluss schlechter aus, wissen Sie, was Sie üben können.

Achten Sie beim Schaukeln auch auf Umgebungsgeräusche und machen Sie sich ein Bild davon, was außerhalb des Spielplatzes passiert, ohne dass Sie hinschauen. Sie können sich auch darauf konzentrieren, welchen Blumenduft Sie wahrnehmen oder beispielsweise, ob jemand in der Nachbarschaft etwas kocht.

Kopfbewegungen mit Blickstabilisation

Augen und Ohren spielen in der Wahrnehmung der Umwelt eine zentrale Rolle. Daher gibt es viele Schaltkreise von dort zu vielen Hirnzentren, die auf die Signale reagieren. Bemerken die Augen etwas, dreht sich der Kopf in die Richtung, aus der der Reiz herkommt. Daraufhin bewegt sich der Körper auf den Reiz zu oder von ihm weg, sollte er Gefahr bedeuten. Daher müssen diese Abläufe schnell vonstatten gehen können.

Ausgangsstellung: Stellen Sie sich hüftbreit hin und belasten Sie die Füße gleichmäßig. Bringen Sie Becken und Lendenwirbelsäule in eine für Sie angenehme Mittelstellung.

Durchführung: Suchen Sie sich einen Punkt in Ihrem Blickfeld, den Sie gut mit beiden Augen fixieren können. Sie müssen ihn scharf und nicht doppelt sehen. Halten Sie diesen Punkt fest im Auge und bewegen dann Ihren Kopf in nickenden Ja-Bewegungen. Oder visieren Sie wie auf dem Foto den Falz Ihres Daumennagels an und stellen Sie ihn scharf. ❶

Nehmen Sie dann einen Punkt ins Visier, der rechts in Ihrem Blickfeld liegt, später links, dann oben und unten. Überprüfen Sie, ob Sie ihn wirklich mit beiden Augen sehen können. Sehen Sie ihn auch, wenn Sie beide Augen abwechselnd schließen? Visieren Sie einen Punkt zu weit außen an, können Sie ihn nur mit dem näher liegenden Auge sehen.

Schauen Sie nacheinander nach rechts oben, links unten und im nächsten Durchgang diagonal nach links oben und rechts unten. Jedes Mal fixieren Sie einen Punkt, stellen ihn scharf und bewegen den Kopf auf und ab. Die Augen bleiben stabil und halten das anvisierte Ziel im Blick. ❷

Überprüfen Sie nach jedem Durchgang, was sich in Ihrem Körpergefühl, Schmerzempfinden und Bewegungsausmaß verändert hat. Die Amplitude der Rumpfbeuge (Seite 84) könnte sich verändern und auch der Gleichgewichtstest (Seite 86) kann anders ausfallen.

Zuletzt visieren Sie einen Punkt an, der sich ganz dicht vor Ihrem Gesicht befindet, danach einen, der in weiter Ferne liegt. Als Schreibtischmensch, der einen großen Teil des Tages auf einen Bildschirm oder ein Tablet schaut, vernachlässigt man meist die Fernfunktion der Augen. Sie bedeutet eine wichtige Entspannung der Augenmuskeln, vor allem wenn Sie Ihren Blick weich machen und neben dem anvisierten Punkt auch Ihre Umgebung wahrnehmen.

Nachdem Sie Ihr Befinden überprüft haben, verbinden Sie alle genannten Blickfokussierungen mit einer Nein-Bewegung ❸ und mit der Seitneigung, dem bedenklichen Kopfschaukeln.

Diese Art des Trainings wird einen großen Unterschied in Ihrem Befinden machen. Je besser das Gehirn die Reize aus der Umwelt aufnehmen kann und je schneller Ihr Körper darauf antworten kann, desto sicherer fühlt sich die Zentrale. Also schaltet sie einen entspannten Modus, der Sie leicht auf Anforderungen reagieren lässt.

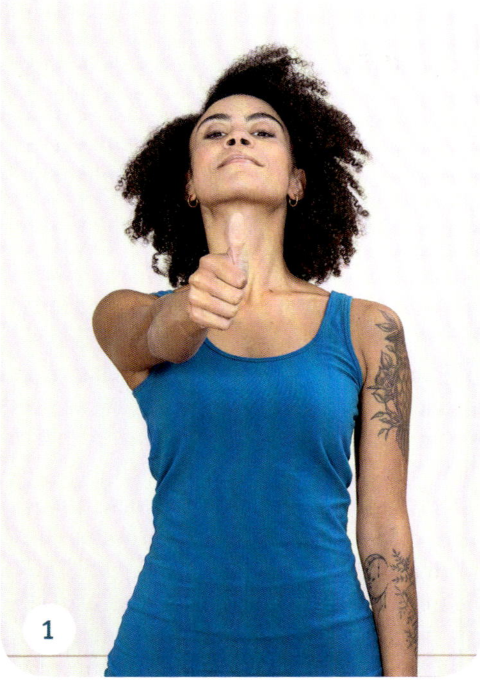
1

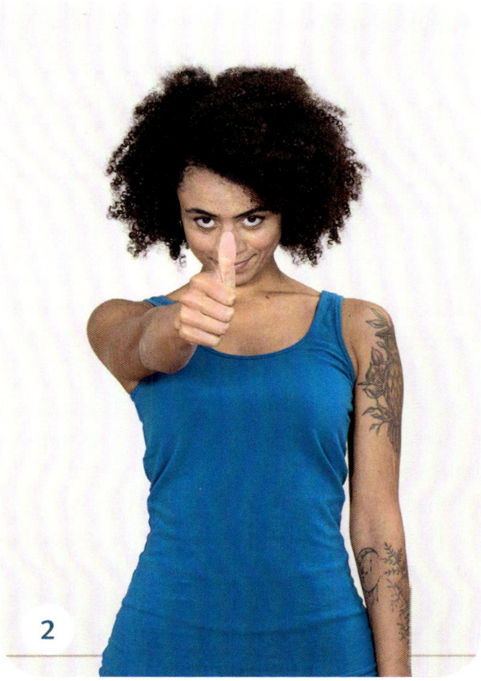
2

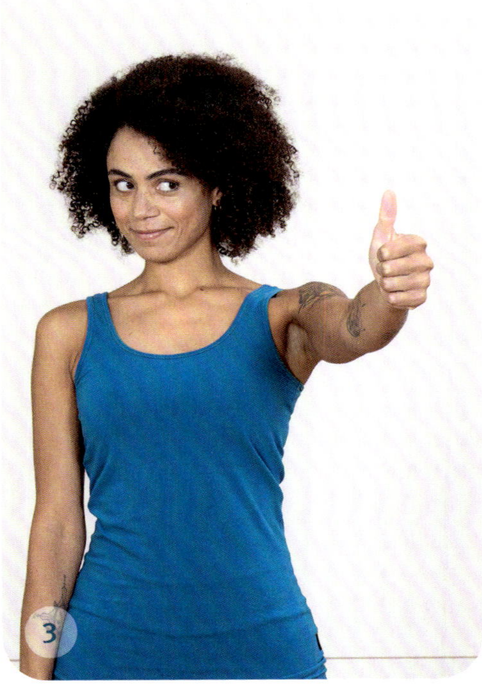
3

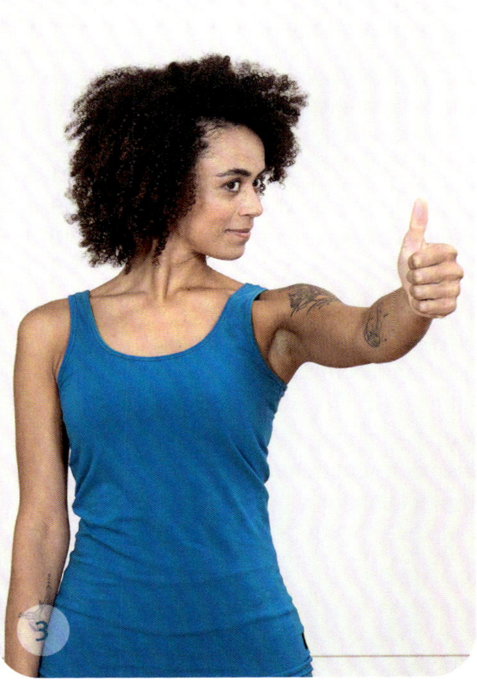
3

Kopfbewegungen über die Hörfunktion

Ausgangsstellung: Sie stehen oder sitzen in aufrechter Haltung.

Durchführung: Sie können diese Art der Aktivierung nicht nur über die Augen, sondern auch über die Ohren einleiten. Stellen Sie dafür eine Geräuschquelle (beispielsweise ein Radio, ein Metronom (Taktgeber) oder Ihr Töne von sich gebendes Smartphone) erst rechts und dann links von sich auf. Variieren Sie die Laute, die Sie wahrnehmen: laut, leise, hohe Frequenz, niedrige Frequenz, Töne, die Sie mögen und welche, die Sie nerven. Das leise Schnurren einer Katze, das fordernde Miauen, wenn sie Hunger hat, das Bellen eines Hundes, das Schreien eines Kindes, lautes Heavy-Metal-Gedröhn oder die gefühlvolle Ballade eines Schlagersängers. Je nachdem, welchen Musikgeschmack Sie haben und welche Emotionen Sie mit einem Laut verbinden, wird derselbe Ton mal entspannend, mal lustig und auch mal nervtötend wirken.

Lassen Sie Ihrer Kreativität bei der Geräuschentwicklung freien Lauf. Auch macht es möglicherweise einen Unterschied in Ihrer Reaktion, ob die Töne aus Ihrer Nähe oder von weiter her kommen. Kombinieren Sie eine Tonquelle aus der Nähe oder Ferne mit lauten Umgebungsgeräuschen. Manches kann man mit Nebengeräuschen schlechter orten. Je stärker Sie sich auf das Hören konzentrieren müssen, desto schwerer wird es Ihnen fallen, die Kopfbewegungen aus den vorherigen Übungen »Ja sagen« (Seite 170), »Nein sagen« (Seite 171) und »Bedenklich den Kopf neigen« (Seite 172) ruhig und gleichmäßig auszuführen.

Konzentrieren Sie sich auf das Hören, während Sie Ihren Kopf bewegen. Sie koordinieren jetzt nicht nur Bewegungen mit der Hörfunktion, sondern Sie lösen möglicherweise auch Stress im System aus, wenn Sie entweder bestimmte Frequenzen schlecht empfangen oder die Musik als unangenehm empfinden. Da unser Alarmsystem nicht nur bewertet, ob Reize eine Gefahr für uns bedeuten, sondern sie auch mit unseren Emotionen in Verbindung bringt, bedeutet diese Art des variablen Trainings eine gute Möglichkeit, in Stresssituationen entspannter zu reagieren.

Interessant ist neben der Wahrnehmung Ihrer körperlichen Reaktionen auf Geräusche auch, ob Sie Unterschiede im Hören auf der rechten im Vergleich zur linken Seite feststellen. Nutzen Sie die drei Bewegungstests (Rumpfbeuge [Seite 84], Gleichgewicht [Seite 86] und Hüftbeweglichkeit [Seite 24]), um festzustellen, wie Ihr Gehirn die unterschiedlichen Reize interpretiert. Die Qualität, bei denen die Tests am schlechtesten ausfallen, sollten Sie häufiger in Ihr Übungsprogramm einbeziehen. Notieren Sie in Ihrem Journal, ob sich in den nächsten Wochen etwas daran ändert. Das würde einen Trainingseffekt bedeuten.

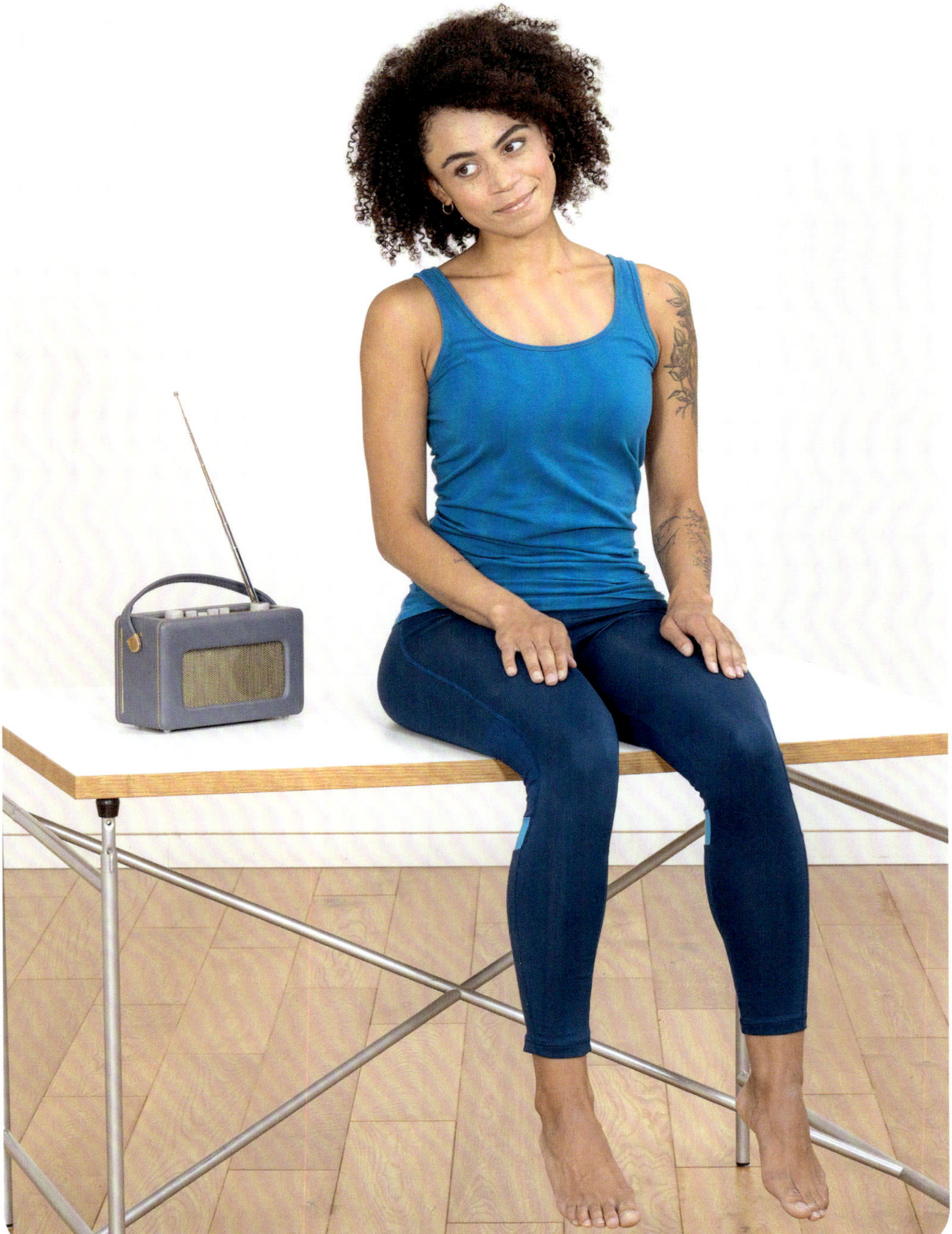

Gewichtsverlagerung über das Becken

Nun leiten wir die Gleichgewichtsreaktion über die Veränderung der Beckenposition ein.

Ausgangsstellung: Stellen Sie sich hüftbreit hin und belasten Sie beide Füße gleichmäßig. Bringen Sie über die vertraute Anspannung Becken und Lendenwirbelsäule in eine für Sie angenehme Mittelstellung.

Durchführung: Verlagern Sie Ihr Gewicht vom Becken aus gleichmäßig auf beide Fußspitzen und lassen Sie es dort. Die Fersen bleiben zunächst am Boden, können aber im weiteren Übungsverlauf angehoben werden. ❶ Wohin streben Ihr Kopf und Ihr Schultergürtel bei dieser Bewegung und welche Muskeln spannen in dieser Haltung an, um die Position zu sichern?

Bewegen Sie sich nun in die Gegenrichtung und verlagern Sie Ihr Gewicht auf die Fersen. ❷ Diese Bewegung ist weniger groß als die nach vorne. Statt Ihrer Fersen wollen sich nun die Fußspitzen vom Boden lösen. Jetzt müsste sich die Muskulatur auf der Körpervorderseite anspannen und Kopf, Schultergürtel und Arme nach vorne bringen, um zu verhindern, dass Sie nach hinten umfallen.

Steigern Sie die eben beschriebene Vor- und Rückwärtsverlagerung so deutlich, dass sich der gegenüberliegende Teil des Fußes abhebt. Balancieren Sie sich auf der Fußspitze / der Ferse für einen Moment aus.

Überprüfen Sie Ihr Befinden und machen Sie die Bewegungstests (Rumpfbeuge [Seite 84], Gleichgewicht [Seite 86] und Hüftbeweglichkeit [Seite 24]).

Als nächstes bewegen Sie Ihr Becken im Wechsel zur rechten und zur linken Seite, um zu sehen, wie Ihr Körper reagiert. ❸ ❹ Vermeiden Sie es, Schmerzen im Rücken auszulösen. Sie wollen Ihrem Gehirn Sicherheit signalisieren und keinen Schutzmodus heraufbeschwören. Dazu müssen Sie langsam und in kleinen Schritten vorgehen.

Verlagern Sie ihr Gewicht also erst nur ein paar Zentimeter in jede Richtung und spüren Sie nach, was in Ihrem Körper passiert. Wenn alles stabil und schmerzfrei bleibt, vergrößern Sie die Bewegungsamplitude. Wiederholen Sie diese Bewegungen so lange sie Ihnen angenehm sind und Sie sicher stehen bleiben.

Verändern diese Bewegungen die Ausführung der Rumpfbeuge, der Hüftdrehung oder Ihrer Gleichgewichtstestung?

Führen Sie diese Bewegungen zuerst ohne eine gezielte Blickrichtung und später mit dem Fixieren unterschiedlicher Punkte in Ihrem Blickfeld aus, wie unter »Kopfbewegungen mit Blickstabilisation« (Seite 174) beschrieben. Sie können selbstverständlich auch Geräusche in die Übung einbeziehen.

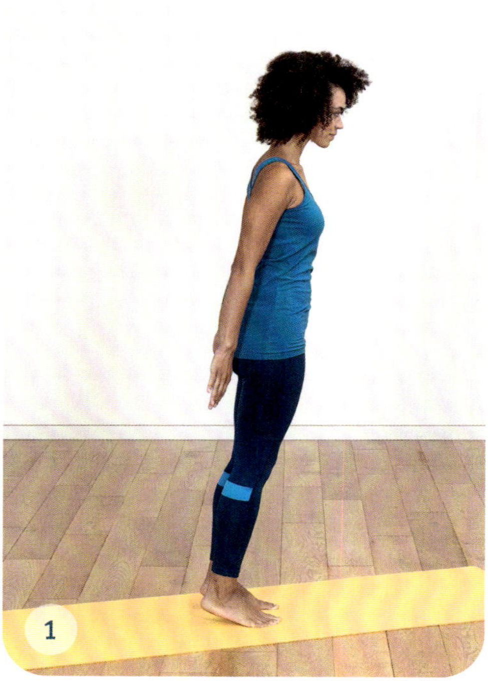
1

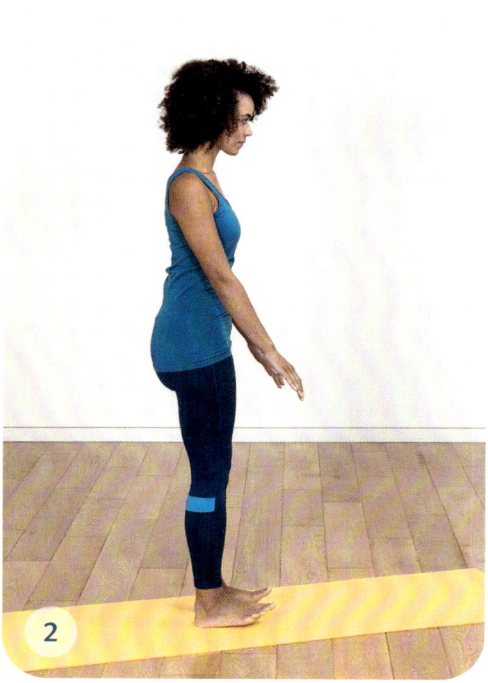
2

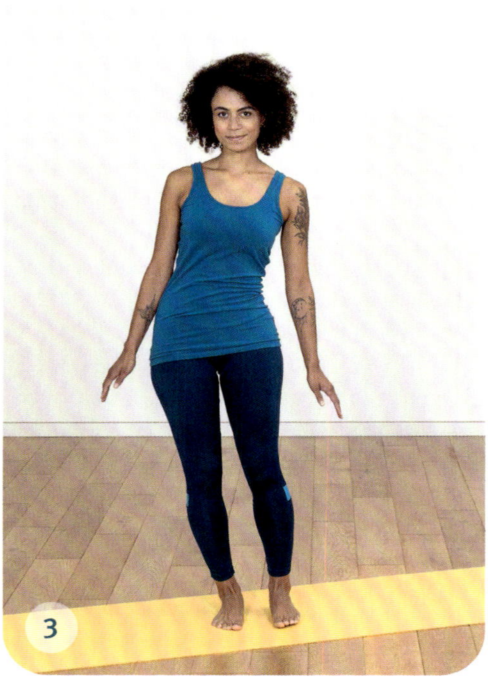
3

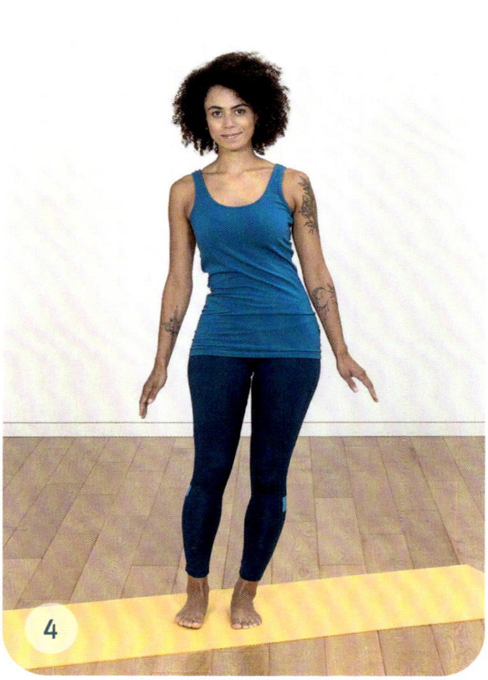
4

Sanduhr

Ausgangsstellung: Stellen Sie sich hüftbreit hin und belasten Sie beide Füße gleichmäßig. Bringen Sie über die bekannte Anspannung Becken und Lendenwirbelsäule in eine für Sie angenehme Mittelstellung.

Durchführung: Führen Sie die Übungen wie gerade beschrieben aus. Setzen Sie dann die einzelnen Bewegungen zu einem Flow zusammen. Vergrößern Sie die Umdrehung von Durchgang zu Durchgang.

Setzen Sie nun Ihren Oberkörper ein und bringen Sie ihn bewusst in die Gegenrichtung. Wenn Ihr Becken nach vorne geht, verlagern Sie Ihren Schultergürtel nach hinten. Geht das Becken nach links, bringen Sie Ihren Oberkörper nach rechts usw. Diese Bewegungen müssen Sie am Anfang wahrscheinlich sehr langsam und bewusst machen. Möglicherweise fühlen Sie sich auch wie ein Roboter, weil sich die Bewegung anfangs abgehackt und eckig anfühlt.

Das verändert sich, je häufiger Sie diesen Wechsel machen. Kreisen Sie bewusst mit dem Becken in die eine Richtung und mit dem Schultergürtel in die Gegenrichtung. Wenn das gut klappt, erhöhen Sie die Geschwindigkeit, bis sie so fließend verläuft, wie eine Sanduhr rieselt.

So aktivieren Sie nicht nur alle Rezeptoren für die Tiefenwahrnehmung, sondern auch die Gleichgewichtssysteme. Denken Sie daran, dass sie die beteiligten Zentren beruhigen und Ihr Sicherheitsgefühl vergrößern wollen. Das gelingt Ihnen, wenn Sie die Sanduhr regelmäßig, flüssig und rund ausführen. Jedes Mal senden Sie dem Gehirn das Signal, dass alles gut ist, wenn Sie dabei wirklich schmerzfrei bleiben.

Im Anschluss werden Sie sich vermutlich lockerer fühlen. Das wäre ein erwünschter Erfolg. Führen Sie Ihre Testbewegungen (Rumpfbeuge [Seite 84], Gleichgewicht [Seite 86] und Hüftbeweglichkeit [Seite 24]) aus, um diese Botschaft auch dem Gehirn zu vermitteln.

Überprüfen Sie, ob die Bewegung mit zusätzlicher Blickstabilisation einen weiteren Unterschied macht. Als Letztes stellen Sie wieder eine Geräuschquelle erst rechts und danach links von sich auf, während Sie die Sanduhr fließen lassen. Die Bewegung wird höchstwahrscheinlich anders ablaufen, wenn Sie etwas für Sie angenehmes hören, als wenn Sie etwas für Sie Unangenehmes schwer orten können.

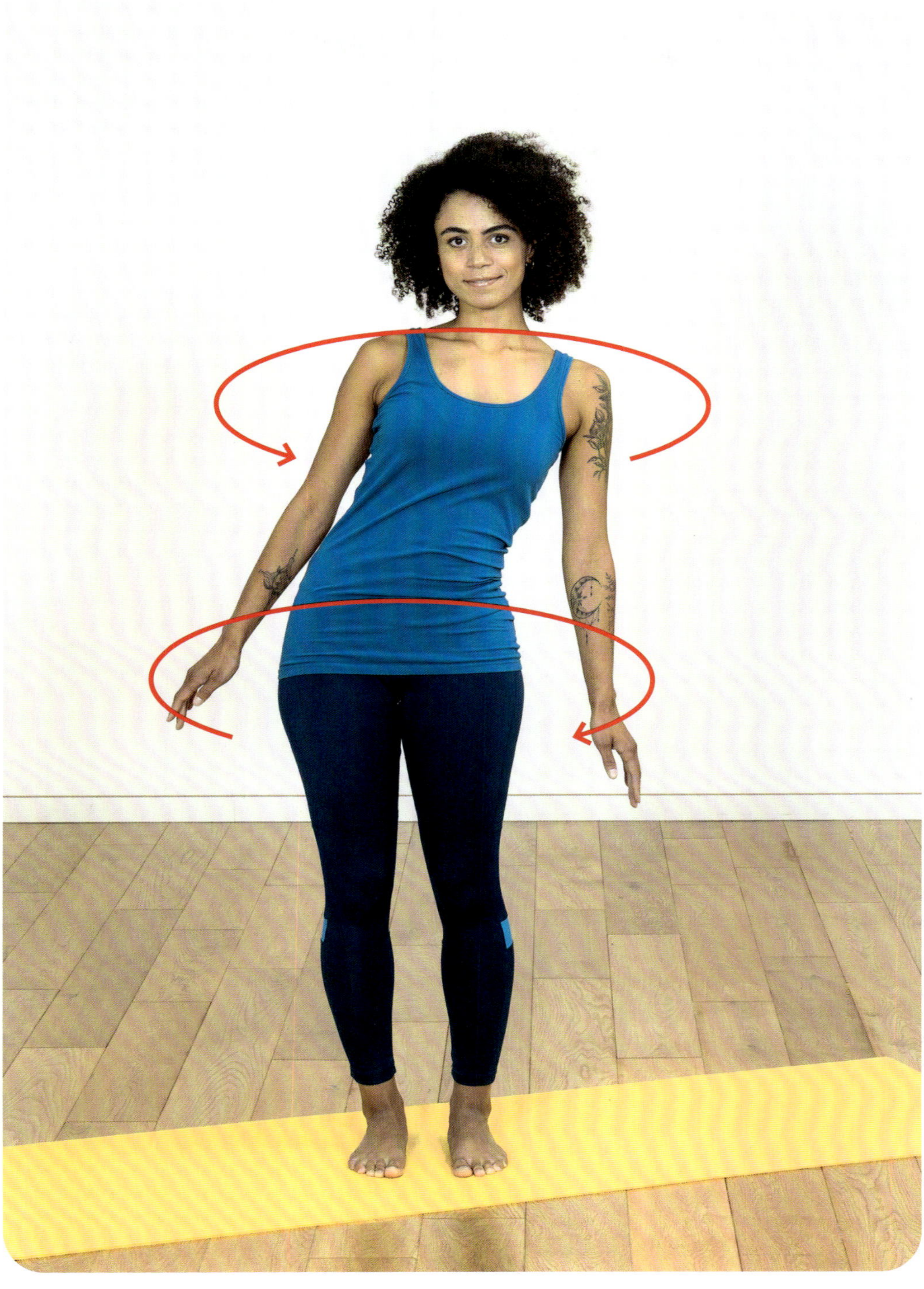

Entspannung durch die Wadenpumpe

Ausgangsstellung: Mittelgroße Schrittstellung, mit einem deutlichen Abstand zwischen vorderem und hinteren Fuß. Sie sollten sicher im Gleichgewicht stehen können. Beide Füße und Knie zeigen nach vorne.

Durchführung: Stützen Sie die Hände am Oberschenkel ab und verlagern Sie Ihr Gewicht auf das vordere Bein. Mit der Einatmung bewegen Sie die hintere Ferse nach oben und mit der nächsten langsamen Ausatmung (Seite 94) wieder lang auf den Boden. Das Knie bleibt gestreckt.

Dabei sollte es in der rückwärtigen Beinmuskulatur ziehen. Manchmal spürt man auch ein Ziehen in der Leiste. Auch das ist in Ordnung.

Achten Sie auf Ihr Becken und den aktiv verlängerten Rücken. Verkürzen Sie die Strecke zwischen Bauchnabel und Beckenkamm bewusst, wenn Sie ein Hohlkreuz bemerken.

Was sagt Ihr Rücken nun? Objektivieren Sie Ihr Gefühl mit der Rumpfbeuge (Seite 84) und der Gleichgewichtsfunktion (Seite 86). Auch ein Überprüfen der Hüftbeweglichkeit (Seite 24) könnte eine Veränderung des Spannungszustands anzeigen.

Selbstverständlich führen Sie diese Wadenpumpe dann auch mit der anderen Seite aus.

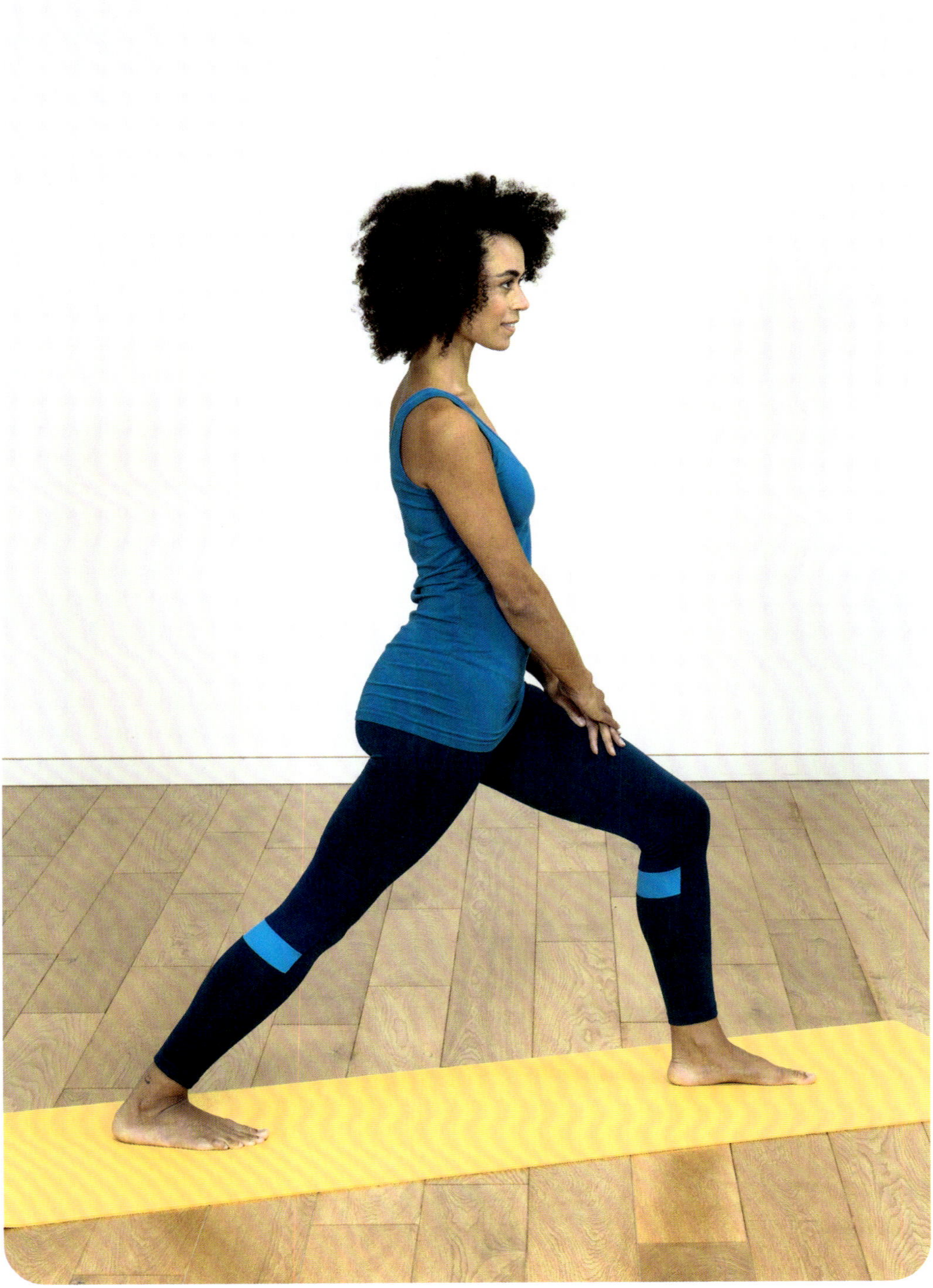

Entspannung durch den »Erder«

Diese Übung wendet sich an die im Überlebensmodus häufig aktivierten und deshalb wahrscheinlich angespannten Hüftbeuger und Beinheranzieher.

Ausgangsstellung: Stand in einem Raum, in dem Sie sich in alle Richtungen gut bewegen können.

Durchführung: Stützen Sie Ihre Hände beidseits auf den Beckenkamm. Nehmen Sie die Position des aufgerichteten Beckens und der langen Lendenwirbelsäule über die bekannte Muskelspannung ein.

Drehen Sie einen Fuß in einen 90-Grad-Winkel zum anderen und machen Sie mit diesem Bein einen großen Schritt nach vorne. Drehen Sie Ihren geraden Oberkörper zu Ihrem vorderen Bein.

Atmen Sie tief durch und schieben Sie Ihr Gewicht mit der nächsten langsamen Ausatmung (Seite 94) auf das vordere Bein. Dabei beugen Sie das Knie so weit nach vorne, wie es schmerzfrei geht. Das hintere Knie bleibt gestreckt und Ihr Becken in einer stabilen Aufrichtung. Mit der Einatmung verlagern Sie Ihr Gewicht wieder nach hinten.

Wenn Sie erspürt und getestet (Rumpfbeuge [Seite 84], Gleichgewicht [Seite 86] und Hüftbeweglichkeit [Seite 24]) haben, ob der »Erder« Veränderung bringt, führen Sie ihn mit der anderen Seite durch.

Verlassen Sie sich auf Ihr Körpergefühl, wie oft und wie lange Sie diese Bewegung durchführen wollen. In unserer schnelllebigen Zeit kann man den Parasympathikus nicht zu häufig anregen. Eher sollte man sich angewöhnen, diese Technik bewusst einzusetzen, um sich und das eigene System herunterzufahren. Setzen Sie den »Erder« ein, sobald Sie sich gestresst fühlen, Sie gerade eine unangenehme Situation hinter sich gebracht haben oder Ihr Rücken sich meldet. Wenn Sie mit der Übung ein angenehmes Gefühl verbinden, werden Sie sie gerne einsetzen, um sich selbst in einen entspannten Zustand zu bringen.

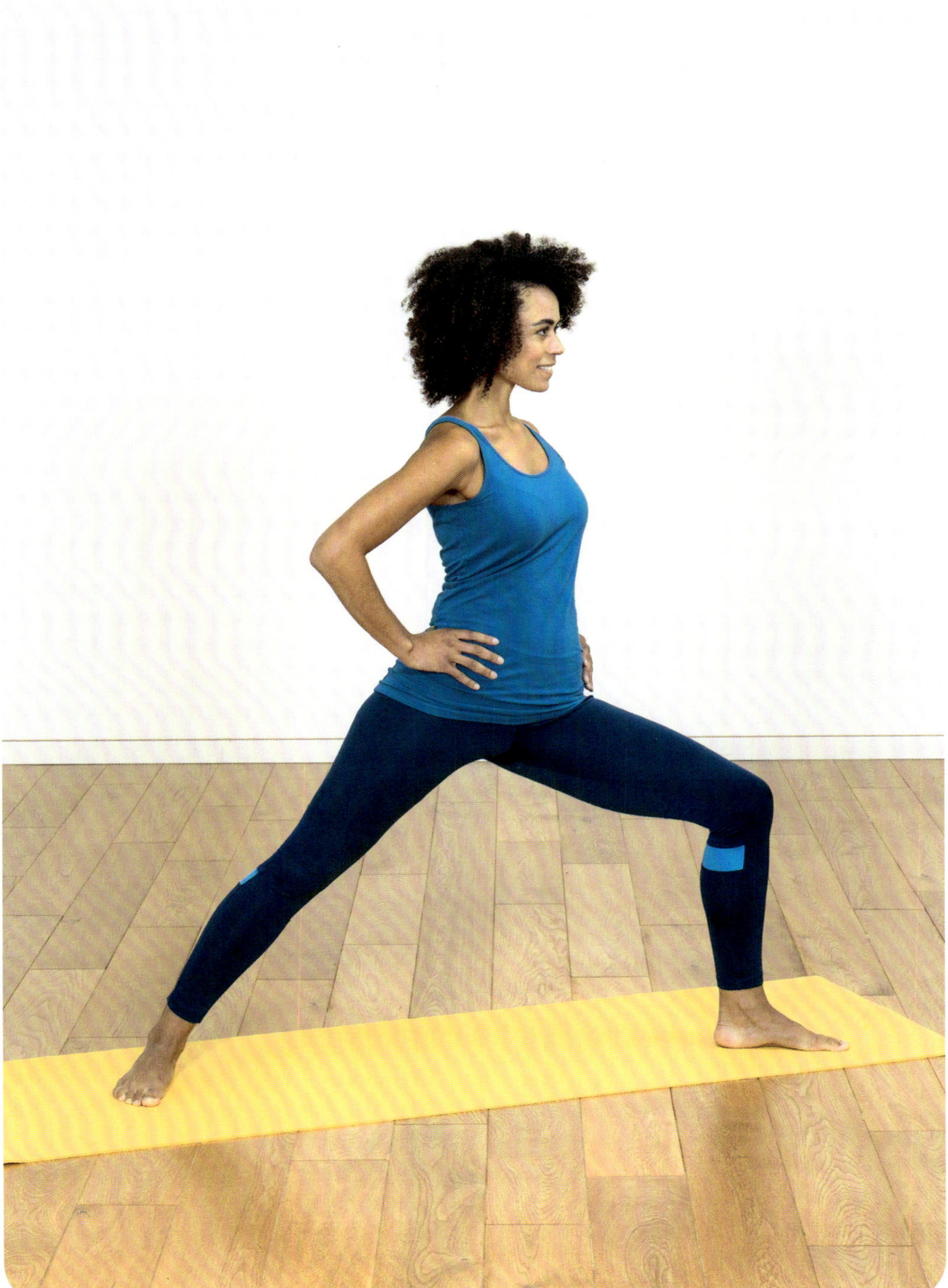

Nervengleitmobilisation Ischiasnerv im Sitzen

Ausgangsstellung: Setzen Sie sich so auf einen Hocker oder Stuhl, dass beide Gesäßknochen auf der Vorderkante der Sitzfläche sind. Ein Stuhlbein befindet sich wieder zwischen Ihren Oberschenkeln. Bringen Sie Ihr Becken in eine für Sie angenehme Mittelposition und verlängern Sie Ihre Lendenwirbelsäule aktiv.

Strecken Sie ein Bein nach vorne aus, sodass nur Ihre Ferse noch Kontakt mit dem Fußboden hat. Achten Sie darauf, dass diese Position alleine noch keinen Schmerz auf der Beinrückseite, im Gesäß oder unteren Rücken auslöst.

Je weiter Sie Ihren Rumpf in der Hüfte nach vorne lehnen (der Oberkörper bleibt gerade, die Unterbauchspannung stabil!), desto stärker bringen Sie den Ischiasnerv unter Zug. Starten Sie erst mit annähernd geradem Oberkörper und vergrößern Sie den Zug auf den Nerv allmählich über die Hüftbeugung. Denken Sie daran, dass Sie Ihrem Gehirn Sicherheit vermitteln wollen.

Durchführung: Sobald Sie den Fuß des gestreckten Beins aktiv in Richtung Decke ziehen, sollten Sie auf der Rückseite ein Ziehen verspüren. ❶ Variieren Sie, wie stark Sie das Knie beugen oder strecken können, um diese Wirkung zu erzielen.

Lassen Sie die Anspannung los, entspannt sich das Nervengewebe. Diese Bewegungen holen den Nerv aus seinem Gleitlager und lassen ihn wieder zurückgleiten. Für jede Phase der Bewegung gilt: Ihr Becken bleibt in alle Richtungen stabil und das Knie in der gewählten Position.

Wird Ihnen der Zug zu gering, können Sie ihn über die Wirbelsäule verstärken. Dazu rollen Sie sich während der Abwärtsbewegung des Fußes vom Kopf her etwas ein. ❷ Strecken Sie die Halswirbelsäule, wenn Sie den Fuß nach oben ziehen. So spielen Sie mit den beiden Komponenten und erhöhen den Zug auf das Bindegewebe abwechselnd von oben und von unten. So erreichen Sie alle Faserstrukturen, weil der Nerv durch sein umgebendes Gewebe auf und ab gleitet. Wenn Sie sich zusätzlich im Oberkörper etwas einrollen, erreichen Sie auch das Bindegewebe, das im Wirbelkanal sitzt und dort möglicherweise verklebt ist.

Probieren Sie aus, ob Ihnen eine gebeugte oder eine gestreckte Rumpfhaltung ein stärkeres Ziehen einbringt. Aber tun Sie das bitte erst, wenn Sie mit der Technik an sich vertraut sind. Für die ersten Male bleiben Sie im Oberkörper aufgerichtet, damit Sie erfassen können, auf welche Bewegung die erwünschte Reaktion des Bindegewebes erfolgt.

Führen Sie die Bewegung von Hochziehen des Fußes und Neigen des Kopfes im Wechsel 20-mal aus und wechseln Sie dann die Seite.

Um eine nachhaltige Lockerung zu erreichen, absolvieren Sie insgesamt 3 Durchgänge mit 20 Wiederholungen pro Seite. Testen Sie nach und spüren Sie in Ihren Rücken, was diese Mobilisation für Sie bedeutet (Rumpfbeuge [Seite 84], Gleichgewicht [Seite 86] und Hüftbeweglichkeit [Seite 24]).

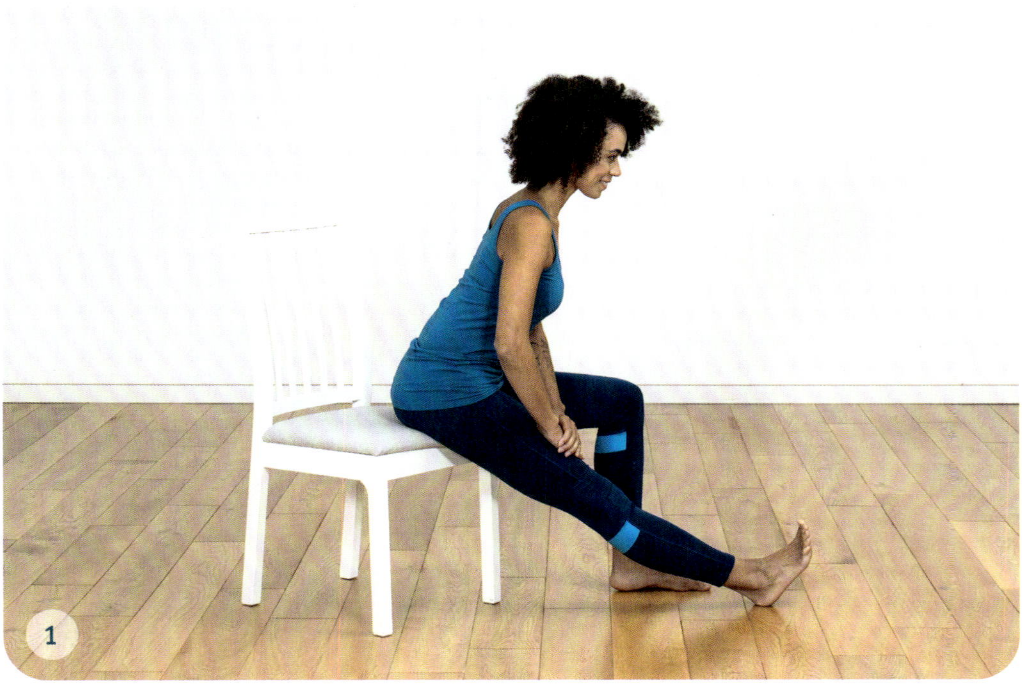
1

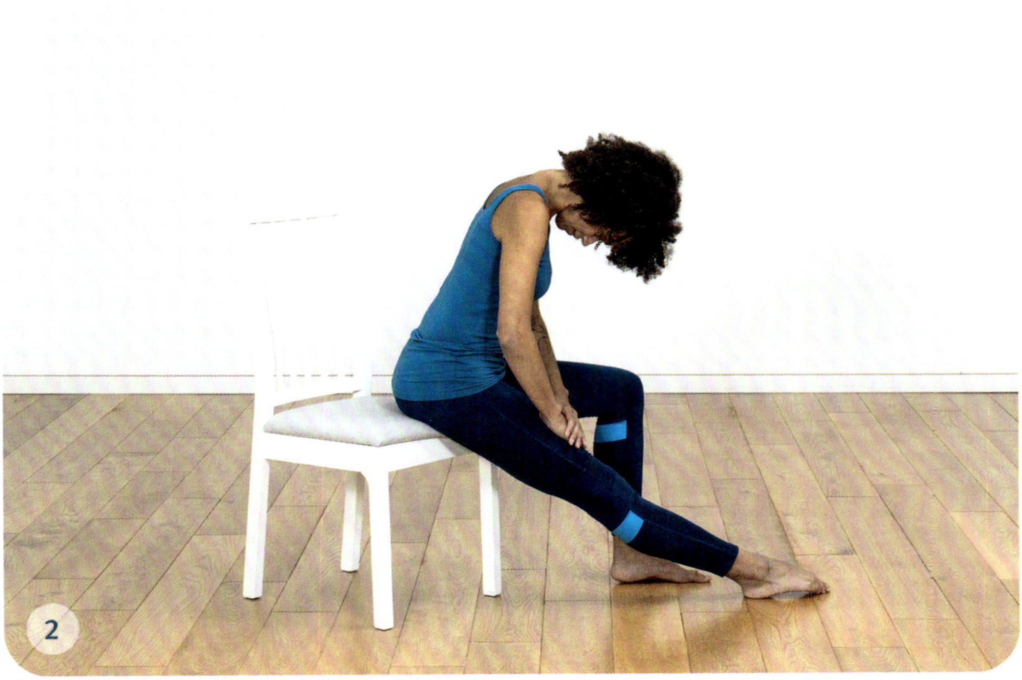
2

Nervengleitmobilisation Ischiasnerv im Stand

Im Stehen wird es schwieriger, weil Sie zusätzlich zu der Dehnbewegung Ihr Gleichgewicht halten müssen.

Ausgangsstellung: Stellen Sie sich vor eine Treppe oder einen Stuhl. Richten Sie sich in alle Richtungen gerade aus und bringen Sie das Becken in eine Mittelstellung.

Legen Sie einen Fuß mit der Ferse auf eine Treppenstufe oder die Sitzfläche eines Stuhls. Die Höhe der Ablagefläche ist abhängig von Ihrer Symptomatik. Wählen Sie für den Anfang eine Position von ca. 45 Grad Beugung im Hüftgelenk. Fußspitze und Knie des oben abgelegten Beins zeigen nach oben, die des Standbeins nach vorne.

Auch in dieser Position sollten Sie anfangs noch keinen Zug auf der Rückseite des Beins, im Gesäß oder unteren Rücken verspüren. Er soll erst durch das Hochziehen des Fußes entstehen. Variieren Sie die Beugung im Hüftgelenk, um das beste Ergebnis zu erhalten. So bestimmen Sie den Grad der Mobilisation. Legen Sie das Bein etwas höher ab, sobald Sie beweglicher geworden sind.

Erspüren Sie, dass Ihnen die erlernte Anspannung von Darmschließmuskel und tiefer Bauchmuskulatur eine Veränderung bringt. Die Aufrichtung des Beckens in dieser Position bedeutet mehr Zug auf den Gesäßanteil des Nervs.

Durchführung: Wenn Sie Ihren Fuß in Richtung Nase bewegt haben, sollte das auf der Rückseite Ihres Beins, im Gesäß oder im unteren Rücken ein Ziehen auslösen. ❶ Bewegen Sie den Fuß wieder nach unten, entlasten Sie die Strukturen des Ischiasnervs. Wiederholen Sie diesen Wechsel 20-mal. Achten Sie darauf, Ihr Becken in alle Richtungen gerade und Ihr Knie nicht mitbewegen zu lassen.

Sollte im Verlauf der Übungseinheiten das Ziehen zu gering werden, können Sie sich während der Fußbewegung vom Kopf oder Oberkörper her etwas einrollen. Das sollte den Zug auf das Nervengewebe an seiner Aufhängung in der Wirbelsäule verstärken. ❷

Spielen Sie mit diesen Komponenten und verstärken Sie den Zug abwechselnd über den Fuß, die Brustwirbelsäule oder den Kopf. Dann erreichen Sie alle Faseranteile. Ziehen Sie den Fuß nach oben und beugen Sie den Oberkörper oder den Kopf. Wenn Sie Ihren Fuß wieder lang machen, strecken Sie den Rumpf oder Ihre Halswirbelsäule. Das bedeutet auch eine ordentliche Anforderung an Ihre Koordinationsfähigkeit.

Diese Wechselbewegung führen Sie 20-mal in drei Serien, also immer im Wechsel mit dem anderen Bein aus.

Prüfen Sie mit den bekannten Testbewegungen (Rumpfbeuge [Seite 84], Gleichgewicht [Seite 86] und Hüftbeweglichkeit [Seite 24]), welche Auswirkungen die Übung hat. Das erwünschte Lösen der Gewebeschichten erzielt sofort eine Verbesserung der Nervenfunktion. Deshalb sollten nach dieser Übung alle Testbewegungen besser ausfallen, vorausgesetzt Sie lösen keinen Alarmzustand im Gehirn über entstandene Schmerzreize aus.

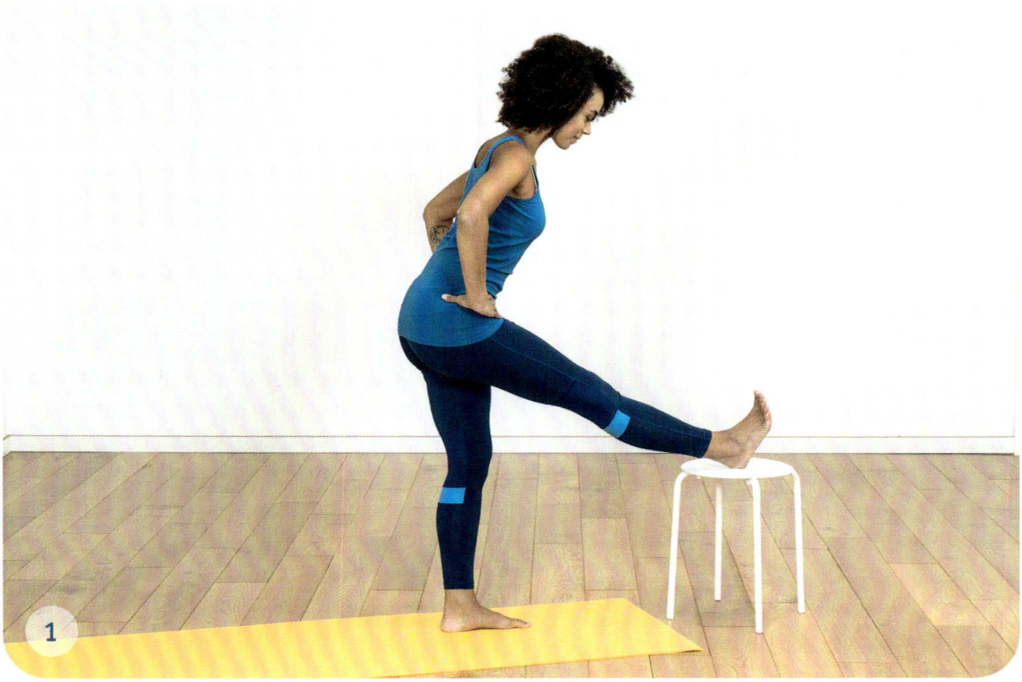
1

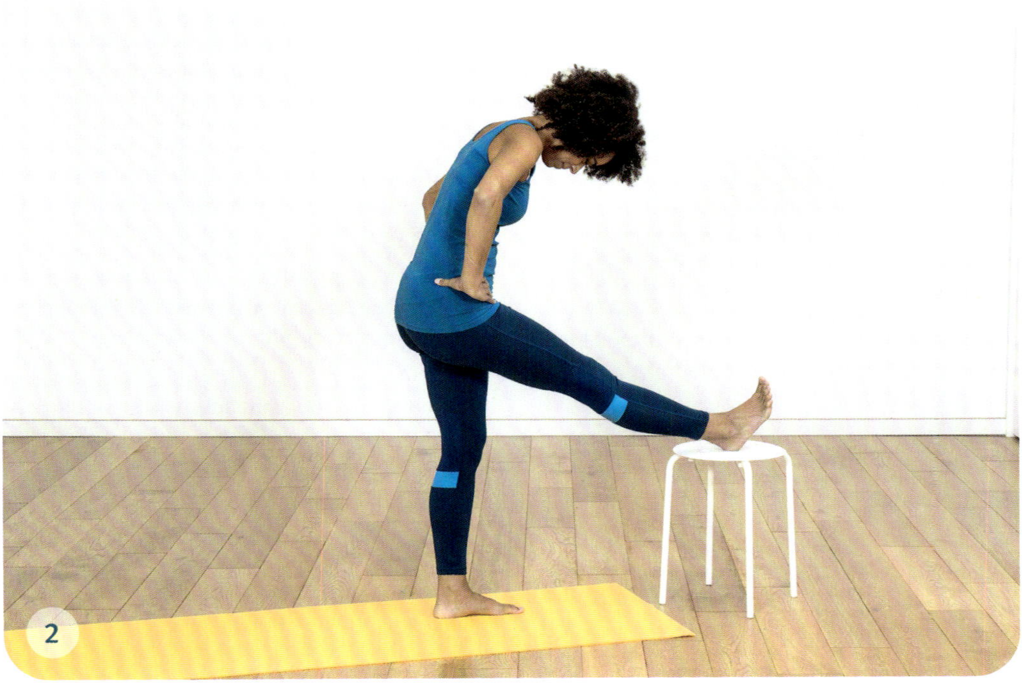
2

Der Femoralisnerv auf der Vorderseite

Der Nervus femoralis bildet sich aus den Spinalnerven der oberen Lendenwirbelsäule. Motorisch versorgt er neben den Hüftbeugern auch alle vorderen und zwei der inneren Oberschenkelmuskeln. Das heißt, je entspannter diese Nervenstrukturen sind, desto weniger stark ist die Handlungsbereitschaft dieser Muskeln für Schutz- und Fluchtreaktionen.

Wenn Sie in der Hüfte strecken und gleichzeitig im Knie beugen (wie bei einer Standarddehnung des vorderen Oberschenkels), bekommen Sie den Femoralisnerv unter Zug. Da wir sein Gleitgewebe lösen wollen, führen Sie die Mobilisationsbewegung wie bei der vorhergehenden Ischiasdehnung dynamisch aus.

Ausgangsstellung: Stellen Sie sich mit aufgerichtetem Oberkörper so hin, dass Sie Ihre Knie unter der Hüfte auf einer weichen Unterlage, beispielsweise auf der Sitzfläche eines Sessels oder Sofas, ablegen können. Das schont Ihr Knie. Sie können Ihren Unterschenkel auch flächig auflegen.

Wenn Sie schon fortgeschrittener sind, legen Sie nur Ihren Fuß auf. Das bedeutet eine höhere Anforderung an die muskuläre Steuerung, da Sie Hüfte und Becken sehr gut kontrollieren müssen, um dort nicht auszuweichen.

Der Grad der Kniebeugung bestimmt das Ausmaß der Vordehnung auf das Gewebe. Fühlen Sie bei Ihrer gewohnten Ausführung am Ende der Bewegung keinen Zug mehr, können Sie Ihren Unterschenkel etwas höher ablegen. Das Becken bleibt in alle Richtungen gerade und stabil, um kein Hohlkreuz auszulösen.

Durchführung: Die Mobilisation führen Sie durch, indem Sie zuerst Ihre Hüfte in eine Streckposition bringen. Nutzen Sie die Darmschließmuskel- und die tiefe Bauchmuskulaturanspannung, um über die damit einhergehende Beckenaufrichtung eine volle Hüftstreckung zu erreichen.Ihre Hände passen auf, ob diese Position bestehen bleibt. ❶ Im Ergebnis müssten Sie am Ende der Bewegung ein Ziehen in der Leiste oder im vorderen Oberschenkel spüren.

Im Wechsel mit der Hüftbewegung können Sie auch über den Kopf Zug auf den Femoralisnerv bringen: Rollen Sie den Kopf dafür nach vorne auf die Brust und lösen wie bei der Mobilisation des Ischiasnervs über die wechselseitige Bewegung von Kopf und Beckenstellung ein leichtes Ziehen im vorderen Oberschenkel aus. ❷ So erreichen Sie alle Anteile des Nervs. Verstärken können Sie die Gleitbewegung des Nervs, wenn Sie auch die Brustwirbelsäule einsetzen und sich dort rund und wieder gerade machen.

Machen Sie 3 Durchgänge mit 20 Wiederholungen pro Seite.

Probieren Sie aus, welche Ausführung Ihnen am meisten bringt bzw. am wenigsten Folgebeschwerden auslöst. Erspüren Sie in jedem Fall nach der Mobilisation, was sich in Ihrem Körpergefühl verändert hat. Testen Sie auch die Beweglichkeit und Ihr Gleichgewicht mit den drei Bewegungen (Rumpfbeuge [Seite 84], Gleichgewicht [Seite 86] und Hüftbeweglichkeit [Seite 24]).

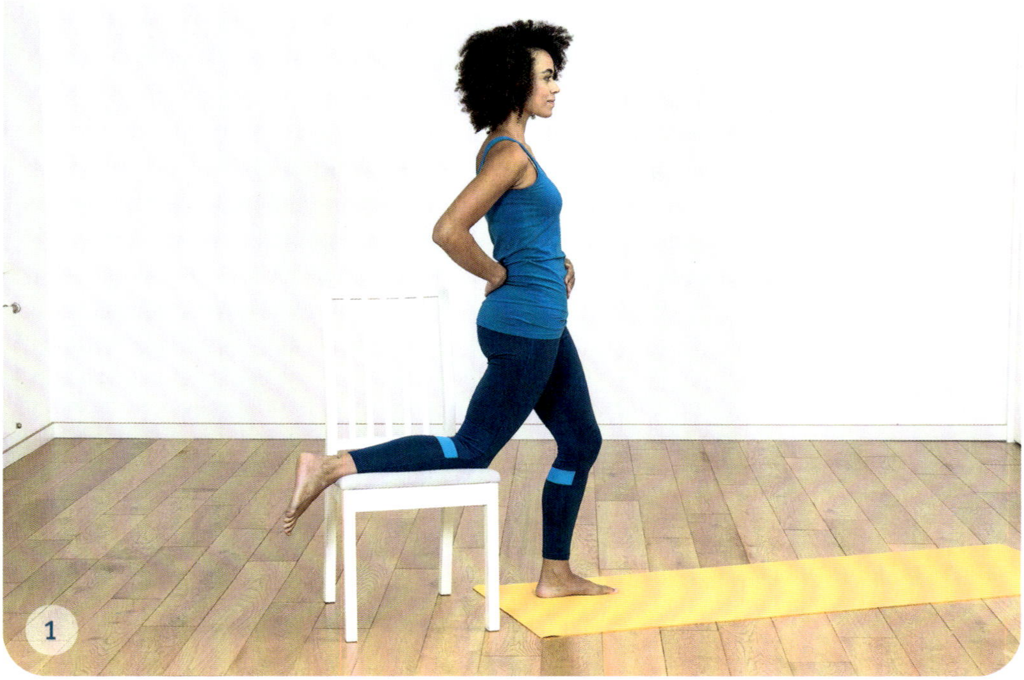
1

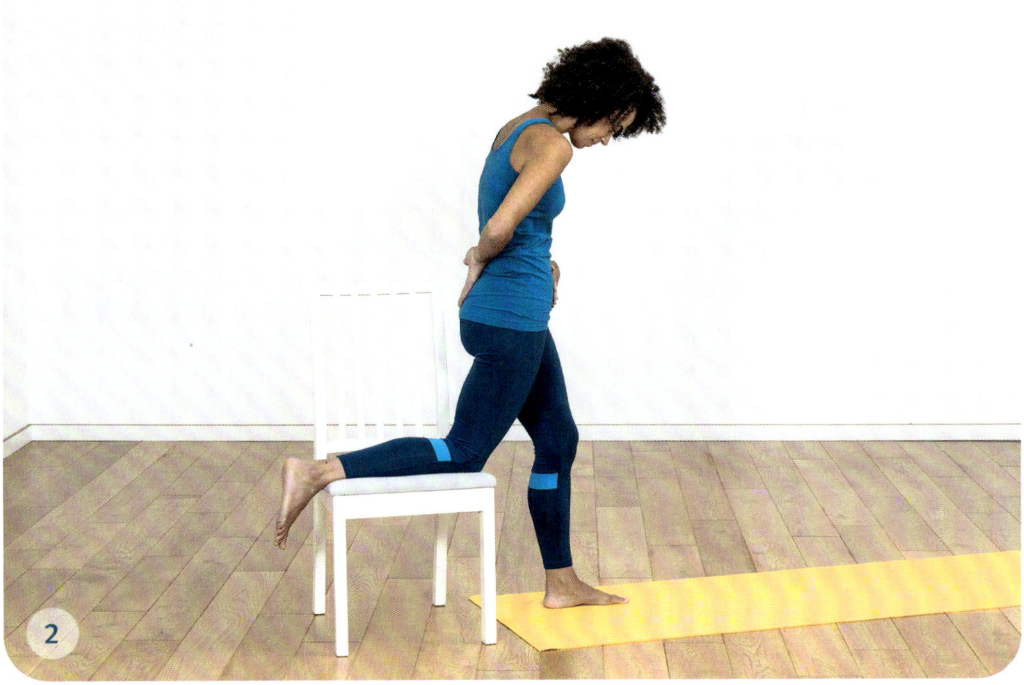
2

Test Plantarfaszie

Ausgangsstellung: Suchen Sie sich einen festen kleinen Ball, z. B. einen Tennisball oder Golfball, und legen Sie ihn unter die Fußsohle. Faszien müssen nachgeben, wenn man sein Gewicht auf Gegenstände mit einer festen Oberfläche bringt und sich darauf hin und her bewegt.

Sie können selbstverständlich auch echte Faszienrollen für die Mobilisation benutzen. Die gibt es in verschiedenen Varianten. Für eine Ausführung im Stand eignen sich ein Besenstiel oder ein Türrahmen. Wichtig ist, dass die Gegenstände Ihrem Gewicht einen Widerstand bieten und nicht nachgeben.

Durchführung: Testen Sie zuerst anhand der Rumpfbeuge (Seite 84), wie weit Sie sich nach vorne abrollen können. Verlagern Sie dann Ihr Gewicht auf ein Bein und beginnen Sie, den Ball unter dem Absatz des leichten Beins kreisen zu lassen. Geben Sie so viel Druck nach unten in Richtung Fußboden auf den Ball, wie Sie momentan aushalten. Achten Sie darauf, dass der Ball nicht nach vorne wegrutscht. Kreisen Sie deshalb am besten auf einer rutschfesten Unterlage.

Während Sie weiter kreisen, lassen Sie den Ball mit gleichbleibendem Druck auf dem Fußboden immer weiter nach vorne rollen, bis Sie unter den Zehen angekommen sind. Auch wenn es wehtut, rollen Sie weiter. Sie können den Druck auf den Ball dann gerne etwas verringern.

Haben Sie den gesamten Fuß durchgearbeitet, stellen Sie sich gleichgewichtig auf beide Beine und spüren, ob diese Rollbewegung etwas verändert hat.

Fühlt sich der behandelte Fuß und das gesamte Bein etwas leichter an? Möglicherweise bemerken Sie auch eine Entspannung im unteren Rücken. Vergleichen Sie, wie weit die Rumpfbeuge (Seite 84) nun gelingt. An der Erweiterung des Bewegungsausmaßes wird deutlich, was gelöste Faszien verändern können. Mit dieser Rollbewegung haben Sie die Plantarfaszie gelöst. Sie liegt unter den Knochen des Fußes und ist häufig verspannt. Wie Sie nun gespürt haben, behindert sie in diesem Zustand nicht nur die Beweglichkeit dort unten, sondern im gesamten Körper.

Führen Sie die belastete Rollbewegung auf dem Ball nun auch unter dem anderen Fuß aus. Ist die Wirkung auf Ihr Bein und den Rücken im Anschluss dieselbe oder eine andere?

Wichtig! Der stark ausgeübte Druck während der Bewegung zerstört tatsächlich verklebtes Gewebe. Das merken Sie am Schmerz während der Druckbelastung. Sie können am nächsten Tag auch ein Muskelkatergefühl verspüren. Wenn das Gewebe heilt, werden die verklebten Fasern durch neues elastisches Bindegewebe ersetzt. Geben Sie Ihrem Körper daher ausreichend Zeit für den Umbau. Machen Sie mindestens 48 Stunden Pause zwischen den Faszienpflegeeinheiten, damit der Reparaturprozess vollständig ablaufen kann!

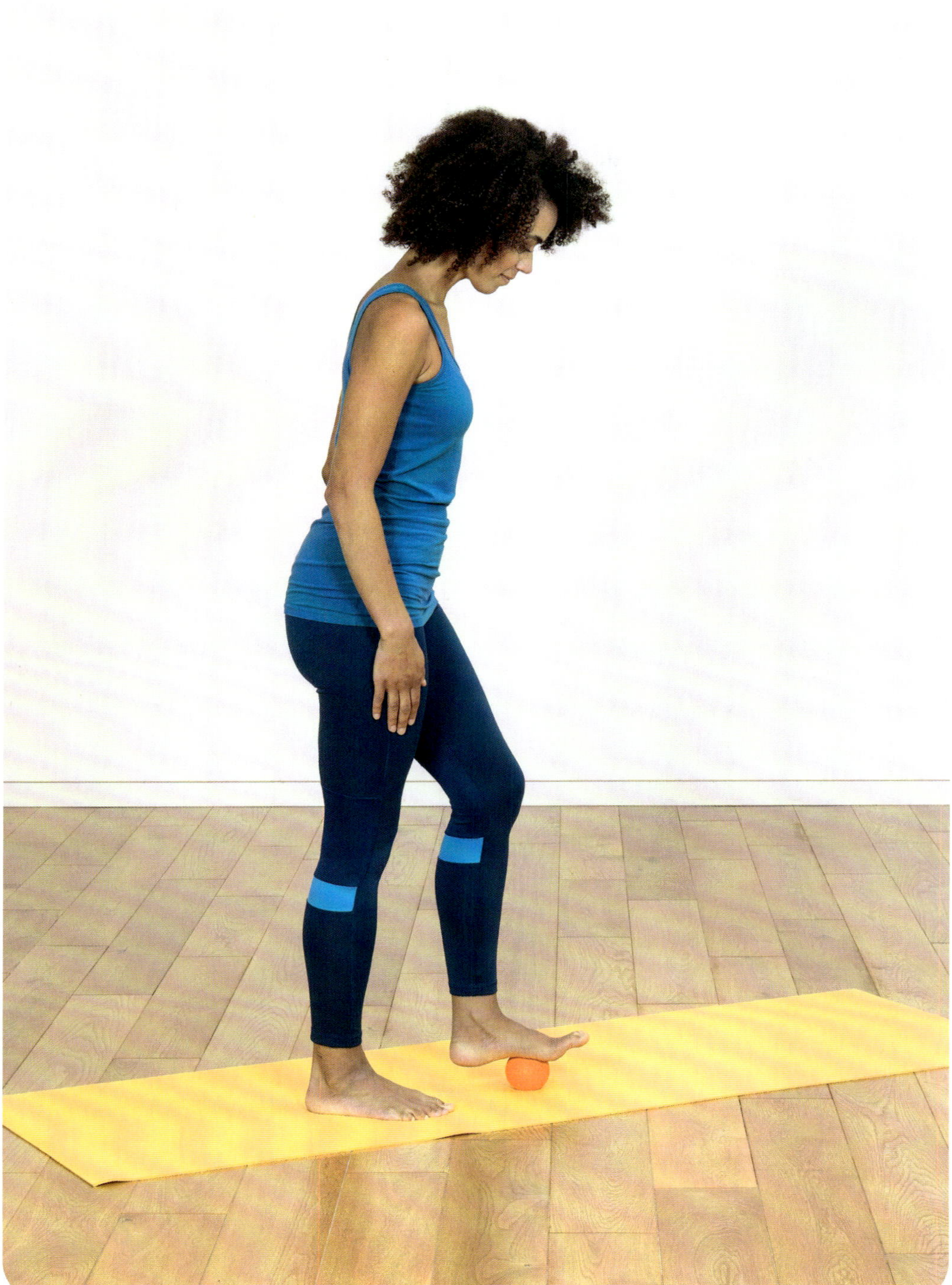

Mobilisation Plantarfaszie

Ausgangsstellung: Setzen Sie jetzt einen festen Stab oder einen Besenstiel ein, um die verklebte Plantarfaszie von der Fußspitze her zu lösen. Stellen Sie sich der Länge nach mit einem Fuß auf den Stab und belasten Sie den möglicherweise recht kleinen Raum zwischen Ihren Zehen und Grundgelenken.

Durchführung: Bewegen Sie Ihren Fuß über den Besenstiel, indem Sie von innen nach außen über ihn rollen. Achten Sie darauf, dass der Stab liegen bleibt, wenn Sie ihn belasten! Verlagern Sie dann Ihr Gewicht während des Rollens auch auf alle anderen Fußanteile.

Genießen Sie, wie Ihr Fuß locker wird, auch wenn es wehtut. Rollen Sie so lange wie möglich und gehen Sie danach ein paar Schritte. Konzentrieren Sie sich darauf, was sich verändert hat und nutzen Sie die drei Testbewegungen (Rumpfbeuge [Seite 84], Gleichgewicht [Seite 86] und Hüftbeweglichkeit [Seite 24]), um Ihrem Gehirn objektiv zu vermitteln, welche Bewegungen jetzt möglich sind.

Wechseln Sie selbstverständlich die Seiten. Haben Sie beide Füße bearbeitet, können Sie auch wie ein Seiltänzer über den Stab laufen. Machen Sie kleine Schritte, sodass Sie alle Plantarfaszienzüge erreichen. Achten Sie darauf, dass Sie den Stab gleichmäßig belasten.

Steigerung: Wie auf dem Bild zu sehen, stellen Sie sich quer über den Stab. Geben Sie so viel Gewicht nach unten ab, wie Sie aushalten können, und variieren Sie auch den Belastungspunkt, mit dem Sie auf dem Stab stehen. Klappt das gut, können Sie auch seitwärts über den Stab laufen.

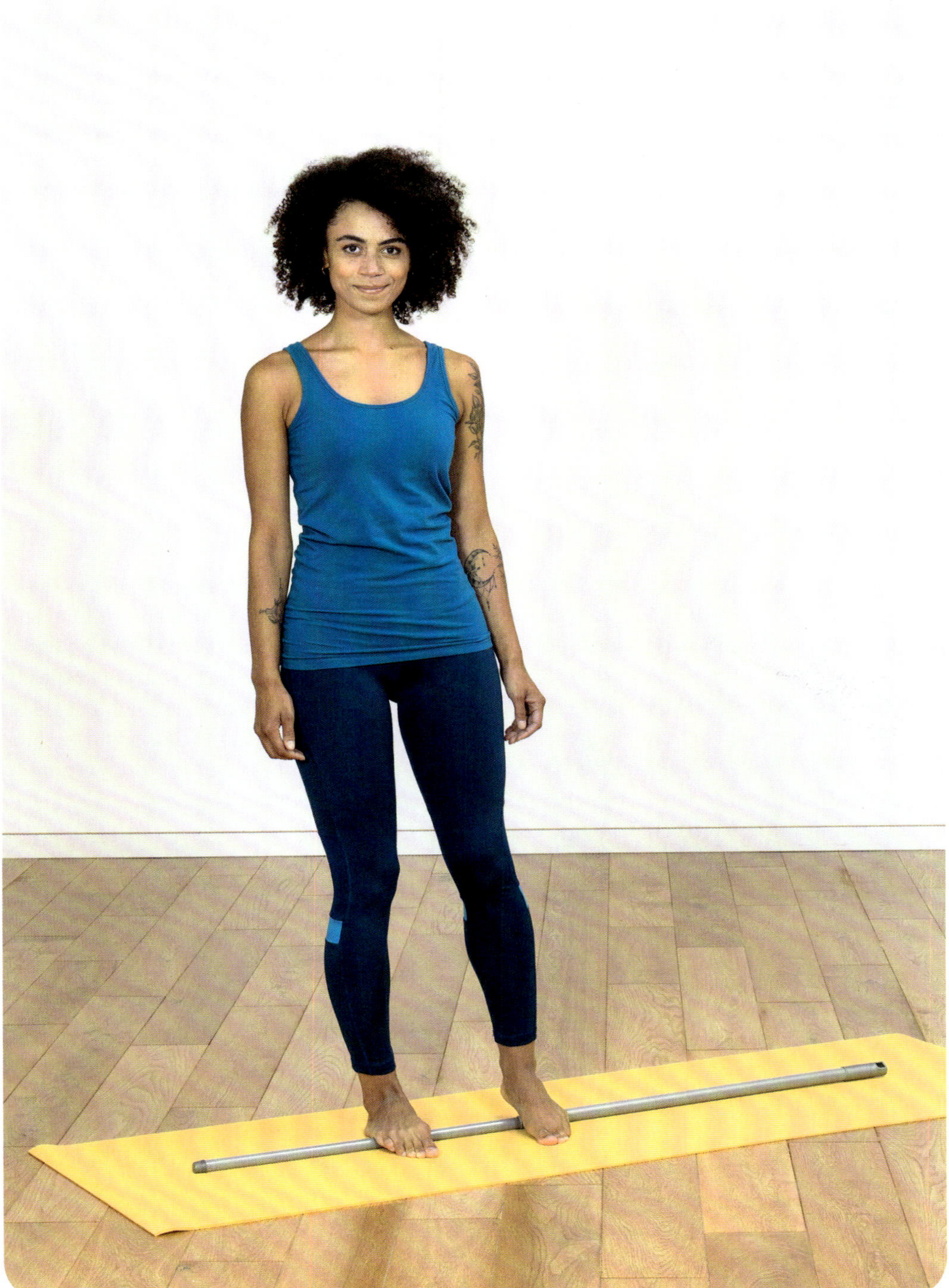

Rücken, Beine, Gesäß

Jetzt wollen wir den Rücken lockern. Ein Besenstiel ist dafür wahrscheinlich zu hart. Nehmen Sie stattdessen besser einen festen Ball oder eine kleine Faszienrolle.

Ausgangsstellung: Legen Sie sich entspannt auf den Rücken und stellen Sie die Beine so an, dass Ihr Rücken weich aufliegt. Wenn Sie mit ausgestreckten Beinen liegen können, ohne in ein Hohlkreuz zu kommen, machen Sie gerne auch das. Legen Sie dann den Ball oder eine Faszienrolle unter Ihr Kreuzbein.

Durchführung: Bewegen Sie den Ball / die Rolle anfangs mit Ihrem Gewicht nach oben und unten, dann nach rechts und links. Sie können ihn/sie auch kreisen lassen. Lassen Sie den Ball / die Rolle in Richtung linkes Gesäß, dann zum rechten und auch unter die einzelnen Gesäßknochen wandern. Rollen Sie nach mehreren Wiederholungen von dort unten langsam in Richtung Beine oder nach oben in Richtung Schultergürtel. ❶ Je größer der Gegenstand ist, den Sie benutzen, desto mehr Gewebe erreichen Sie mit der Rollbewegung. Versuchen Sie mehrere Varianten und Tools aus und probieren Sie, mit welchem Sie die besten Ergebnisse erzielen.

Abschließend lohnt es sich, mit der Körperwahrnehmung (Seite 82) herauszufinden, was dieses belastete Rollen verändert hat. Nutzen Sie dafür die drei Testbewegungen (Rumpfbeuge [Seite 84], Gleichgewicht [Seite 86] und Hüftbeweglichkeit [Seite 24]). Genießen Sie, wie locker sich Ihr Rücken und der gesamte Körper im Anschluss wahrscheinlich anfühlen.

Sie können mit dieser Faszienpflege alle Körperteile bearbeiten, auch wenn Sie Ihnen gerade keine Probleme bereiten. Dazu müssen Sie natürlich die Ausgangsstellung variieren.

Verwenden Sie auf jeden Fall Zeit für Ihren seitlichen Oberschenkel. Hier sitzt die Oberschenkelfaszie, die bei Hüft-, Knie- und Rückenproblemen häufig verspannt ist. Sie können sie in Abbildung (Seite 41) und in Abbildung (Seite 42) als graue Struktur erkennen, die vom Musculus tensor fasciae latae und die vom Musculus gluteus maximus auf der Außenseite in Richtung Kniegelenk zieht.

In der Seitlage oder im Stand an der Wand können Sie Gewicht auf einen festen Gegenstand bringen und sich darauf hin und her rollen. ❷ Oder Sie bewegen sich über die harte Kante eines Türrahmens. Für das objektive Einschätzen der Wirkung nutzen Sie Ihre Wahrnehmung und die Testbewegungen im Vorfeld und im Nachgang.

Achtung: Es ist wichtig, dass Sie sich erst bewegen und Ihre Muskeln gut aufwärmen. Faszien mögen langsame Bewegungen, in denen sie sich lang machen können. Erst im Anschluss sollten Sie Bälle oder Rollen einsetzen. Mit dem Druck bei Bewegung wringen Sie das Bindegewebe aus, sodass unflexible Verhärtungen durch neues, elastisches Gewebe ersetzt werden können. Sie wissen jetzt, dass dieser Prozess Zeit braucht. Sie können ihn unterstützen, indem Sie nach der Faszienpflege viel klares Wasser trinken.

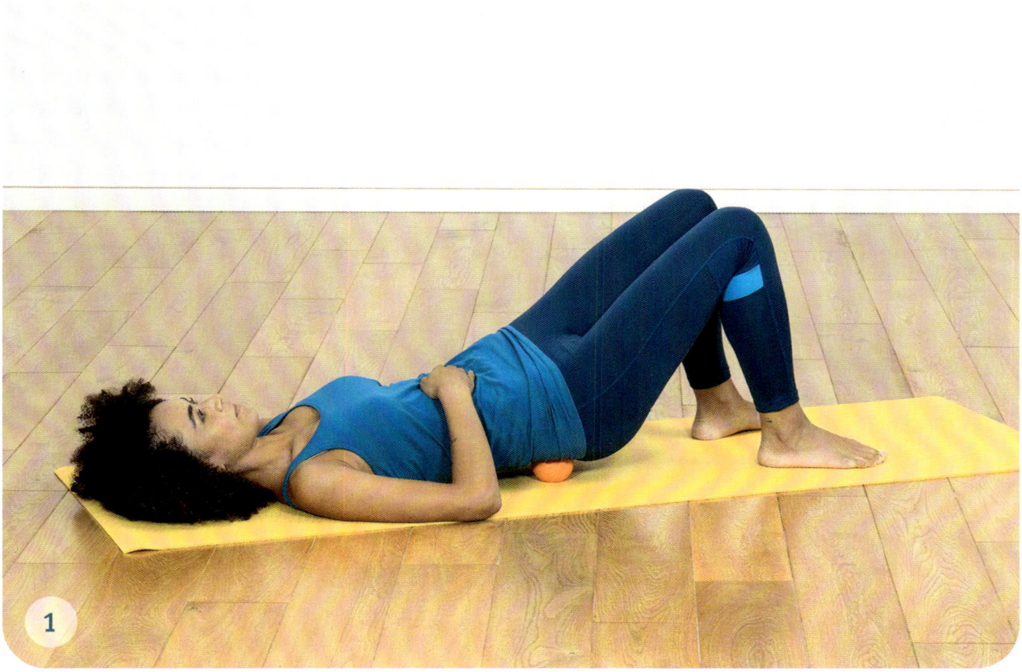
1

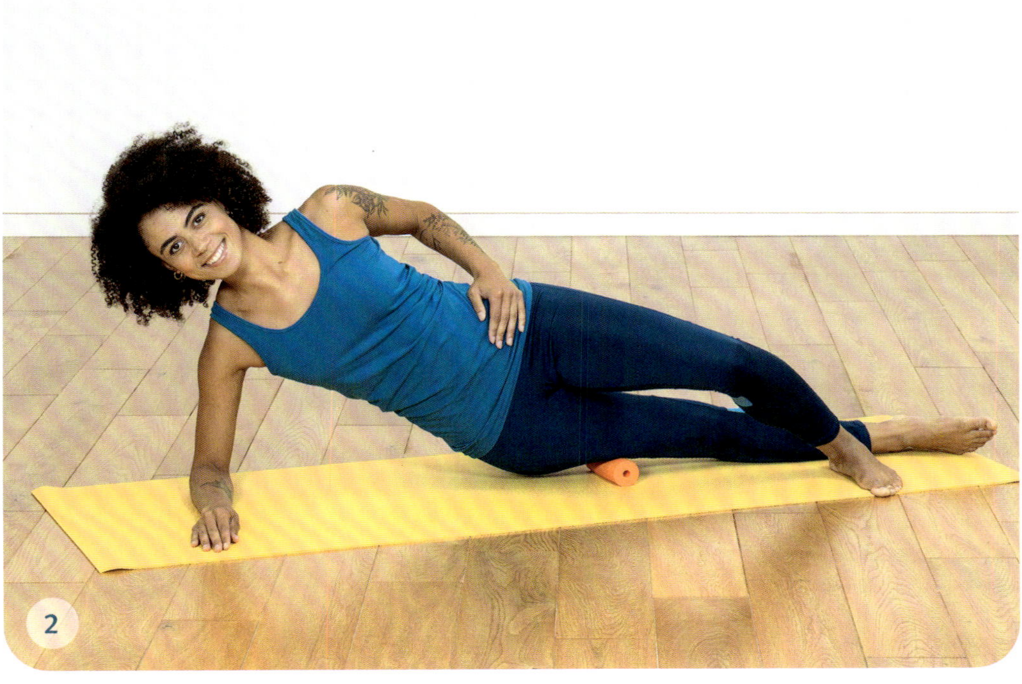
2

Überprüfen Sie Ihre Geruchswahrnehmung

Ausgangsstellung: Verschaffen Sie sich zuerst einen Überblick über Ihr Befinden und schauen Sie, wie die drei Testbewegungen (Rumpfbeuge [Seite 84], Gleichgewicht [Seite 86] und Hüftbeweglichkeit [Seite 24]) ausfallen. Richten Sie die Aufmerksamkeit darauf, wo es Ihnen im Körper gut geht und wo er sich möglicherweise verbesserungswürdig anfühlt. Auch wäre es wichtig, vegetative Symptome wie Schwindel, Druckgefühl oder ein flaues Gefühl im Oberbauch, kalte Hände oder einen Schweißausbruch zu registrieren, wenn sie auftreten.

Durchführung: Wenn es Ihnen aktuell gut geht, rufen Sie sich eine zuletzt empfundene Stressreaktion ins Gedächtnis. Das kann ein Schwindelgefühl nach zu schnellem Aufstehen, Ärger mit dem Partner oder Chef sein, oder was Sie sonst an merkwürdigen Reaktionen bemerkt haben. Vielleicht wird Ihnen auch regelmäßig übel, wenn Sie etwas Bestimmtes riechen oder an etwas denken.

Wie fallen Ihre Testbewegungen aus, nachdem Sie sich diese vegetative Reaktion bewusst gemacht haben und Sie sie noch einmal in Ihrer Vorstellung gefühlt haben?

Stellen Sie verschiedene Düfte bereit und überprüfen Sie mit geschlossenen Augen, ob Sie sie über das rechte und linke Nasenloch gleich wahrnehmen. Dazu können Sie Geruchsöle, Backaromen, Nahrungsmittel, Blumen oder andere Gegenstände nehmen. Nutzen Sie wieder einen angenehmen Geruch und einen, der Sie unter Stress setzt. Das wird wahrscheinlich einen Unterschied in Ihrer Reaktionsweise machen. Am besten wirkt diese Technik, wenn Ihnen jemand anderes die Aromen unter die Nase hält. Dann wissen Sie nicht, was Sie erwartet und können erschnuppern, was Sie riechen.

Führen Sie die drei Testbewegungen erneut aus, und beachten Sie, ob sie nach der Geruchsprobe anders ausfallen oder sich Ihr Befinden verändert hat.

Kombinieren Sie Gleichgewicht mit Geruchswahrnehmung

Das motorische Gleichgewicht beeinflusst direkt unser inneres Gleichgewicht, da beispielsweise Herzschlag und Blutdruck an die aktuelle Körperposition angepasst werden müssen. Im Liegen reicht dem Körper ein geringerer Blutdruck, als wenn Sie mit Einkäufen eine Treppe heraufsteigen. Deshalb wirkt ein Gleichgewichtstraining beruhigend auf das gesamte System.

Durchführung: Wiederholen Sie alle Bewegungen aus dem Übungsteil »Gleichgewicht anbahnen« (Seite 170) und setzen Sie sich dabei unterschiedlichen Gerüchen aus. Stellen Sie sie dicht vor Ihren Körper und auch weiter weg, sodass Sie sich konzentrieren müssen, um das Aroma wahrzunehmen. Auch ob Sie den Geruch als angenehm oder unangenehm empfinden, wird einen Unterschied in der Bewegungsausführung machen. Ganz sicher bewirkt sie Unterschiede bei den abschließenden Testergebnissen. Setzen Sie die Gerüche mit einem guten Ergebnis bewusst während der Übungen ein, bei denen Sie eine Verbesserung der Ergebnisse erzielen möchten.

Auch wenn Sie draußen unterwegs sind, können Sie diese Art der sensorischen Stimulation nutzen. Machen Sie sich zur Angewohnheit, zu identifizieren, was Sie riechen. Sollten Sie auf einer Schaukel sitzen oder liegen, konzentrieren Sie sich auf das, was Sie hören, sehen und riechen. Orten Sie mit geschlossenen Augen, was Sie wahrnehmen. Alle diese Funktionen kann man isoliert testen oder miteinander kombinieren. Je automatischer Sie das tun, desto sicherer fühlt sich Ihr Gehirn und desto anregender wird Ihr Vagusnerv auf das parasympathische System wirken.

Setzen Sie Ihre Geschmackswahrnehmung ein

Durchführung: Gehen Sie genauso mit verschiedenen Geschmacksqualitäten vor. Sie können Aromen, Öle oder Lebensmittel dafür benutzen. Überprüfen Sie mit geschlossenen Augen, was Sie wo auf der Zunge identifizieren können. Dort finden sich verschiedene Zonen, die die Geschmacksqualitäten einordnen. Am Besten machen Sie die Übung mit einer Person gemeinsam, damit Sie die Lebensmittel nicht sehen, sondern angereicht bekommen.

Registrieren Sie, ob das Anregen der Geschmackswahrnehmung die Ergebnisse der Testbewegungen verändern oder ob Sie sich im Anschluss besser bewegen können. Wenn Sie sich angewöhnt haben, diese Art der Überprüfung aufzuschreiben, werden Sie in nächster Zeit möglicherweise einen Verlauf erkennen. Vielleicht fallen Ihnen im Anschluss komplexe Bewegungen wie die Gleichgewichtsfunktion (Seite 86) oder die Erarbeitung der vollen Hüftstreckung (Seite 24) unter Belastung leichter.

Nutzen Sie den Effekt und nehmen Sie zum Üben einen Geschmack in den Mund, der Sie positiv beeinflusst.

Zungenkontrolle verbessern

Über die Geschmackswahrnehmung bringen die dazugehörigen Hirnnerven Signale der Zunge ins Gehirn. Der 12. Hirnnerv bewegt die Zunge. Sein Nervenkern liegt vorne in der Medulla oblongata. Wenn Sie Ihre Zunge benutzen, beeinflussen Sie also den Hirnstamm. Dort liegen auch Nervenkerne für Tiefensensibilität, Innenwahrnehmung und motorische Steuerung. Im Schutzmodus stellt die Medulla eine erhöhte Beugespannung im Körper ein. Für das vegetative Nervensystem befinden sich dort Zellkernansammlungen für die Regulation von Herz- und Lungenfunktion sowie der Gefäßmuskelspannung. Das heißt, dass Sie alle diese Systeme und auch die Aktivität Ihres autonomen Nervensystems beeinflussen, wenn Sie sehen, hören und schmecken.

Registrieren Sie, ob die Zungenbewegungen das Ergebnis der Tests (Rumpfbeuge [Seite 84], Gleichgewicht [Seite 86] und Hüftbeweglichkeit [Seite 24]) beeinflussen, oder Sie sich danach anders fühlen. Neben der allgemeinen Spannung oder Entspannung im Körper interessiert uns vor allem, wie es Ihrem Rücken danach geht.

Ausgangstellung: Entspannter Sitz oder Stand, zur Kontrolle am Anfang gerne vor einem Spiegel.

Durchführung Teil 1: Strecken Sie sich die Zunge raus: Strecken Sie Ihre Zunge so weit wie möglich nach vorne raus. ❶

Kontrollieren Sie im Spiegel, ob sie gerade nach vorne gestreckt ist oder in die eine oder andere Richtung abweicht. Es kann auch sein, dass sie mit der Spitze leicht nach oben oder unten zeigt. Bewegen Sie sie mehrmals ganz gerade so weit nach vorne, wie Sie es schaffen.

Durchführung Teil 2: Bewegen Sie Ihre Zunge nach rechts und links: Strecken Sie Ihre Zunge ganz heraus und bewegen Sie sie so weit es geht nach rechts und links. ❷

Kontrollieren Sie im Spiegel, ob sie dabei gerade gestreckt bleibt. Wie oft schaffen Sie die Bewegung? Geht sie nach rechts genauso weit wie nach links?

Durchführung Teil 3: Bohren Sie ein Loch in Ihre Wange: Nehmen Sie Ihre Zunge und bohren Sie sie ein paar Mal nach rechts und dann nach links in die Mitte der Wange. ❸ Bleibt der Druck gleich kräftig oder lässt die Kraft zu einer Seite hin eher nach? Fühlt sich der Druck auf beiden Seiten gleich an oder fällt es in eine Richtung schwerer?

Durchführung Teil 4: Putzen Sie Ihre Schneidezähne: Legen Sie Ihre Zunge vorne auf die Schneidezähne und kreisen Sie auf der oberen und unteren Zahnreihe so kräftig wie Sie können. ❹

Versuchen Sie auf mindestens 10 Wiederholungen zu kommen, ehe Sie nach einer Pause die Richtung wechseln. Klappt das »Putzen« in beiden Runden gleichmäßig?

Registrieren Sie Unterschiede und üben Sie die Richtung, die nicht so gut geht, in Zukunft öfter als die besser Seite. So trainieren Sie die damit zusammenhängenden Hirnfunktionen.

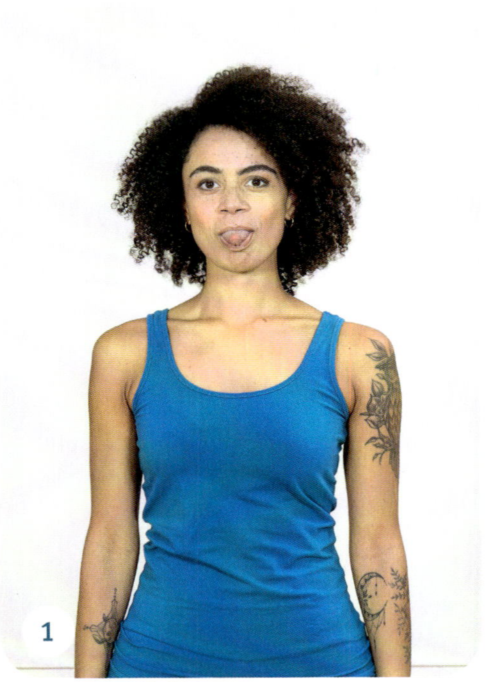
1

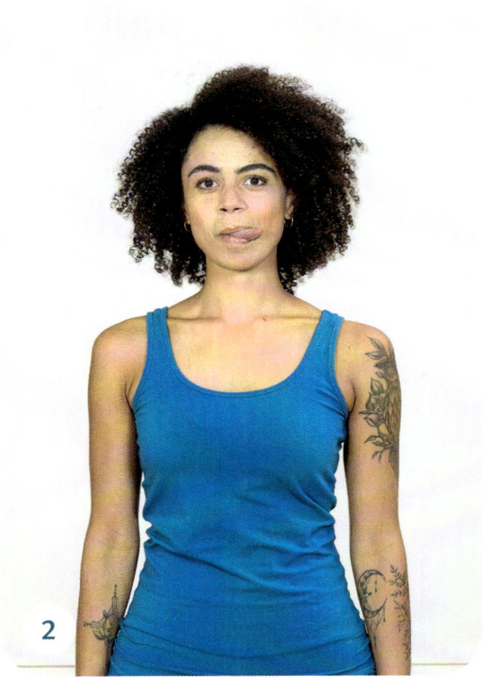
2

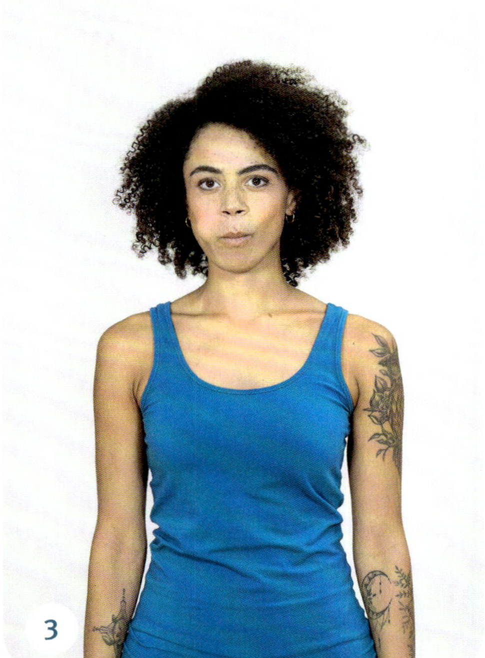
3

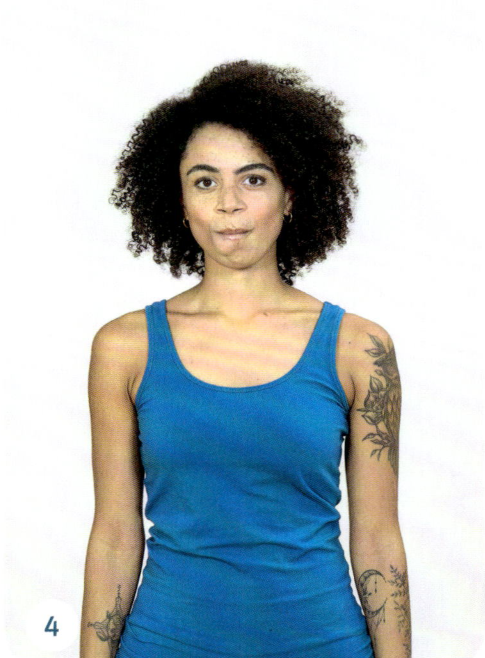
4

Atemwahrnehmung

Über die bewusste Atmung regen Sie Ihre Inselrinde an. Diese lebenswichtige Funktion beeinflusst das Sicherheitsempfinden des Gehirns.

Ausgangstellung: Entspannter Sitz oder Stand.

Durchführung Teil 1: Überprüfen Sie die Ausdehnung Ihres Brustkorbs und Bauchs: Nutzen Sie Ihre Hände, um die Bewegungen der Rippen und des Bauchs während der Ein- und Ausatmung zu spüren und zu vergleichen.

Legen Sie eine Hand auf Ihr Brustbein, die andere auf den Bauchnabel. Fühlen Sie, welche Hand sich bei der Einatmung zuerst bewegt und welche Hand bei der Ausatmung zuerst wieder in der Startposition ankommt.

Spüren Sie dann mit den Händen rechts und links auf den unteren, seitlichen Rippen.

Gehen Sie weiter nach oben auf den mittleren Brustkorb und erfühlen Sie auch hier Ihre Atembewegung. ❶ Zuletzt legen Sie Ihre Hände oben auf die Lungenspitzen etwas unterhalb der Schlüsselbeine. ❷

Ihr Fokus sollte stets darauf liegen, ob es einen Unterschied in der Bewegung zwischen rechts und links gibt. Wichtig wäre auch zu registrieren, ob Sie die Atemhilfsmuskeln benutzen. Das Ausatmen sollte in Ruhe ganz passiv erfolgen. Die Aktivität einer Bauchpresse sollten Sie unbedingt vermeiden.

Durchführung Teil 2: Verändern Sie Ihre Atemmuster:

- Atmen Sie zunächst durch den leicht geöffneten Mund ein und aus wie ein Hund, der hechelt. ❸
- Dann atmen Sie 5-mal abgehackt durch den leicht geöffneten Mund ein und aus.
- Atmen Sie 5-mal kurz durch die Nase ein ❹ und durch den leicht geöffneten Mund aus.
- Zuletzt atmen Sie 5-mal maximal durch die Nase ein und durch den Mund aus.

Bei welcher Variante fühlen Sie sich am wohlsten? Wann bewegt sich Ihr Brustkorb mehr als der Bauch? Das sollte in der Ruheatmung immer der Fall sein. Wir brauchen die volle Atemkapazität erst bei körperlicher Aktivität, weshalb wir nur dann in alle Richtungen verstärkt einatmen und den Bauch mehr heben und senken.

Wenn Sie durch die Nase einatmen, setzen Sie im Gehirn die Prozesse in Gang, die wir für die optimale Körperfunktion brauchen. Fragen Sie sich bewusst, ob Sie sich nach der Einatmung durch den Mund anders fühlen als durch die Nase. Wenn Ihnen durch die forcierte Einatmung schwindelig wird, führen Sie bewusst die verlängerte Ausatmung (Seite 94) aus, bis es Ihnen wieder gut geht.

Erspüren Sie mit Ihren Händen, ob diese Atemvariationen die Ausdehnung von Brustkorb und Bauch verändert haben. Bewegt sich eine Seite etwas später als die andere? Dann beeinflussen Sie diese durch die folgenden Übungen.

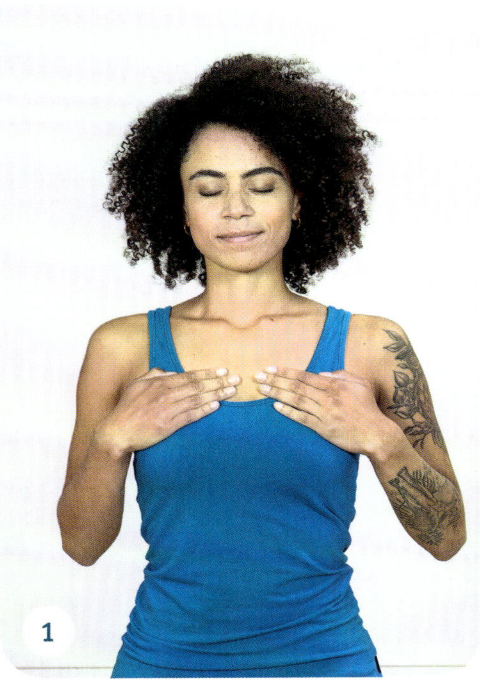
1

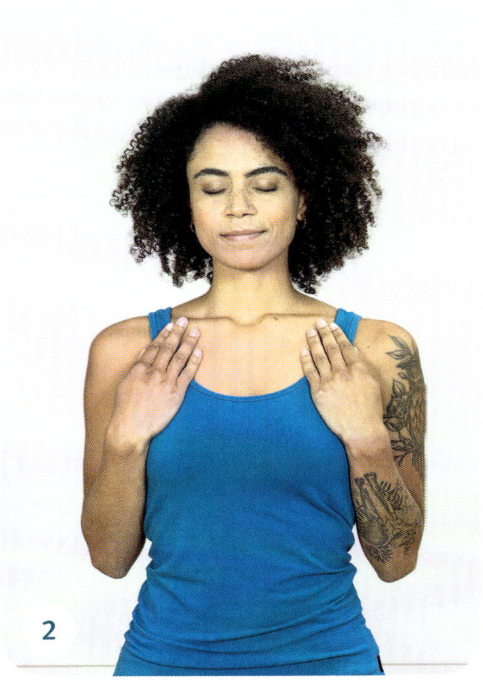
2

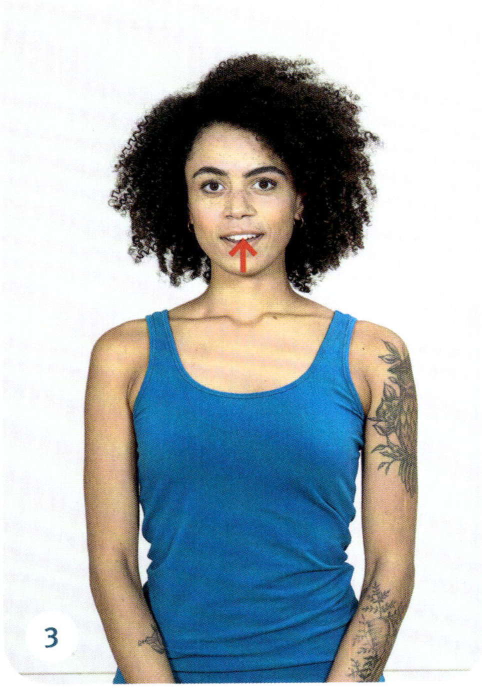
3

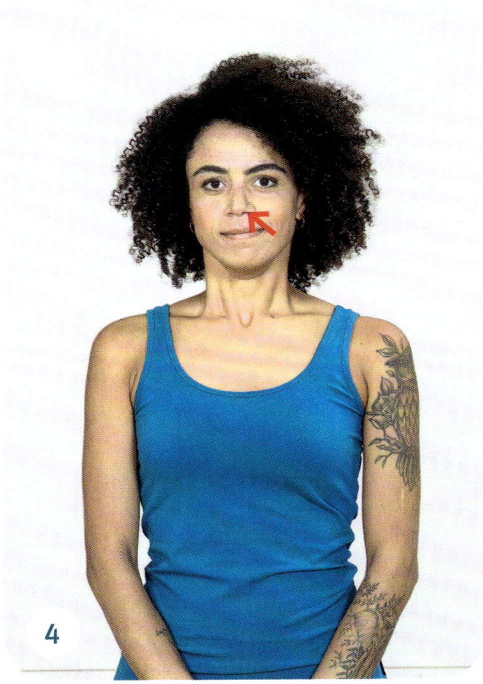
4

Fördern Sie Ihre Hirnaktivität

Über die Atmung durch ein Nasenloch regen Sie die Aktivität der gleichseitigen Hirnhälfte an.

Ausgangstellung: Entspannter Sitz oder Stand.

Durchführung: Halten Sie sich erst das linke und dann das rechte Nasenloch zu und atmen Sie wie in der vorherigen Übung beschrieben ein und aus.

Hat sich im Anschluss die Ausdehnung auf der »fauleren« Brustkorbseite vergrößert? Dann müssten Sie dort mehr Bewegung spüren als vor der Übung. Um das zu überprüfen, legen Sie Ihre Hände nacheinander auf den unteren, mittleren und oberen Brustkorb. Durch die einseitige Atmung geben Sie gleichzeitig Ihrer gleichseitigen Hirnhälfte Signale. Daraufhin aktiviert sie die gegenüberliegende Körperhälfte vermehrt. Sie müssen also durch das gegenüberliegende Nasenloch atmen, wenn Sie die vorher identifizierte Brustkorbseite (Seite 202) anregen wollen.

Überlegen Sie, auf welcher Seite Ihnen eine körperliche Aktivität schwerer fällt. Beispielsweise, auf welchem Bein Sie das Gewicht besser halten können, wenn Sie wie in den Übungen »Ja sagen« (Seite 170) und »Nein sagen« (Seite 171) Ihre Standstabilität trainieren. Halten Sie sich das Nasenloch auf der gegenüberliegenden Seite zu, wenn Sie das schwächere Bein trainieren und atmen Sie forciert ein und aus. Prüfen Sie dann, ob Ihnen die Stabilisation danach besser gelingt.

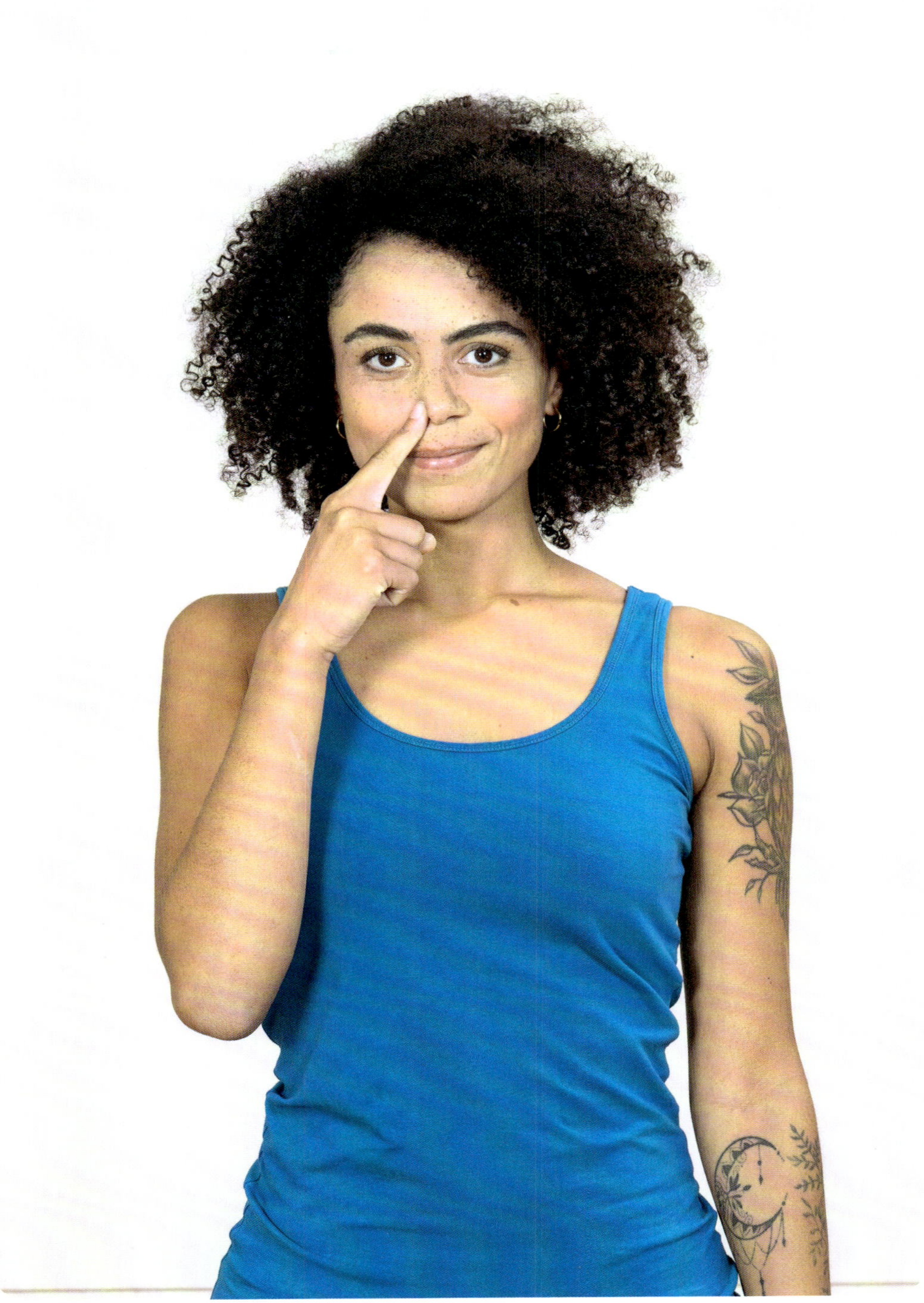

Treppenatmung

Ausgangstellung: Stellen Sie sich dorthin, wo Sie sich abstützen können (Fensterbrett, Treppengeländer, Wand).

Durchführung: Bringen Sie die Seite, die beim Test (Seite 202) weniger oder verspätet eingeatmet hat, in eine Dehnposition, indem Sie den Fuß dieser Seite hinter den anderen stellen. Stützen Sie sich mit dem gegenüberliegenden Arm am Fensterbrett ab und strecken Sie den gleichseitigen nach oben in Richtung Decke.

Verlagern Sie Ihr Gewicht im Verlauf der Übung immer mehr auf den Arm, der sich auf dem Fensterbrett abstützt. Am Ende der Übung stehen Sie geneigt wie ein großes C.

Atmen Sie 5-mal tief (!) in den unteren Teil des Bauchs ein, dann 5-mal in den seitlichen Brustkorb und zuletzt 5-mal in den oberen Brustkorb in Richtung Schlüsselbein/oberes Schulterblatt. Dort sitzen die drei oberen Rippen, die sich erst am Ende der Einatmung nach oben bewegen. Atmen Sie jeweils verlangsamt aus.

Sie können zur Verstärkung auch ein Gummiband um den Brustkorbbereich legen, den Sie mit der Atemtechnik fördern wollen, und gegen dieses einatmen.

Überprüfen Sie im Anschluss, ob sich Ihre Brustkorbseiten gleichmäßig bewegen. Achten Sie vor allem auf die Seite, die vorher weniger Bewegung zugelassen hat. Vermutlich kann sie sich nun mehr und leichter ausdehnen.

Wie fühlen Sie sich? Fühlen Sie sich anders, vielleicht sogar wärmer, leichter oder lockerer im Oberkörper? Das könnte auch in Ihrem Rückenbereich der Fall sein. Und wie fallen Ihre Testbewegungen (Rumpfbeuge [Seite 84], Gleichgewicht [Seite 86] und Hüftbeweglichkeit [Seite 24]) nach dieser Atemtechnik aus?

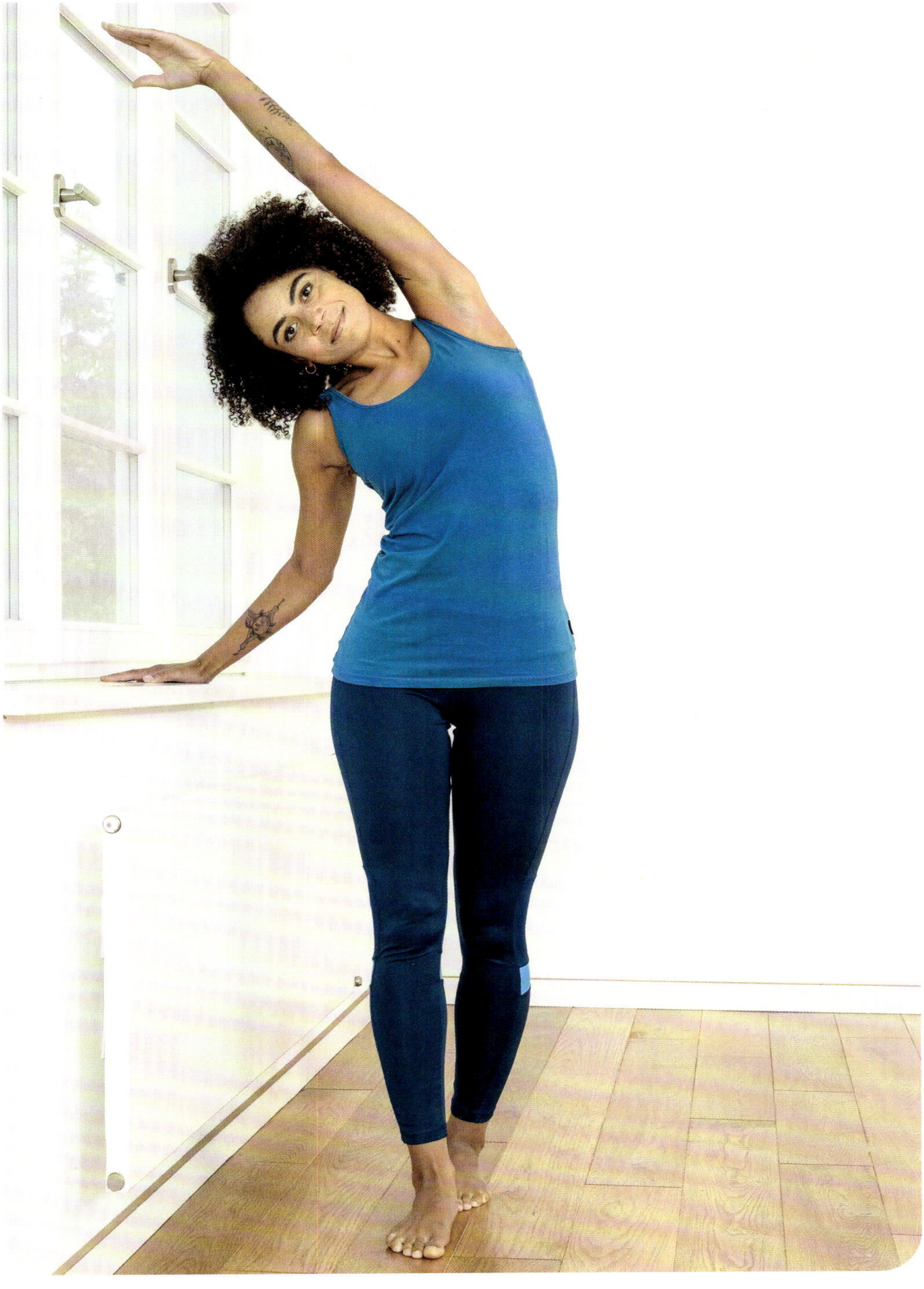

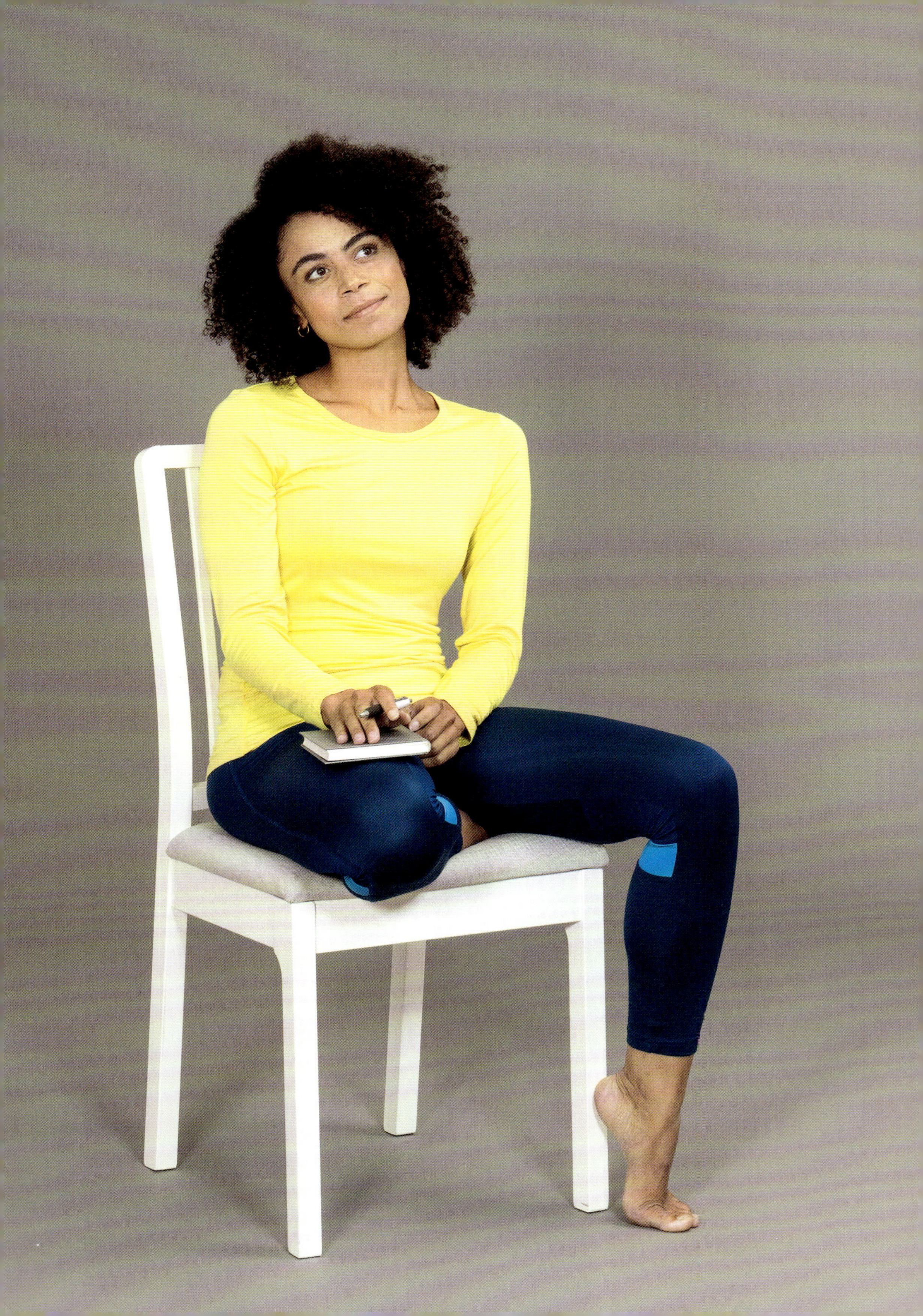

Zeit für eine Bestandsaufnahme

Halten Sie inne, atmen Sie tief und vollständig aus, und fragen Sie sich, wie es Ihnen geht.

Nachbereitung

Um das herauszufinden, setzen oder legen Sie sich so entspannt hin wie zu Beginn des Programms. Wählen Sie eine Ausgangsstellung, in der Sie alles, was sich verändert hat, gut erspüren können.

Schließen Sie die Augen und spüren Sie sich von unten nach oben ab. Nutzen Sie die beschriebene Vorgehensweise zur Körperwahrnehmung (Seite 82). Achten Sie vor allem auf Veränderungen in den Bereichen, die bei Ihnen häufig verspannt sind oder am Anfang möglicherweise Schmerzen aufgewiesen haben. Beachten Sie auch, ob sich Ihr damit verbundenes Stressgefühl verändert hat.

Stellen Sie sich die Fragen vom Beginn des Übungsprogramms noch einmal. Nutzen Sie die Skala 0–10 oder beschreiben Sie mit Ihren eigenen Worten, was Sie jetzt spüren und wahrnehmen.

Erspüren Sie genau, was im Lauf der letzten Tage/Wochen geschehen ist und nehmen Sie sich Zeit für die Beantwortung der letzten Fragen:

Was hat Ihnen das Wissen aus dem Buch gebracht?

- Welche Übungen helfen mir im Alltag und im Job?
- Was kann ich tun, wenn Schmerzen auftreten?
- Wie entspanne ich mich am besten?
- Was werde ich nun wieder tun können, jetzt da ich weiß, wie ich meine Beschwerden beeinflussen kann?
- Wo möchte ich in einem Monat, in einem halben Jahr und in einem Jahr stehen? Was wird wieder möglich sein?

Haben Sie das Gefühl, in diesem Buch die richtigen Dinge erfahren zu haben, um lockerer durchs Leben zu kommen? Oder fehlt Ihnen etwas? Wer könnte Ihnen dabei helfen oder wo können Sie sich Unterstützung holen?

Haben Sie herausgefunden, was Ihnen guttut und welche Umstände Schmerzen auslösen? Dann wissen Sie, was Sie in Zukunft tun und besser lassen sollten, um entspannt agieren zu können.

Sie haben erfahren, dass es verschiedene Arten von Schmerzen gibt. Sie wissen nun, dass Sie den Schutzreaktionen Ihres Gehirns wirksam begegnen können, wenn Sie ihm gezielte und übereinstimmende Informationen vermitteln. Manchmal sind es verhältnismäßig kleine Dinge, die viel bewirken können. Diese liefern Ihrem Gehirn vielleicht Details, die ihm für eine Analyse noch gefehlt haben.

Erinnern Sie sich nun an Ihr Ziel, das Sie zu Beginn des Übungsprogramms formuliert haben! Können Sie sich vorstellen, es eines Tages zu erreichen? Schreiben Sie es sich ganz ausführlich auf und träumen Sie sich regelmäßig in diese Vorstellung hinein. Ihr Unterbewusstsein wird Sie diesen Wunsch erreichen lassen. Es arbeitet immer dann gut, wenn Sie ihm positive Emotionen dafür liefern. Malen Sie sich Ihren Traum also so richtig plastisch in den allerschönsten Farben aus!

Beginnen Sie, auf Ihre Wunschvorstellung zuzugehen. Aber übertreiben Sie es nicht: Ihr Gehirn traut Ihrem inneren Frieden wahrscheinlich noch nicht. Aus Sorge, dass es wieder Probleme gibt, wird es Sie noch nicht zwei Stunden am Stück bergauf und bergab spazieren lassen. Also müssen Sie es überzeugen. Egal, was Sie sich vorgenommen haben: Beginnen Sie langsam und in kurzen Sequenzen. Schätzen Sie ab, was Sie höchstwahrscheinlich sehr gut aushalten können. Wenn Sie Zweifel an der Vorstellung haben, einen einstündigen Marsch zu absolvieren, fragen Sie sich, ob Sie Ihre Wunschaktivität 45 Minuten lang durchhalten können. Oder 30 Minuten, 20, 10 Minuten. Machen Sie das, bei dem Sie sicher sind, dass Sie es schmerzfrei schaffen können. Beginnen Sie mit der kleinstmöglichen Zeitspanne, die Sie gewiss aushalten werden. Wichtig ist, dass Sie sich dabei gut fühlen und aufhören, bevor sich ein möglicher Schmerz melden kann. Nur dann wird Ihr Gehirn registrieren, dass Sie durchaus in der Lage sind, das zu tun, was Sie sich erhoffen, und all das dafür Erforderliche freischalten.

Feiern Sie innerlich, wenn Sie Ihre Wunschbewegung oder -haltung wieder ausführen können. Klopfen Sie sich und Ihrem Rücken innerlich auf die Schulter und belasten Sie sich beim nächsten Mal ein paar Minuten länger. Verlassen Sie sich dabei immer auf Ihr Bauchgefühl!

Wenn Sie Ihre vermisste Aktivität wieder schmerzfrei und in guter Verfassung ausführen können, steigern Sie weiter. Aber immer mit dem Fokus auf Ihr inneres und äußeres Befinden. Nur wenn es Ihnen gut geht, wird Ihr Gehirn eine größere Belastbarkeit freigeben. Vielleicht ist es ein längerer Weg, der nun vor Ihnen liegt, aber ich bin mir sicher, dass er sich für Sie lohnen wird!

Jetzt sind wir am Ende

Wie fühlen Sie sich? Ist es nicht ein großartiges Gefühl, sich selbst positiv zu beeinflussen? Warten Sie vielleicht mit dem Bäume ausreißen noch ein bisschen, aber für einen Grashalm reicht es bestimmt schon.

Ich hoffe, ich konnte Ihnen zeigen, dass Sie die Wahl haben. Hoffentlich konnten Sie auch feststellen, dass Sie eine ganze Menge selbst verändern können und Ihren Rückenschmerzen nicht hilflos ausgeliefert sind. Den eigenen Zustand beeinflussen zu können, ist ein gutes Gefühl, oder?

Die im theoretischen Teil angesprochene selektive Muskelaktivität, also das Los-lassen des Gegenspielers, wenn ein Muskel aktiv werden möchte, gilt auch für die Arbeitsweise des Gehirns. Je mehr Sie über eine Bewegung nachdenken müssen, desto weniger können Sie erspüren, wie sie abläuft. Denken und Wahrnehmen sind antagonistische Funktionen für das Gehirn. Je leichter wir uns bewegen wollen, desto weniger dürfen wir nachdenken. Stattdessen sollten wir uns auf unser Gefühl verlassen. Deshalb ist es wichtig, koordinierte Bewegungsmuster Schritt für Schritt aufzubauen und dann so lange zu üben, bis sie automatisiert sind. Das dauert 40 Stunden oder erfordert eine hundertausendfache Wiederholung.

Also lassen Sie sich Zeit und üben Sie so oft und so lange es Ihnen guttut.

Es wird auch in Zukunft Tage und Situationen geben, in denen sich Ihr Rücken meldet. Aber Sie haben Übungen kennengelernt, mit denen Sie ihn wieder beruhigen können. Es gibt Techniken, die sofort wirken. Suchen Sie sich von diesen zwei oder drei Übungen aus, die Sie von nun an täglich in Ihren Tagesablauf integrieren. So bereiten Sie sich auf Ihre täglichen Herausforderungen vor und gehen lockerer durchs Leben.

Manche Übungen werden den Schmerz vielleicht triggern oder Ihre Beweglichkeit erst einmal verschlechtern. Das sollte Sie nicht frustrieren, sondern dieser Umstand gibt Ihnen im Gegenteil einen wertvollen Hinweis darauf, was für Sie noch üben sollten. Wenn Ihr Gehirn bestimmte Reize aus dem Körper (noch) nicht verarbeiten kann, kann es den Rücken nicht sauber ansteuern. Sie werden Ihre Belastbarkeit langfristig verbessern, sobald das Gehirn lernt, »vergessene« Fähigkeiten zu integrieren. Sehen Sie diese (noch) schweren Übungen als Training für einen einsatzbereiten Rücken.

Es liegt an Ihnen, ob Sie das regelmäßig tun und das unterlassen, was Ihr Unwohlsein verstärkt. Vielleicht beginnen Sie sogar, mit Ihrem Rücken Freundschaft zu schließen. Er ist ein besonderer Teil von Ihnen und immer dann gut drauf, wenn es Ihnen gut geht. Je besser Sie lernen, seine Signale zu verstehen, desto entspannter werden Sie gemeinsam durch den Tag kommen. Ihre Beschwerden haben sich wahrscheinlich über Jahre hinweg entwickelt. Sie werden nicht innerhalb von Tagen verschwinden. Wenn Sie beständig alle notwendigen Funktionen trainieren, können die beteiligten Strukturen aufatmen. Je mehr sie sich entspannen, desto lockerer werden Sie wieder durchs Leben gehen.

Vielleicht haben Sie gemerkt, dass nicht jeder Tag gleich ist. Es wird Momente geben, in denen Ihnen alles leicht fällt und es wird Situationen geben, in denen es schwer ist, entspannt zu agieren. In so einem Moment ist es gut, in sich hineinzufühlen und sich zu fragen, welche Übung Sie nutzen können, um eine positive Veränderung zu erzielen. Dafür haben Sie eine ganze Menge Anregungen im Übungsteil zur »Vagusnervstimulation (Seite 198) erhalten. Finden Sie heraus, welche noch so kleine dieser Aktivierungen Ihren Zustand verändert. Es ist zwar kaum nachzuvollziehen, warum ein Geschmackstest Ihren Rücken entspannt, aber Sie wissen nun, dass das der Fall ist.

Beginnen Sie, mit diesen Komponenten zu spielen und achten Sie darauf, was Ihnen hilft. Wenn Sie Stress im Job haben, setzen Sie eine kleine Zungen- oder Geruchsübung ein. Gewöhnen Sie sich an, das zu tun, was Sie schnell »entstresst«. An dem einen Tag ist es vielleicht eine kleine Körperübung, am anderen Tag eine Vagusstimulation. Lassen Sie sich überraschen und seien Sie kreativ, alle diese Zusammenhänge für sich herauszufinden.

Sollte ich mit diesem Buch Ihr Interesse geweckt habe, erfreut mich das. Sie können mehr über all die angeschnittenen Themen lesen. Anhand der Links und QR-Codes zeige ich Ihnen Quellen, in denen Sie mehr erfahren. Auch die erwähnten Bücher sind eine klare Empfehlung von mir, tiefer in die Materie einzutauchen.

Schöne Erfolgserlebnisse wünsche ich Ihnen auf Ihrem Weg! Genießen Sie die Veränderung und haben Sie Spaß am Herumprobieren. Wenn Sie Lust haben, lassen Sie mich an Ihrem Erfolg teilhaben und schicken Sie mir eine Nachricht, wie es bei Ihnen gelaufen ist. Auf jeden Fall aber, sobald Sie an Ihrem Ziel angekommen sind.

Ich würde mich freuen,
Ihre Corinna Jungblut-Pohl

Service

Quellenangaben

1 Ausbildungsmodul 1, 2021, Marc Nölke, www.neurorider.com (Stand: 18.07.2024)

2 PD Dr. med. David-Christopher Kubosch, Orthopädische Gelenk-Klinik: »Rückenschmerzen: Ursachen und Diagnose«. gelenk-klinik.de/wirbelsaeule/rueckenschmerzen.html (Stand: 18.07.2024)

3 Statista, Statistiken zu Rückenschmerzen: de.statista.com/themen/1364/rueckenschmerzen (Stand: 18.07.2024)

4 Andreas Haslauer et al.: »Gesund und erfolgreich laufen«. FOCUS Magazin Nr. 14 (2012). www.focus.de/gesundheit/gesundleben/fitness/laufen/die-neue-lust-am-laufen-jogging_id_2385706.html (Stand: 18.07.2024)

5 Martina Feichter, Medizinredakteurin und Biologin: www.netdoktor.de/anatomie/nervensystem-und-nervenzellen-9949.html (Stand: 18.07.2024)

6 Eine Übersicht über sein Wirken und seine Publikationen finden Sie unter de.wikipedia.org/wiki/Robert_Schleip (Stand: 18.07.2024)

7 Ein Interview mit Dr. Schleip zu diesem Thema finden Sie unter: gesundheit.de, Nadja Annerl: »Faszien: 11 Fragen im Experten-Interview«. www.gesundheit.de/fitness/faszien-id213601 (Stand: 18.07.2024)

8 DocCheck Flexikon, Bradytrophie: flexikon.doccheck.com/de/Bradytrophie (Stand: 18.07.2024)

9 David Butler, Lorimer G. Moseley: Schmerzen verstehen. Springer 2004

10 David Butler, Lorimer G. Moseley: Schmerzen verstehen. Springer 2004, Kapitel 2 »Wie aus Gefahrensignalen Schmerzen werden«, ab Seite 32

11 Physio Meets Science: »Auf einen Blick: Die Heilungsdauer verschiedener MSK-Gewebe und die beeinflussenden Faktoren!« www.physiomeetsscience.net/auf-einen-blick-die-heilungsdauer-verschiedener-msk-gewebe-und-die-beeinflussenden-faktoren (Stand: 18.07.2024)

12 James Nestor: Breath – Atem: Neues Wissen über die vergessene Kunst des Atmens. Piper Verlag 2021. Kapitel 4, Seite 80/81

13 Kursmitschrift Neuronale Integration Kurs 1, Grundlagen, 13.10.2023

14 James Nestor: Breath – Atem: Neues Wissen über die vergessene Kunst des Atmens. Piper Verlag 2021. Kapitel 4, Seite 87

15 DocCheck Flexikon, Nervenleitgeschwindigkeit: flexikon.doccheck.com/de/Nervenleitgeschwindigkeit (Stand: 18.07.2024)

Stichwortverzeichnis

Empfehlungen von Corinna Jungblut-Pohl

Im Folgenden finden Sie weiterführende Anregungen

Neurotraining und Funktionsanalysen

DenkClever, Neurotraining und Funktionsanalysen von Corinna Jungblut-Pohl: www.denkclever.de

Atmung

James Nestor, »Breath – Atem: Neues Wissen über die vergessene Kunst des Atmens«. Piper Verlag, 3. Auflage 2021

Neurofunktionelle Integration

Unter dem QR-Code oder Link finden Sie eine Erklärung, was sich hinter dem Ansatz der Neurofunktionellen Integration verbirgt. Sie geht auf den Arzt und Osteopathen Dr. med. Philip Eckardt zurück und ermöglicht es, Fehlfunktionen im Nervensystem aufzuspüren und zu beheben. neurolog.de/de/home

Spiraldynamik®

Mehr Informationen über das Konzept bekommen Sie unter dem folgendem Link: spiraldynamik.com/de/konzept/index.html (Stand: 18.07.2024)

Oder bei YouTube im Video hier: www.youtube.com/watch?v=9ZRANUe7ckM

Sollten Sie durch die Lektüre dieses Buches Lust auf mehr bekommen, kann ich Ihnen das Buch »Spiraldynamik® schmerzfrei und beweglich« von Dr. med. Christian Larsen und Bea Miescher, erschienen im TRIAS Verlag, empfehlen.

Heilzeiten von Gewebestrukturen

Eine kurze Übersicht über die Heilzeiten aller wichtigen Gewebestrukturen finden Sie auf der Seite: www.physiomeetsscience.net/auf-einen-blick-die-heilungsdauer-verschiedener-msk-gewebe-und-die-beeinflussenden-faktoren (Stand: 18.07.2024). Auch gibt es dort Angaben darüber, was die Wundheilung unterstützt und was sie verzögert.

Faszien

Im Internet finden Sie viele Einträge über gängige Theorien und Mobilisationsansätze. Eine sehr aufschlussreiche Dokumentation finden Sie auf YouTube: In dem Film »Geheimnisvolle Welt unter der Haut« gibt es viele relevante Informationen über die Wirkungsweise von Fasziengewebe. www.youtube.com/watch?v=_46O0dZdnjw (Stand: 18.07.2024)

Eine sehr gute Seite zum Thema Faszienmobilisation und effektive Trainingsansätze finden Sie unter: www.functional-training-magazin.de/myofasziales-training-endlich-schmerzfrei-bewegen (Stand: 18.07.2024)

Sollten Sie in Ihrer Nähe jemanden finden, der myofasziales Training anbietet, wäre das für mich eine klare Empfehlung. Diese vor allem dynamischen Übungsfolgen verbessern die Elastizität der Bewegungssysteme genauso wie Koordination und Gleichgewicht. Mit Bällen, Rollen und Stäben spürt man am Ende einer Einheit Verklebungen der Faszien auf und löst sie aktiv. Im Anschluss fühlen Sie sich angenehm gelockert, warm und in besser Form. Genau das, was Ihr Rücken liebt!